LET'S LEARN **FOOD SANITATION AND SAFETY**
BY SOLVING PROBLEMS TEXTBOOK
WITH EXERCISES VOL.2

# 解いて学ぶ！
# 食品衛生・食品安全
## テキスト&問題集 第2版

*Fujii Tateo*
**藤井建夫**　　*Shiomi Kazuo*
**塩見一雄** [著]

JN042303

講談社

.

# はじめに

　食の安全・安心は，とりわけ1990年代半ば以降，国民の大きな関心事になっている。堺市の学校給食でO 157事件が発生した1996年には，この年だけでO157による事件が25件も発生し，患者数1万人以上，死者8人に達した。その後，1999年のイカ乾燥菓子によるサルモネラ食中毒事件では患者がほぼ全都道府県に及んだこと，2000年の加工乳によるブドウ球菌事件ではこの1件だけで患者数が13,420人にも達したこと，2011年のユッケによるO111事件および2012年の白菜浅漬けによるO157事件では多数の死者を出したことなど，衝撃的な食中毒事例が続発した。そして最近はノロウイルス食中毒が大流行し，例年患者数は1万人以上に及んでいる。さらにこれら微生物性食中毒とは別に，内分泌撹乱化学物質（いわゆる環境ホルモン）や遺伝子組換え食品，BSE（牛海綿状脳症），食品の偽装表示，輸入野菜の農薬汚染，食物アレルギー，鮮魚の新しい寄生虫（クドア），東日本大震災（原子力発電所事故）に伴う放射性汚染物質など，食の安全・安心にかかわる問題が相次いで起こっている。また行政面でも，食品安全基本法の制定 (2003) とそれに伴う食品衛生法の改正 (2003)および食品安全委員会の設置 (2003) が行われ，農薬のポジティブリスト制の導入 (2006)，生食用食肉の規格基準の設定 (2011)，食品中の放射性物質の基準値設定 (2012)，食品表示法の施行 (2015)，HACCPの制度化 (2018) など，重要な新しい変化が続いている。

　これまで，このような食品衛生・食品安全の問題については，その広範多岐にわたる内容の整理・解説を中心とした多種類の教科書・参考書が出版されている。私たちも教科書として『新・食品衛生学』(恒星社厚生閣) を上梓していて，食品衛生・食品安全に関連したさまざまな出来事や食中毒統計・項目の変化（寄生虫の追加），新しい制度の設定などに対応して，数年ごとに内容の更新・改訂をくり返しているところである。

　ところで，管理栄養士や食品衛生監視員などをめざす学生のためには，上記のような解説を中心とした教科書・参考書とは別に，知識の習得程度を自己採点しながら学習を進めることができるような教科書・参考書が効果的ではないかと思われる。この

発想のもとに2017年に刊行したのが『解いて学ぶ！食品安全・衛生 テキスト＆問題集』であるが，まず項目ごとに例題にトライしたのち，解説で関連する知識を再確認し，そのうえで再度，類題を解くという，私たちが受験時代に参考にした『傾向と対策』のようなスタイルを採用している。本書ではSectionごとに要点をPointとしてまとめ，主要なChapterでは例題・類題とは別に総合問題を設けるなどの工夫も凝らしている。また，内容的に受験参考書のレベルにとどまらず，合格後に食品現場に従事する場合にも役立つよう，より詳細な解説やデータも補っている。幸い，多くの受験生ならびに食品企業などで衛生管理や品質保証などに携わっている人たちに好評で，活用していただいている。

　これまで，管理栄養士国家試験やフードスペシャリスト，食品安全検定などの資格取得試験の問題では，暗記を中心とした知識を問うものが多い。またHACCPの制度化（義務化）においても，実際には食品業種ごとに用意されたマニュアルどおりに管理計画書を作成すれば表向きは済む場合が多い。しかし実際の食品現場では暗記の知識だけではなく，臨機応変に対応できる思考力も必要となろう。そのような考え方から，このたび刊行する『解いて学ぶ！食品衛生・食品安全 テキスト＆問題集 第2版』では，初版の内容を最新のデータにもとづいて大幅に書き直すとともに，巻末に新たに知識の整理だけではなく思考力も試す「巻末問題」を設けたので，是非挑戦していただきたい。

　昨今，食品衛生・食品安全をとりまく環境は大きく変化しており，今後も新しい知見が急速に増していくことであろう。このような点については増補や改訂によって補っていきたいと考えている。読者のみなさまにはお気づきの点などがあれば，ご指摘・ご教示をいただければ幸いである。

　最後に，本書の刊行にあたっては，㈱講談社サイエンティフィクの堀 恭子氏に多大なご援助をいただいた。厚くお礼申し上げる次第である。


　2021年10月

藤 井 建 夫

塩 見 一 雄

# Contents｜解いて学ぶ！ 食品衛生・食品安全 テキスト＆問題集　第2版

## Chapter 8　食品の汚染指標細菌　161

## Chapter 9　食品の腐敗　175

## Chapter 10　食品の微生物制御　195

本文イラスト：おのみさ

# Chapter 1

# 食品衛生の概念と食品衛生行政

## このChapterで学ぶこと

　食品衛生とは，栽培（または養殖），生産，製造から最終消費に至るまでの全過程における食品の安全性，完全性，健全性を確保するために必要なすべての手段，方法である。その根幹をなす法律が食品安全基本法と食品衛生法であり，食品衛生行政は主にこれら2つの法律に基づいて行われている。ここでは，食品衛生の概念，食品安全基本法と食品衛生法の骨子，食品衛生行政の体制を学ぶ。

## 対策

　食品安全基本法の制定により，リスク分析が導入されたこと，独立したリスク評価機関として食品安全委員会が設置されたことを理解しておきたい。リスク分析の3要素（リスク評価，リスク管理，リスクコミュニケーション）の内容とそれぞれの担当機関は非常に重要である。食品衛生監視員や食品衛生管理者，食品の安全性にかかわる国際的機関（特にコーデックス委員会）に関する出題もときどきある。

# 1-1 食品衛生の定義と法律

**例題1-1** 食品衛生およびその関連法律に関する記述である。正しいものを1つ選べ。

① 食品衛生の成果をあげるためには個人の努力が最も重要である。
② 食品安全基本法と食品衛生法は，いずれも2003年に制定された。
③ 食品安全基本法および食品衛生法のいずれにも，国民の健康の保護が最も重要であるという基本的認識がうたわれている。
④ 食品安全委員会の設置は食品衛生法で定められている。
⑤ 食品安全委員会は厚生労働省に所属している。

**解説**

〈食品衛生とは〉

　1955年にWHO（世界保健機関）は，「食品衛生とは，栽培（または養殖），生産，製造から最終消費に至るまでの全過程における食品の安全性，完全性，健全性を確保するために必要なすべての手段，方法をいうものである」としている。生産現場から家庭の食卓に至るまでの過程（from Farm to Table）におけるすべての手段，方法のなかには個人の努力も含まれるが，大部分は公共の努力（食品衛生に関する科学技術の向上・普及と科学技術を活用した施策の策定など）であることはいうまでもない。

〈食品衛生法〉

　食品衛生に関する第二次世界大戦後の重要なできごとを表1-1にまとめて示す。

**表1-1 食品衛生に関するこれまでの重要なできごと**

| 年 | できごと |
| --- | --- |
| 1948 | 食品衛生法の施行 |
| 1955 | ヒ素ミルク中毒事件の発生 |
| 1956 | 水俣病の確認 |
| 1968 | カネミ油症事件の発生 |
| 1995 | 食品衛生法の大幅改正（食品添加物の見直し，総合衛生管理製造過程の導入） |
| 1996 | O157による大規模な食中毒事件の発生（堺市） |
| 2000 | 黄色ブドウ球菌による大規模な食中毒事件の発生（雪印乳業） |
| 2001 | BSE感染牛の最初の確認 |
| 2003 | 食品安全基本法の制定，食品安全委員会の設置，食品衛生法の抜本的改正 |
| 2009 | 消費者庁の設置 |
| 2011 | 福島第一原子力発電所からもれた放射性物質による食品汚染 |
| 2018 | 食品衛生法の大幅改正（広域的な食中毒事案への対策強化，HACCPに沿った衛生管理の制度化など） |

　食品衛生法は，新憲法の制定に伴い，戦前の食品衛生に関する法規（飲食物その他物品の取締に関する法律，飲食物営業取締規則など）を統合一体化したものとして1948年1月1日に施行された。その後，社会情勢に対応して改正が重ねられてきた。1995年には食品添加物の見直し，総合衛生管理製造過程の導入などの大幅改正が，2003年には食品安全基本法の制定に伴う抜本的な改正が行われた。さらに2009年には，これまで厚生労働省と農林水産省が担当していた食品，食品添加物等の表示の管轄業務を，消費者行政を統一的・一元的に推進する新組織として発足した消費者庁（発足は2009年9月1日）に移すための一部改正が，2018年には広域的な食中毒事案への対策強化，HACCPに沿った衛生管理の制度化などの大幅改正が行われ，現在に至っている。

〈食品安全基本法〉

　食品安全基本法は食品衛生に関する憲法に相当するもので，「国民の健康の保護が最も重要である」という基本的認識がうたわれている。施策の策定にかかる基本的方針として，リスク分析（リスク評価，リスク管理，リスクコミュニケーション）という概念を導入していること（リスク分析の内容についてはSection 1-2を参照），リスク評価を専門に行う機関（食品安全委員会）を関係行政機関から独立して設置するように定めていることが大きな特徴である。

---

**☑ POINT!**

☐ 食品衛生とは，生産現場から家庭の食卓に至るまでの過程における食品の安全性，完全性，健全性を確保するために必要なすべての手段，方法をいう。

☐ 食品衛生法は1948年に施行され，時代の変化に応じて改正が重ねられている。

☐ 2003年に制定された食品安全基本法は食品衛生に関する憲法に相当し，「国民の健康の保護が最も重要である」という基本的認識がうたわれている。

☐ 食品安全基本法には，リスク分析の導入，リスク評価を専門に行う食品安全委員会の設置が盛り込まれている。

---

**類題1-1** 食品衛生およびその関連法律に関する記述である。正しいものを2つ選べ。

① 食品衛生とは，製造・加工の過程における食品の安全性を確保するために必要な手段・方法のことである。

② 食品安全基本法は個々の食品について安全基準を定めている。

③ 食品衛生法には罰則規定が盛り込まれている。

④ リスク分析の概念は食品衛生法に記載されている。

⑤ 食品安全委員会の設置は食品安全基本法で定められている。

# 1-2 食品衛生行政の体制

**例題1-2** 食品衛生行政に関する記述である。正しいものを1つ選べ。

① リスク分析は，リスク評価とリスク管理の2つの要素で構成されている。
② 食品安全委員会はリスク評価を担当している。
③ 厚生労働省はリスク評価とリスク管理の両方を担当している。
④ 食品衛生管理者は公務員である。
⑤ コーデックスは食品添加物の安全性を検討している国際機関である。

## 解説

　食品衛生行政は，リスク評価（リスクアセスメントともいう），リスク管理（リスクマネジメントともいう），リスクコミュニケーションの3つの要素を軸にして，各機関の連携のもとに実施されている。

### 〈リスク評価体制〉

　2003年7月1日に，科学的知見に基づき客観的かつ中立公正に食品のリスク評価を行う機関として，食品安全委員会が内閣府に設けられた。リスク評価に基づき，リスク管理機関の上位組織として勧告する権限や，リスク管理機関に対して施策の実施状況を監視し，勧告する権限をもっている。

### 〈リスク管理体制〉

　食品の安全性確保に向けて，種々の施策を策定したり監視や指導，とり締まりなどを行うリスク管理は，主に厚生労働省，農林水産省，消費者庁が担っている。食品衛生法を所管している厚生労働省の役割は特に大きい。

　日常的な監視や指導においては，食品衛生監視員が重要な役割を担っている。食品衛生監視員は公務員で，国の食品衛生監視員（主として検疫所に勤務し，輸入食品の監視・指導にあたっている）と地方自治体の食品衛生監視員（主として保健所に勤務し，営業施設などの監視・指導にあたっている）がいる。乳製品や添加物などの製造施設には，監視・指導のために食品衛生管理者を置くことが義務づけられている。ただし，食品衛生管理者は営業者が営業所内の人間を指名するので，十分な監視・指導ができないのではという批判が強い。

### 〈リスクコミュニケーション体制〉

　リスクコミュニケーションは食品安全基本法で初めて義務づけられたもので，リスク評価機関およびリスク管理機関の分担あるいは協力により，消費者や生産者，事業者，流通業者，小売業者なども交えて行われている。

### 〈国際的機関との情報交換〉

　食品流通がグローバル化しているので，食品衛生行政の円滑な実施のためには国内だけではなく海外の情報収集にも努めなければならない。特に食品の安全性にかかわるFAO（Food and Agriculture Organization，国際連合食糧農業機関），WHO（World Health Organization，世界保健機関），JECFA（FAO/WHO Joint Expert Committee on Food Additives，FAO/WHO合同食品添加物専門家会議），CODEX（FAO/WHO Codex Alimentarius Commission，コーデックス委員会）といった国際的機関との緊密な情報交換は重要である。これら国際的機関の役割を表1-2に示す。

| 表1-2 | 食品の安全性にかかわる国際的機関の役割 |

| 機関名 | 役割 |
| --- | --- |
| FAO | 国際連合の専門機関で，世界の食料・農林水産情報の収集，開発途上国地域における各種農林水産事業開発プロジェクトなどを行っている。 |
| WHO | 国際連合の専門機関で，世界の保健衛生情報の収集・普及などを行っている。 |
| JECFA | FAOおよびWHOが指名した専門研究者で組織されている委員会で，食品添加物，汚染物質，自然毒および動物用医薬品に関する安全性評価を行っている。 |
| CODEX | 政府間協議機関で，食品添加物や重金属の基準値，農薬の残留基準，各種食品の規格，表示方法など国際食品規格を策定している。 |

### ✅ POINT!

- □ リスク分析はリスク評価，リスク管理およびリスクコミュニケーションの3つの要素で構成されている。
- □ リスク評価は，食品安全委員会が行っている。
- □ リスク管理は，厚生労働省，農林水産省および消費者庁が行っている。
- □ リスクコミュニケーションは，リスク評価機関およびリスク管理機関の分担・協力により，消費者や生産者，事業者，流通業者，小売業者などを交えて行われている。
- □ 日常的な監視や指導は，食品衛生監視員が行っている。
- □ 乳製品や添加物などの製造施設における監視・指導は，食品衛生管理者が担っている。
- □ 食品の安全性にかかわる国際的機関として，FAO，WHO，JECFAおよびCODEXがある。

### 類題1-2　食品衛生行政に関する記述である。誤っているものを2つ選べ。

① リスク分析は，リスク評価，リスク管理およびリスクコミュニケーションの3つの要素で構成されている。
② リスク評価は消費者庁が行っている。
③ 厚生労働省および農林水産省はリスク管理を担当している。
④ 食品衛生監視員は公務員で，検疫所や保健所などに勤務して監視・指導業務にあたっている。
⑤ JECFAは国際食品規格の策定を行っている政府間協議機関である。

【例題1-1】の解答　③

【類題1-1】の解答　③・⑤

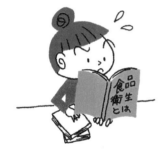

【例題1−2】の解答②　【類題1−2】の解答②・⑤

Chapter**2**

# 食中毒の発生状況

### このChapterで学ぶこと

　食中毒は，患者を診察した医師→保健所長→都道府県知事等→厚生労働大臣の順に届け出ることになっている。届け出のあった食中毒は厚生労働省で集計され，食中毒統計が作成されている。食中毒は病因物質（細菌，ウイルス，寄生虫，自然毒，化学物質，その他）によって分類されている。ここでは，食中毒の届け出と分類，発生状況（病因物質別，季節別など）について学ぶ。

### 対策

　食中毒の分類は基本事項である。食中毒は毎年，事件数1,000〜2,000件，患者数1.5万〜3万人で推移しているが，大半は微生物性食中毒が占めていること，死者数は自然毒食中毒が半分程度を占めていることを理解しておきたい。また，夏季（7〜9月）に多発していた細菌性食中毒の激減と冬季（12〜2月）におけるノロウイルス中毒の多発のため，食中毒は年間を通して平均的に発生していることも理解しておきたい。

Section
**2-1** # 食中毒の届け出と分類

**例題2-1**　食中毒に関する記述である。正しいものを1つ選べ。

① 食中毒患者を診察した医師は，ただちに都道府県知事にその旨を届け出なければならない。
② 感染症法の三類感染症は，飲食に起因する場合は食中毒として扱う。
③ 寄生虫による健康危害は，飲食に起因する場合でも感染症として扱う。
④ アレルギー様食中毒は細菌性食中毒として扱われている。
⑤ 食物アレルギーは化学性食中毒として扱われている。

**解説**

〈**食中毒の届け出**〉

　食中毒患者を診断し，または食中毒死者を検案した医師は，ただちに最寄りの保健所長にその旨を届け出ることが義務づけられている（食品衛生法第63条）。届け出を受けた保健所長は都道府県知事等（都道府県知事，保健所を設置している市の市長および特別区の区長）に，さらに都道府県知事等は厚生労働大臣に報告しなければならない。このようにして報告された中毒事件を厚生労働省がとりまとめ，食中毒統計を作成している。食中毒統計の内容（食中毒事件一覧速報，過去の食中毒発生状況，過去の食中毒事件一覧）は，厚生労働省のホームページからダウンロードすることができる。

〈**食中毒の分類**〉

　食中毒は原因物質によって分類するのが一般的である。厚生労働省の食中毒統計もその分類法をとっており，図2-1に示すように，細菌性食中毒，ウイルス性食中毒，寄生虫性食中毒，化学性食中毒，自然毒食中毒に大別している。細菌性食中毒とウイルス性食中毒をまとめて微生物性食中毒ということもある。

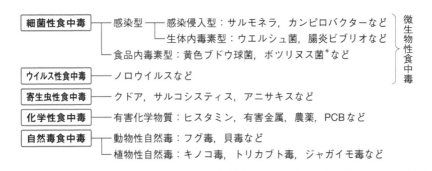

| 細菌性食中毒 |─ 感染型 ─┬─ 感染侵入型：サルモネラ，カンピロバクターなど ┐微
| | │ └─ 生体内毒素型：ウエルシュ菌，腸炎ビブリオなど │生
| | └─ 食品内毒素型：黄色ブドウ球菌，ボツリヌス菌\*など │物
| ウイルス性食中毒 |─ ノロウイルスなど │性
| 寄生虫性食中毒 |─ クドア，サルコシスティス，アニサキスなど ┘食中毒
| 化学性食中毒 |─ 有害化学物質：ヒスタミン，有害金属，農薬，PCBなど
| 自然毒食中毒 |┬─ 動物性自然毒：フグ毒，貝毒など
| | └─ 植物性自然毒：キノコ毒，トリカブト毒，ジャガイモ毒など

|**図2-1**|**食中毒の分類**

\*小児ボツリヌス症（生体内毒素型）の場合を除く。

　感染症法の三類感染症（経口伝染病）には，腸管出血性大腸菌による感染症，コレラ，赤痢，腸チフス，パラチフスの5つがリストされている。このうち，腸管出血性大腸菌に起因する食中毒は以前から知られていたので，1997年までの食中毒統計では病原大腸菌のなかに含めて，1998年以降は独立した扱いで集計されている。一方，その他の4つの経口伝染病については，発症菌数が少なくヒトからヒトへの伝染性があるという点で，細菌性食中毒とは異なるとされてきた。しかし，細菌性食中毒のなかにも発症菌数の少ないものや伝染性を示すものもいくつかわかってきたので，学問的に経口伝染病と区別することは難しい。そこで2000年からは，すべての三類感染症について，飲食に起因する場合には食中毒とみなすようになった。

　ウイルス性食中毒は1998年から統計に加えられた。長年，原因不明とされてきた下痢，嘔吐を主症状とする食中毒の多くが，ノロウイルスに起因することがわかったためである。また，寄生虫も以前は寄生虫病予防法の対象で食中毒の範囲外とされていたが，2000年から食中毒病因物質の「その他」に含めるようになり，さらにクドア・セプテンプンクタータおよびサルコシスティス・フェアリーによる新しい中毒の発生やアニサキス中毒の増加を受けて，2013年からは寄生虫は病因物質のひとつとして扱われるようになった。

　化学性食中毒の原因物質はメタノールとその他に分けられていたが，メタノール中毒がほぼ根絶したという状況を受けて，2000年からは化学物質のみになっている。

　自然毒は動物性と植物性に分けられるが，食中毒に関与する動物性自然毒はすべて魚介類由来である。なお，キノコはカビや酵母と同じ菌類に属しているが，多くの消費者は植物であると思っているので，混乱を招かないために食中毒統計ではキノコ毒は植物性自然毒として扱っている。

### ☑ POINT!

- □ 食中毒の届け出は，患者を診察した医師→保健所長→都道府県知事等→厚生労働大臣の順である。
- □ 食中毒は細菌性食中毒，ウイルス性食中毒，寄生虫性食中毒，化学性食中毒，自然毒食中毒に分けられる。
- □ 細菌性食中毒とウイルス性食中毒を合わせて微生物性食中毒ということもある。

### 類題2-1　食中毒に関する記述である。誤っているものを1つ選べ。

① 医師から食中毒の届け出を受けた保健所長は，厚生労働大臣に報告しなければならない。
② 細菌性食中毒とウイルス性食中毒を合わせて微生物性食中毒という。
③ 食品を介した寄生虫による急性の健康危害は，食中毒とみなされている。
④ 食中毒を引き起こす動物性自然毒は，すべて魚介類由来である。
⑤ キノコは菌類であるが，その毒成分は食中毒統計では植物性自然毒として扱われている。

## Section 2-2　食中毒の発生状況

> **例題2-2**　食中毒の発生状況に関する記述である。正しいものを1つ選べ。
>
> ① 食中毒は夏季（7〜8月）に特に多く発生している。
> ② 食中毒の半分以上は微生物性食中毒が占めている。
> ③ 自然毒食中毒の大半はフグ中毒が占めている。
> ④ 食中毒死者は化学性食中毒によるものが最も多い。
> ⑤ 食中毒は家庭での発生が最も多い。

### 解説 ▶

**〈年次別発生状況〉**

　食中毒は毎年，事件数1,000〜2,000件，患者数1万〜3万人で推移している。死者数は年とともに減少傾向がみられ，1968年には100人を下回り，1980年代後半以降はほとんど10人以下となっている。1980年代までは全食中毒死者の半分以上はフグ中毒が占めていたが，その後，フグ中毒死者は激減し（2013〜2022年の10年間の死者はわずか5人），食中毒死者全体の減少につながっている。

**〈病因物質別発生状況〉**

　食中毒の病因物質別発生状況（2013〜2022年）を表2-1に示す。事件数の点では細菌性食中毒が約37％で最も多いが，占める割合は1990年代の約90％から減少傾向を示している。代わって増加してきたのは，1998年から食中毒統計に加えられたウイルス性食中毒（大部分はノロウイルスによる中毒）であり，患者数の点では細菌性食中毒を上回る。なお，ノロウイルス食中毒は2020年以降急減しているが，新型コロナウイルス対策の効果による一過性の可能性もある。

　2013年から病因物質として追加された寄生虫による中毒はかなり多く，2013〜

**表2-1 | 病因物質別食中毒発生状況**（2013〜2022年の累計）

| 病因物質 | 事件数（%） | 患者数（%） | 死者数（%） |
|---|---|---|---|
| 細菌 | 3,774 （ 36.9） | 63,585 （ 39.1） | 14 （ 32.6） |
| ウイルス | 2,433 （ 23.8） | 85,976 （ 52.9） | 1 （ 2.3） |
| 寄生虫 | 2,919 （ 28.6） | 4,625 （ 2.8） | 0 （ 0.0） |
| 化学物質 | 119 （ 1.2） | 2,122 （ 1.3） | 0 （ 0.0） |
| 自然毒 | 736 （ 7.2） | 1,955 （ 1.2） | 26 （ 60.5） |
| その他 | 23 （ 0.2） | 331 （ 0.2） | 2 （ 4.7） |
| 不明 | 215 （ 2.1） | 3,846 （ 2.4） | 0 （ 0.0） |
| 合計 | 10,219 （100.0） | 162,440 （100.0） | 43 （100.0） |

2022年の事件数の30％近くを占めている。特にアニサキス中毒が多く，2018年以降はアニサキスが食中毒病因物質の第1位になっている。化学物質を原因とする化学性食中毒は，事件数も患者数も概して少ないが，過去にヒ素ミルク中毒事件（1955年）やPCBを原因とするカネミ油症事件（1968年）のように，大規模で悲惨な中毒事件を起こしているので注意が必要である。自然毒食中毒は事件数の割に患者数は少ないが，フグ毒やキノコ毒のように致命的なものが多く，中毒死者は全食中毒死者の半分以上を占めている。

〈**原因施設別発生状況**〉

　食中毒の原因施設別発生状況（2013〜2022年）をみると，中毒事件の半分以上（5,352件）は飲食店で起きており，家庭（1,201件），販売店（493件），事業所（358件），旅館（339件）が続く。家庭での事件の約30％（371件）は，フグ中毒とキノコ中毒が占めている。

〈**月別発生状況**〉

　食中毒は夏季（7〜9月）に多いというのがかつての常識であった。実際，1996〜2000年の5年間では，事件数の51％，患者数の42％は7〜9月であったが，2000年頃からかつての常識がくずれはじめてきた。2018〜2022年の5年間の発生状況をみると，中毒は年間を通して平均的に発生し，患者数も夏季より多いという傾向はみられない。これは一件当たりの患者数が多いノロウイルス食中毒が冬季に多発する一方，夏季に多発していた細菌性食中毒が激減しているためである。

---

**☑ POINT!**

- ☐ 食中毒の事件数は毎年1,000〜2,000件，患者数は毎年1万〜3万人である。
- ☐ 食中毒の事件数の約40％は細菌性食中毒，患者数の半分以上はウイルス性食中毒による。
- ☐ 食中毒の発生は飲食店が最も多い。
- ☐ 食中毒は夏季（7〜9月）に多いというのがこれまでの常識であったが，近年は年間を通して平均的に発生している。

---

**類題2-2** 食中毒の発生状況に関する記述である。正しいものを1つ選べ。

① 食中毒事件数の半分以上はウイルス性食中毒による。
② 食中毒患者数の半分以上は細菌性食中毒による。
③ ノロウイルスによる食中毒は夏に多い。
④ 寄生虫性食中毒の発生は，毎年数件程度と非常に少ない。
⑤ 食中毒は飲食店での発生が最も多い。

【例題2-1】の解答 ②

【類題2-1】の解答 ①

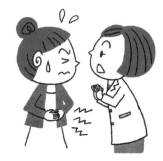

【例題2−2】の解答②　【類題2−2】の解答⑤

# Chapter 3

# 微生物性食中毒

## このChapterで学ぶこと

　これまで日本で発生した食中毒の多くは微生物によるものであるが，近年，その種類は大きく様変わりしており，従来多発していた腸炎ビブリオやサルモネラによる食中毒が激減する一方，カンピロバクターやノロウイルスによる食中毒が急増している。ここでは，主な微生物性食中毒について，その発生状況や原因食品，原因微生物の特徴，症状，食中毒予防の要点などについて学ぶ。

## 対策

　食中毒微生物と原因食品および微生物の特徴の組み合わせは出題頻度が高い。微生物の特徴としては，好気性，嫌気性，微好気性，好塩性との関係が重要である。最近は少量で感染するノロウイルス，カンピロバクターが増えているので，その特徴と予防法を理解しておきたい。O157もときどき出題されている。また，感染侵入型，感染毒素型（＝生体内毒素型），食品内毒素型の違い，胞子（芽胞）の有無や毒素の耐熱性についてもよく理解したい。

食中毒微生物 ①

**例題3-1** 食中毒微生物に関する記述である。正しいものを1つ選べ。

① 食中毒細菌の一細胞の大きさ（長さおよび直径）の範囲はふつう5～20 $\mu$mである。
② 食中毒細菌には胞子をもつものはいない。
③ ノロウイルスは細菌の1/10くらいの大きさの小型球形ウイルスである。
④ リステリア，黄色ブドウ球菌，ボツリヌス菌はともにグラム陽性菌である。
⑤ 食中毒細菌の形は，球状（球菌という）または棒状（桿菌という）のいずれかである。

**解説**

〈食中毒細菌の形態的特徴〉（表3-1）

　細菌の代表的な形態は桿菌と球菌であり，まれにらせん菌がいる。長さ・直径は1～2 $\mu$m（マイクロメーター）程度である。$\mu$mは100万分の1 mであるので，細菌はヒトのほぼ100万分の1の大きさということになる。グラム染色は細菌の表層構造（特に細胞壁の厚さ）の違いを反映し，細菌の分類で最も重要な鑑別性状であり，これで紫に染まるものをグラム陽性菌，染まらない（アルコールで脱色される）ものを陰性菌という。陰性菌は顕微鏡で見分けやすいように，サフラニンで赤色に染色する。グラム陽性菌は陰性菌より抗生物質の感受性が高い。球菌はグラム陽性，らせん菌はグラム陰性で，桿菌にはグラム陽性と陰性がある。またグラム陰性桿菌は胞子を形成しないが，グラム陽性桿菌には胞子を形成するものがある。胞子は芽胞ともいい，加熱，乾燥，紫外線，薬剤などに対して強い抵抗性をもつ。

表3-1 形態，グラム染色，胞子形成能による主な食中毒細菌の分類

| | | グラム陽性 | グラム陰性 |
|---|---|---|---|
| 桿菌 | 胞子あり | ボツリヌス菌<br>ウエルシュ菌<br>セレウス菌 | — |
| | 胞子なし | リステリア | 腸炎ビブリオ<br>サルモネラ<br>病原大腸菌<br>コレラ菌<br>赤痢菌 |
| 球菌 | 胞子なし | 黄色ブドウ球菌 | — |
| らせん菌 | 胞子なし | — | カンピロバクター |

## 〈微生物性食中毒の分類〉(表3-2)

　微生物性食中毒は細菌によるものとウイルスによるものの2つがある。このうち細菌によるものは，(1) 感染型と(2) 食品内毒素型に大別される。前者はさらに，(1) ①原因菌が腸管上皮細胞に侵入して発症する感染侵入型（狭義の感染型）と，(1) ②原因菌が腸管内で毒素を産生して発症する生体内毒素型（感染毒素型，中間型ともいう）に分けられる。(2) の食品内毒素型は原因菌が食品内で産生した毒素を摂食して発症する（摂食時に原因菌が生存していなくても発症する）ものである。またその他として，(3) アレルギー様食中毒も微生物性食中毒と考えることができる（食中毒統計では化学性食中毒に分類）。

　ウイルス性食中毒は大部分がノロウイルス（かつての小型球形ウイルス）である。

| 表3-2 | 微生物性食中毒の分類と原因微生物 |
| --- |

**1. 細菌性食中毒**

(1) 感染型

　　① 感染侵入型（＝狭義の感染型）：サルモネラ，カンピロバクター，エルシニア，リステリア，腸管侵入性大腸菌，赤痢菌など

　　② 生体内毒素型（＝感染毒素型，中間型）：ウエルシュ菌，セレウス菌（下痢型），ボツリヌス菌（乳児ボツリヌス症），腸炎ビブリオ，腸管出血性大腸菌，コレラ菌など

(2) 食品内毒素型：黄色ブドウ球菌，ボツリヌス菌（食餌型ボツリヌス症），セレウス菌（嘔吐型）など

(3) その他：ヒスタミン生成菌（モルガン菌，フォトバクテリウムなど）

**2. ウイルス性食中毒**

ノロウイルス，A型肝炎ウイルス，E型肝炎ウイルスなど

### ☑ POINT!

□ 微生物性食中毒には細菌性とウイルス性がある。

□ 細菌性食中毒は，感染型（感染侵入型と生体内毒素型（＝感染毒素型））と食品内毒素型に大別される。ウイルス性食中毒はほとんどがノロウイルスによる。

□ 化学性食中毒に分類されているアレルギー様食中毒は細菌によって起こる。

□ 食中毒細菌の形態，グラム染色，胞子形成の関係を理解する。

### 類題3-1　食中毒微生物に関する記述である。誤っているものを1つ選べ。

① ボツリヌス菌はグラム陽性の桿菌で，食品内毒素型の食中毒細菌である。

② ウエルシュ菌は胞子を形成するグラム陽性の桿菌で，生体内毒素型の食中毒細菌である。

③ 三類感染症の赤痢やコレラも，食中毒として扱われることがある。

④ 細菌のグラム染色は，染色体の構造の違いによって染め分けられる。

⑤ 有胞子細菌は，無胞子細菌に比べて，加熱に対する抵抗性が大きい。

# 3-2 食中毒微生物②

**例題3-2** 食中毒細菌，増殖特性，起こりやすい原因食品の組み合わせである。正しいものを1つ選べ。

① 黄色ブドウ球菌‥‥‥‥‥耐塩性‥‥‥‥‥‥‥おにぎり，生菓子，レトルト食品
② カンピロバクター‥‥‥‥微好気性‥‥‥‥‥鶏肉，とりのレバ刺し，真空包装食品
③ サルモネラ‥‥‥‥‥‥‥通性嫌気性‥‥‥‥鶏卵，牛肉，鶏肉
④ 腸炎ビブリオ‥‥‥‥‥‥好塩性‥‥‥‥‥‥‥魚の刺身，かまぼこ，ちくわ
⑤ ボツリヌス菌‥‥‥‥‥‥偏性嫌気性‥‥‥‥いずし，缶詰，カレー

## 解説

　食品はその原料の生育環境や製品の性状などの関係で，関係深い食中毒微生物がある程度決まってくる。食品ごとにどのような微生物が関係深いかを事前に把握しておくことは，微生物対策を考えるうえで極めて重要なことである。表3-3に原材料や加工食品に特に関係深い微生物の種類を示す。

　食肉類や鶏卵とそれらの加工品には，特に腸管由来のサルモネラ，病原大腸菌（O157など），カンピロバクターなどの微生物汚染がみられる。このうち，鶏卵ではサルモネラが，牛肉では腸管出血性大腸菌とサルモネラが，また鶏肉にはカンピロバクターが特に重要である。

　これらのうち，サルモネラは食材によってその種類（血清型）が異なり，近年多く

表3-3 | **食品原材料および加工食品と特に関係深い食中毒微生物**

| 食品 | 微生物 |
|---|---|
| 牛肉 | 腸管出血性大腸菌，サルモネラ |
| 豚肉 | サルモネラ，エルシニア |
| 鶏肉 | サルモネラ，カンピロバクター |
| 鶏卵 | サルモネラ |
| 食肉製品 | 腸管出血性大腸菌，サルモネラ，リステリア |
| 乳・乳製品 | リステリア，サルモネラ，黄色ブドウ球菌 |
| 魚介類 | 腸炎ビブリオ，ヒスタミン生成菌 |
| 二枚貝 | 腸炎ビブリオ，ノロウイルス |
| 缶詰・びん詰，真空包装食品 | ボツリヌス菌 |
| カレー・スープ類 | ウエルシュ菌 |
| 香辛料 | 有胞子細菌 |
| 野菜・もやし類 | 腸管出血性大腸菌，サルモネラ，リステリア |
| 穀類 | セレウス菌 |

みられる卵による食中毒ではEnteritidis型が多く，鶏肉や豚肉を原因とする食中毒ではInfantis型やTyphimurium型が多い。卵でEnteritidis食中毒が多発する原因は，採卵鶏が産んだ卵のなかに0.02％程度の割合でサルモネラを保菌している卵が存在するためである（in egg汚染という）。

　野菜や穀類，香辛料には，土壌由来の有胞子細菌のほか，サルモネラなどが分布する。

　魚介類には好塩性の腸炎ビブリオやヒスタミン生成菌が関係し，貝類には腸炎ビブリオのほかノロウイルスが関係する。腸炎ビブリオは夏季（6〜9月）の沿岸海域に存在し，魚介類を汚染する。ノロウイルスはヒトの消化管内でのみ増殖する。患者・保菌者の多発する冬季に，糞便の流入する海域で養殖されたカキが汚染（カキの体内で蓄積）され，食中毒の原因となる。

　また，食中毒微生物の種類は食品の加工・包装形態によっても異なり，例えば，加熱食品では耐熱性胞子をもつセレウス菌やウエルシュ菌，ボツリヌス菌などが生き残るが，包装食品（真空包装や脱酸素剤封入のもの）では，そのうち偏性嫌気性のボツリヌス菌やウエルシュ菌が増殖する。冷蔵庫に長期保存した食品では，低温増殖性のボツリヌスE型菌（包装食品）やリステリア，エルシニア，エロモナスが問題となる。特に非加熱喫食食品（ready-to-eat食品）ではリステリアに注意が必要である。

　製造や調理のときに手で触れるおにぎりやケーキ，弁当類には黄色ブドウ球菌やノロウイルスが付着しやすい。

---

### ✅ POINT!

- ☐ 食肉では腸管由来の細菌，特にO157，鶏肉ではカンピロバクターが重要である。
- ☐ 鶏卵ではサルモネラが重要である。
- ☐ 魚介類では海水由来の腸炎ビブリオ，二枚貝ではノロウイルスが重要である。
- ☐ 缶詰・びん詰では胞子形成・嫌気性のボツリヌス菌が重要である。
- ☐ 非加熱喫食食品（ready-to-eat食品）ではリステリアに注意する。

---

| 類題3-2 | 食品とそれで最も起こりやすいと思われる食中毒原因菌の組み合わせ (a〜e) のうち，誤っているものが2つある。それらの組み合わせはどれか。 |
|---|---|

a　おにぎり……………………ボツリヌス菌
b　ハンバーグ…………………腸管出血性大腸菌
c　とり刺し……………………カンピロバクター
d　卵製品………………………サルモネラ
e　いずし（魚の発酵食品）………黄色ブドウ球菌

①aとd　　②aとe　　③bとc　　④bとe　　⑤cとd

【例題3-1】の解答 ④

【類題3-1】の解答 ④

# 3-3 主な食中毒微生物の概要

**例題3-3** 食中毒微生物に関する記述である。誤っているものを1つ選べ。

① 食中毒の原因微生物は海や河川，土壌にもいる。
② 食中毒細菌には，微好気性細菌といって，わずかな酸素があるときにのみ増殖できるものがいる。
③ 食中毒細菌には胞子をもつものともたないものがいる。
④ 0℃で増殖できる食中毒細菌はいない。
⑤ 食中毒細菌のなかには数百個の摂取で発症するものがいる。

## 解説 ▶

　食品の微生物対策には食品ごとの微生物の分布のほか，それぞれの微生物の特性を知っておくことが必要である。詳細は以下の各Sectionで述べるが，その概要を表3-4に示しておく。

　胞子の有無によって細菌の耐熱性は大きく異なる。無胞子細菌（サルモネラ，腸炎ビブリオ，ブドウ球菌など）はふつうの調理加熱（70〜75℃・1分以上）で死滅するが，有胞子細菌では，例えばボツリヌス菌の死滅には120℃・4分相当の加熱が必要である。また，毒素の耐熱性も異なり，ボツリヌス菌やウエルシュ菌の毒素は易熱性であるのに対し，黄色ブドウ球菌の毒素は耐熱性である。セレウス菌の毒素には2タイプあり，嘔吐毒は耐熱性であるが，下痢毒は易熱性である。

　感染型食中毒の原因菌はふつう発症に多量の菌数が必要であるが，なかには少菌数によって発症するもの（腸管出血性大腸菌，リステリア，カンピロバクターなど）があり，これらでは低温管理による増殖防止よりも食品への付着をなくすことが重要な予防対策となる。ノロウイルスも少量感染で発症する。

　食中毒細菌の多くは好気性または通性嫌気性であるが，ボツリヌス菌とウエルシュ菌は偏性嫌気性であり，酸素の存在下ではほとんど増殖できない。カンピロバクターは酸素3〜15%存在下で増殖する微好気性細菌である。

　多くの食中毒細菌は食塩無添加で最もよく増殖し，食塩5〜10%以上になると増殖できない非好塩性細菌であるが，腸炎ビブリオは食塩存在下でのみ増殖可能な好塩性細菌である。また黄色ブドウ球菌は食塩10〜15%以上（25%まで増殖可とのデータもある）でも増殖可能な耐塩性細菌である。

　食中毒細菌の多くは中温性であるが，なかには低温でも増殖できるものがおり，特にリステリアは0℃付近でも増殖でき，冷蔵保存のready-to-eat食品（加熱せずに食べる食品）では食中毒の起きる可能性がある。冷蔵庫の過信は禁物である。

| 表3-4 | 食中毒微生物の主な特徴，原因食品，潜伏期間，症状など

| 微生物 | 食中毒の特徴 | 微生物の特徴 | 原因食品 | 潜伏期間，症状 |
|---|---|---|---|---|
| サルモネラ | 感染侵入型 | 1988年までの流行血清型は Typhimurium 1989年以降は Enteritidis | 鶏卵，食肉とその加工品が多い。 | 12〜24時間。急激な発熱（38℃以上），頭痛，嘔吐，下痢，腹痛 |
| 腸炎ビブリオ | 生体内毒素型（感染毒素型）発生は夏季に集中。 | 好塩性。真水や凍結には弱い。増殖速度が速い。 | すし，刺身。夏季の魚介類の生食に注意 | 8〜12時間。激しい上腹部痛と水様便，発熱，悪心，嘔吐 |
| カンピロバクター | 少菌数で発症。 | らせん菌 微好気性 | 生鶏肉，生鶏レバー，焼き鳥 | 2〜7日。下痢（水様便から血便までさまざま），腹痛，発熱，悪心，嘔吐 |
| 腸管出血性大腸菌 | 生体内毒素型（感染毒素型）少菌数で発症 血清型O157：H7が主流 | 三類感染症菌 | ウシの糞便が主な汚染源。加熱不十分な食肉とその加工品に注意 | 2〜7日。下痢（水様便から血便），腹痛，発熱。数％は溶血性尿毒症症候群，脳症になる。 |
| 黄色ブドウ球菌 | 食品内毒素型 | 耐塩性あり 通常の調理加熱では菌は死滅するが毒素は失活しない。 | おにぎり，弁当，手作り団子・饅頭，未殺菌牛乳 | 1〜5時間。悪心，嘔吐，下痢，腹痛 |
| ボツリヌス菌 | 食品内毒素型 死亡率が高い。 | 胞子形成。偏性嫌気性。E型は耐熱性弱く，低温でも増殖する。通常の調理加熱で菌は生残するが毒素は失活する。 | 缶詰，レトルト食品，日本ではいずしによるものが多い。 | 8〜36時間。嘔吐，吐気，腹痛，下痢，瞼の下垂，複視，麻痺 |
| ウエルシュ菌 | 感染毒素型（生体内毒素型）食品内で大量に増殖した細菌を摂取，腸管内で発芽時に毒素産生。 | 胞子形成菌 偏性嫌気性 | 室温放置したカレー，シチュー，肉じゃがなどの鍋物を喫食前に再加熱しなかった場合 | 8〜24時間。水様性下痢，下腹部痛 |
| セレウス菌 | 嘔吐型（食品内毒素型）と下痢型（生体内毒素型，感染毒素型）がある。日本では嘔吐型が多い。 | 胞子形成菌 | 日本では焼き飯，ピラフ，パスタなどによるものが多い。 | 嘔吐型：1〜6時間。嘔吐。下痢型：8〜12時間。下痢 |
| リステリア | 少菌数で発症。妊婦，乳幼児，高齢者は感染しやすい。 | 耐塩性あり 0℃でも増殖する。 | チーズ，生ハム，野菜，魚卵などready-to-eat食品 | 1日〜数週間。風邪様症状，髄膜炎，脳炎，敗血症 |
| 赤痢菌 | 少菌数で発症。海外旅行者が持ち込む輸入事例が増加。 | 三類感染症菌 | 患者，保菌者の下痢便などで汚染された水・食品 | 1〜4日。発熱，腹痛，下痢（粘血便），しぶり腹 |
| ノロウイルス | 少ウイルス数で発症。発生は冬季に多い。 | 小型球形ウイルス，RNAウイルス | 二次汚染された食品，二枚貝，ヒト-ヒト感染 | 24〜48時間。嘔吐，下痢，発熱，倦怠感，頭痛 |

## ✅ POINT!

□ 胞子は耐熱性が強く，ボツリヌス菌の殺菌には120℃，4分相当の加熱が必要である。

□ ボツリヌス菌やウエルシュ菌の毒素は易熱性，黄色ブドウ球菌の毒素は耐熱性である。

□ 腸管出血性大腸菌，リステリア，カンピロバクター，ノロウイルスは少菌数で発症する。

□ ボツリヌス菌とウエルシュ菌は偏性嫌気性，カンピロバクターは微好気性である。

□ 腸炎ビブリオは好塩性（食塩が必須），黄色ブドウ球菌は耐塩性である。

□ リステリアは0℃付近でも増殖する。

## 類題3-3　食中毒微生物に関する記述である。正しいものを1つ選べ。

① 大腸菌とリステリアはともにグラム陰性で胞子をつくらない。

② ボツリヌス菌とウエルシュ菌はともに Clostridium（クロストリディウム）属の嫌気性細菌である。

③ 食品内毒素型食中毒菌の黄色ブドウ球菌とボツリヌス菌の毒素はともに耐熱性である。

④ 腸炎ビブリオとカンピロバクターはともに好塩性である。

⑤ 日本においてすべての食中毒で下痢は必発症状である。

例題3-2の解答 ③

類題3-2の解答 ②

# 3-4 微生物性食中毒の発生状況

**例題3-4** 微生物性食中毒の発生状況に関する記述である。誤っているものを1つ選べ。

① サルモネラ食中毒の事件数は急減している。
② 腸炎ビブリオ食中毒の事件数は急減している。
③ カンピロバクター食中毒の患者数は急増している。
④ ノロウイルス食中毒の患者数は毎年第1位である。
⑤ 事件数ではノロウイルスまたはカンピロバクター食中毒が第1位の年が多い。

**解説**

〈**食中毒の発生状況**〉

　日本における食中毒発生状況は，近年，特に変動が激しいが，年間の発生件数はおおむね1,000〜2,000件，患者数は1万〜3万人，死者はおおむね10人以下で推移している。食中毒発生状況の概要はSection 2-2を参照されたい。

〈**微生物性食中毒の発生状況**〉（図3-1）

　原因物質が判明した事例のなかでは，微生物性食中毒が事件数の約60％，患者数では90％以上，死者では半数近くを占める．原因微生物別にみると，件数，患者数

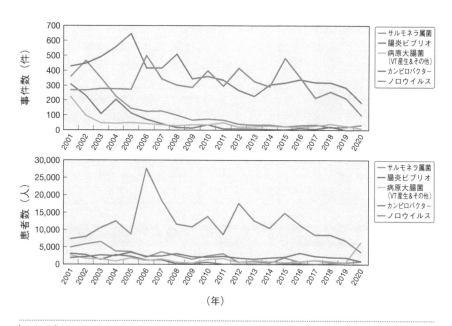

（年）

**図3-1** | **主な原因微生物別にみた食中毒事件数・患者数の推移**（2001〜2020年）

とも長い間毎年首位の座にあった腸炎ビブリオ食中毒が1992年には減少するが，1996〜1998年にかけて新しい血清型（O3：K6株）による食中毒が急増した。サルモネラも長年発生頻度の多い食中毒であったが，欧米で流行していた鶏卵由来のEnteritidis型による食中毒が1989年頃より日本でも増加しはじめ，1996〜1999年にかけて急増した。これら腸炎ビブリオとサルモネラについては，それぞれ1999年，2001年に食中毒低減化対策が策定されたこともあり，その後著しく減少した。これらに代わりカンピロバクターが1997年以降急増している。また1998年より食中毒として報告されるようになったノロウイルスもその後急増，件数ではカンピロバクターと首位の座を競っているが，患者数はノロウイルスが圧倒的に多く，2016年までは例年1万人を超えるという状況にあった（その後は減少傾向にある）。なお，2020年にはその他の大腸菌による患者2,500人以上の食中毒が2件発生している。微生物性食中毒による死者（2013〜2022年）は15人で，そのうち腸管出血性大腸菌によるものが12人，サルモネラ，ボツリヌス菌，ノロウイルスによるものが1人ずつであった。

〈近年の重大食中毒事件〉

　近年に起こった重大な食中毒事例として，1996年には，それまで日本ではあまり注目されていなかった腸管出血性大腸菌による食中毒が，堺市の学校給食をはじめ全国各地で25件も発生し，患者は合計1万人以上に達し，8人の死者が出た。腸管出血性大腸菌食中毒はその後も続発しており，最近では2011年にユッケによるO111事件（死者5人），2012年には白菜浅漬けによるO157事件（死者8人）などが起こっている。腸管出血性大腸菌以外にも，1999年にはイカ乾燥菓子によるサルモネラ食中毒事件が，2000年には加工乳によるブドウ球菌食中毒事件などの大規模食中毒が相次いで発生した。

---

**✓ POINT!**

□ 腸炎ビブリオとサルモネラ食中毒の発生件数が急減している。
□ 事件数ではノロウイルスとカンピロバクター食中毒が大きく増加している。
□ 患者数ではノロウイルスが圧倒的に多く，第1位である。
□ 死者は腸管出血性大腸菌によるものが多い。

---

**類題3-4**　最近の微生物性食中毒の発生状況に関する記述である。正しいものを1つ選べ。

① 件数では，ノロウイルス食中毒がカンピロバクター食中毒より圧倒的に多い。
② 患者数では，カンピロバクター食中毒がノロウイルス食中毒より圧倒的に多い。
③ 微生物性食中毒のなかで死者が最も多いのは，腸管出血性大腸菌によるものである。
④ 腸炎ビブリオ食中毒の事件数は，年間100件程度にまで減少している。
⑤ 微生物性食中毒は件数では全体の約50％であるが，患者数では90％以上を占める。

〔例題3-3〕の解答④

〔類題3-3〕の解答②

# 3-5 サルモネラ

**例題3-5** サルモネラに関する記述である。正しいものを1つ選べ。

① 2000年以降，本菌による食中毒件数は激減したが，患者数は減少していない。
② 産卵直後の鶏卵内にもサルモネラが存在することがあり，食中毒の原因となる。
③ 2000年には加工乳によって患者13,000人以上のサルモネラ食中毒事件が起きた。
④ サルモネラはトリの消化管内に存在するが，ウシやウマには一般に存在しない。
⑤ 食中毒を起こすのはEnteritidisとTyphimuriumの2つの血清型に限られる。

**解説**

〈食中毒の特徴〉

　長い間，日本では食肉や卵とそれらの加工品で多発した感染型（感染侵入型）食中毒であるが，近年は急減している。

〈菌の性状，分布〉

　サルモネラ（*Salmonella*）は腸内細菌科に属し，グラム陰性，無胞子の桿菌，大部分は周毛性の鞭毛で運動する。通性嫌気性で，5〜46℃（最適温度37℃），pH 4.5〜8.0で増殖できる。一般に硫化水素を産生するので，この性状は腸内細菌から本菌を区別する重要な性状とされている（ただし硫化水素非産生株もみられる）。

　サルモネラは2,500以上の血清型に分かれ，食中毒菌として主要な血清型はEnteritidisとTyphimuriumであるが，その他の血清型によることもある。サルモネラの発病因子として腸粘膜表面への接着と粘膜上皮細胞への侵入の2つが重要である。サルモネラはウマ，ウシ，ニワトリなどの腸管内に広く分布している。

〈発生状況〉

　日本では1989年以降はそれまでのTyphimurium血清型菌に代わり，世界的に蔓延していた鶏卵由来のEnteritidis血清型菌による食中毒が流行した。サルモネラ食中毒は1999年をピークに，その後急減傾向にある。1999年にはイカ乾燥菓子で大規模食中毒（患者1,634人，原因菌 *S.* Oranienburgほか）が起きている。最近10年間（2013〜2022年）の発生件数は261件，患者数8,099人，死者1人である。

〈症状〉

　サルモネラ食中毒は，$10^2$〜$10^6$程度の摂取菌量で発症し，潜伏期間は12〜24時間，主要症状は急激な発熱（38℃以上），頭痛などの全身症状と，嘔吐，下痢，腹痛などである。一般に1週間以内に回復するが，一部のヒトでは長期にわたって排菌が続き，保菌者となる場合がある。

〈原因食品〉

　原因食品は一般に食肉，鶏肉，鶏卵，牛乳およびそれらの加工品などが多い。現在流行している*S.* Enteritidis（SE）による食中毒は，汚染鶏卵やそれを使用した自家製マヨネーズ，アイスクリーム，ババロア，タマゴサンドイッチ，オムレツ，卵納豆などが主な原因食品である。これらの食品はほとんど無加熱か，加熱程度の低い食品であり，原料として用いた鶏卵中のSEが食品の製造・貯蔵中に増殖したものである。ふつう市販されている殻付き卵のSE汚染率は0.01〜0.03％と低いが，液卵のサルモネラ汚染率は5％程度と高く，注意が必要である。

〈予防対策〉

　鶏卵のサルモネラ汚染の経路のひとつが卵内汚染であることから，汚染種鶏の排除，環境や飼料，水などの管理，ニワトリの免疫力強化（ストレス軽減，不活性化ワクチンの接種など），鶏卵の洗浄などの対策が重要となる。また食品中でのサルモネラの増殖を抑制するためには，低温管理も有効であるが，サルモネラでは特に小児や老齢者は感受性が高く，$10^2$程度の少菌数でも発症することがあるので，殺菌による防除が必要である。サルモネラの耐熱性は，ふつうは大腸菌よりやや強いか同程度と考えてよい。したがって，加熱（75℃・1分以上）は最も有効な予防手段といえる。

　卵焼き，だし巻き，錦糸卵を大規模に製造する場合には液卵を使用することが多いが，未殺菌液卵ではサルモネラやその他の微生物汚染が高く，加熱不十分な場合には製品中に生残する可能性があるので，殺菌液卵の使用が望ましい。

---

### ☑ POINT!

- □ 1989年以降は鶏卵由来のEnteritidis血清型菌による食中毒が蔓延したが，近年は急減している。
- □ 腸内細菌科に属するグラム陰性の桿菌で，通性嫌気性，5〜46℃（最適37℃）で増殖，75℃・1分以上の加熱で死滅する。
- □ 潜伏期間は12〜24時間，主要症状は急激な発熱，頭痛，嘔吐，下痢，腹痛などである。
- □ 未殺菌液卵では汚染率が高いので，大量調理には殺菌液卵を使用する。
- □ 小児や老齢者は感受性が高く，100個程度の少菌数でも発症することがあるので，鶏卵の生食は避ける。

---

**類題3-5**　サルモネラに関する記述である。正しいものを1つ選べ。

① 近年流行している食中毒は，特に魚卵およびそれを使った食品が原因となりやすい。

② 加熱には抵抗性が強く，75℃・15分の加熱では生き残る。

③ 38℃以上の急激な発熱はこの食中毒の特徴である。

④ ヒトの腸チフス，パラチフス，赤痢もサルモネラ属菌によって起こる。

⑤ 通性嫌気性のグラム陰性桿菌で，最適増殖温度が55℃の高温細菌である。

【例題3-4】の解答 ③

【類題3-4】の解答 ③

# 3-6 腸炎ビブリオ

**例題3-6** 腸炎ビブリオに関する記述である。正しいものを1つ選べ。

① 原因食品は魚の刺身，すし，とりのレバ刺しなどが多い。
② 治癒後にギラン・バレー症候群を発症することがある。
③ 腸炎ビブリオは，ほぼ年中，沿岸海水にいる。
④ 真水での魚体の洗浄はこの食中毒予防に有効である。
⑤ 本食中毒の発生は，近年，急増している。

## 解説

〈食中毒の特徴〉

　長い間，日本では水産物で多発した感染型（生体内毒素型）食中毒であるが，近年は急減している。腸炎ビブリオは好塩性で夏季の沿岸海水に生息し，増殖速度が速い。

〈菌の性状，分布〉

　腸炎ビブリオ（*Vibrio parahaemolyticus*）はグラム陰性桿菌で1本の鞭毛をもつ。通性嫌気性で，食塩無添加では増殖せず，2～3％の食塩添加培地でよく増殖する低度好塩菌（微好塩菌）である。増殖温度域は10～43℃（最適温度30～37℃），pH域は4.8～11.0（最適pH 7.5～8.5），水分活性の下限は0.94である。最適条件下での世代時間は短く8～10分である。熱抵抗性はサルモネラよりやや弱く，60℃・10分以内で死滅し，煮沸では瞬時に死滅する。腸炎ビブリオの血清型は菌体（O）抗原と莢膜（K）抗原の組み合わせで表される。最近は世界的にO3：K6が流行している。

　腸炎ビブリオの病原性は溶血毒素の産生と相関性があり，患者からの分離株は血液寒天培地で溶血性を示す（神奈川現象という）が，海水・鮮魚由来株のほとんどすべては溶血性を示さない。神奈川現象を起こす因子は耐熱性溶血毒（Thermostable Direct Hemolysin；TDH）と呼ばれ，溶血性，細胞致死性，心臓毒性などの生物活性をもち，腸炎ビブリオ食中毒の主徴である下痢を引き起こす。TDHは100℃・15分の加熱に耐えるが，腸炎ビブリオ感染事例のなかにはTDHと構造的に類似の易熱性溶血毒（TDH-Related Hemolysin；TRH）によると思われる事例も報告されている。

〈発生状況〉

　腸炎ビブリオは日本では，長い間サルモネラとともに細菌性食中毒のトップの座にあった。最近10年間（2013～2022年）の発生件数は60件，患者数997人（死者0人）にまで激減している（2019, 2021, 2022年は発生なし。2020年の発生は1件，患者3人）が，今でも腸炎ビブリオによる食中毒の大部分は魚介類によっており，特に夏季に集中して発生している。

〈症状〉

　感染型食中毒で，潜伏期間はふつう8〜12時間，主な症状は下痢と腹痛，嘔吐で，37〜38℃台の発熱がみられる。下痢は必発症状で水様性のものが多く，血便が混じることもある。一般に経過は良好で，発症後12時間ほどで回復に向かい，2〜3日で治癒する。

〈原因食品〉

　原因食品は近海産魚介類の刺身，すし，たたきなどが多いが，その他に魚の天ぷらやフライ，塩焼きなども多い。低塩分塩辛や野菜の浅漬けによる食中毒も起こっている。また二次汚染によるものも多く，炒り卵や卵焼きなども原因食品となりやすい。一般にpH 5.8以上で食塩を1〜3％程度含む食品でよく増殖し，酢の物では死滅する。

〈予防対策〉

　腸炎ビブリオは10℃以下では増殖しない。漁獲後，加工，流通を通して低温保持をすることは極めて重要な防止策となる。腸炎ビブリオ対策として，漁獲後の魚介類の洗浄には腸炎ビブリオ汚染の心配のある港内の海水は用いないようにし，また加工・調理には飲用適の水を用いる。本菌は真水中では速やかに死滅するので，調理前に真水の流水でよく洗うことも除菌方法として効果がある。二次汚染の防止には，魚を調理したまな板や包丁などは十分に水洗し熱湯消毒するなどして交差汚染しないよう注意が必要である。本菌は熱に弱いので，食べる前に加熱すれば安全である。

---

### ☑ POINT!

- □ かつては最も多い食中毒であったが，近年は急減している。
- □ グラム陰性の桿菌で，好塩性（最適塩分2〜3％），増殖温度は10〜43℃。最適条件での世代時間は8〜10分。近年は世界的にO3：K6が流行している。
- □ 主な病原因子は耐熱性溶血毒（TDH）で，病原株は神奈川現象陽性である。
- □ 夏季の海洋に生息するため，魚の刺身やすしなどが主な原因食品である。
- □ 潜伏期間は8〜12時間，主な症状は下痢と腹痛，嘔吐，37〜38℃台の発熱がみられる。下痢は必発症状で水様性である。

---

**類題3-6**　腸炎ビブリオに関する記述である。誤っているものを1つ選べ。

① 神奈川現象陽性は本菌の病原性株の特徴である。

② 本菌は耐塩性で，増殖に食塩が必須とは限らない。

③ TDHは本食中毒の病原因子で，Thermostable Direct Hemolysinの略語である。

④ 本菌は特に夏季の海産魚介類に付着している。

⑤ 血清型O3：K6が世界的に流行している。

【例題3-5】の解答②

【類題3-5】の解答③

# 3-7 カンピロバクター

**例題3-7**　カンピロバクター食中毒に関する記述である。正しいものを1つ選べ。

① カンピロバクターは微好気性で，通常の空気中や真空パックでは増殖できない。

② 毎年の患者数はノロウイルスよりも多く，第1位である。

③ 少菌量で食中毒を起こす可能性が高く，鶏や魚の生食が原因となりやすい。

④ 増殖温度が比較的高温（約30〜46℃）であり，それ以下では死滅するので，10℃以下の低温に保存すれば安全である。

⑤ ノロウイルスと同様，夏季より冬季に多発する食中毒である。

**解説**

〈食中毒の特徴〉

　日本では最も発生件数の多い細菌性食中毒（感染侵入型）で，鶏肉によることが多い。$10^2$程度の少菌数で発症する。

〈菌の性状，分布〉

　カンピロバクター（*Campylobacter*）はグラム陰性，無胞子のらせん菌。微好気性菌で酸素が3〜15%程度の条件でよく増殖し，大気中や嫌気的条件では増殖しない。

　食中毒は主に*C. jejuni*および*C. coli*による。30〜45℃（最適温度は42〜43℃）で増殖し，それ以下の室温では死滅しやすいが，冷蔵や凍結状態では長期間生存する。増殖pH域は5.5〜8.0（最適pHは6.5〜7.5）で，酸性域や乾燥，加熱には弱い。また耐塩性は低く，食塩濃度1.5%以下でしか増殖しない，水分活性の下限は0.98である。

　*C. jejuni*および*C. coli*はウシ，ヒツジ，ブタ，ニワトリ，七面鳥，ウズラ，イヌ，ネコ，小鳥などの家畜や家禽が健康状態で腸内に保菌することが多い。

　*C. jejuni*は鳥やウシの糞便・胆汁・肝臓および市販の鶏ひき肉から，*C. coli*はブタの糞便から高率に検出される（図3-2）。

〈発生状況〉

　カンピロバクター食中毒は発生件数がノロウイルスと同等に高い。最近10年間（2013〜2022年）の発生件数は2,636件，患者数17,539人（死者0人）である。散発事例が多く，発生場所は飲食店が約80%と多い。少量感染（$5 \times 10^2$）でも発症する。

〈症状〉

　感染型食中毒で，潜伏期間は2〜7日と長く，下痢，腹痛，発熱，全身倦怠感などが主症状であり，ときに嘔吐がみられる。食中毒が治癒した数週間後にギラン・バレー症候群（多発性神経炎）を併発することがある。

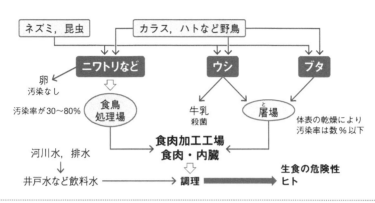

図3-2 カンピロバクターの感染環(伊藤, 2015)

〈原因食品〉

　潜伏期間が長いため，本菌による食中毒事例の約70～80%が原因食品不明である。原因食品が判明したもののなかでは，鶏肉（とり刺し，とりわさ，とりのレバ刺し）による事例が40%と圧倒的に多く，次いで飲料水，焼き肉などである。500個程度の少量でも感染することから，食品以外にヒトからの感染や院内感染もみられる。

〈予防対策〉

　ニワトリの雛(ひな)にはカンピロバクターはいないので，飼育中や解体処理工程での汚染防止が重要である。牛レバーや鶏レバー，鶏肉の生食を避け，十分加熱することが感染防止のためには重要である。カンピロバクターの熱抵抗性は大腸菌よりやや弱く，牛乳中で72℃・20秒，60℃・80秒で死滅する。

---

### ☑ POINT!

- □ 細菌性食中毒のなかでは発生件数が第1位である。
- □ グラム陰性のらせん菌で，微好気性（酸素3～15%），増殖温度は30℃以上である。
- □ とり刺し，とりのレバ刺し，焼き鳥，焼き肉などが主な原因食品。少菌数で感染する。
- □ 潜伏期間が長く（2～7日）下痢，腹痛，発熱，全身倦怠感などが主な症状で，ギラン・バレー症候群を発症することがある。

---

### 類題3-7　カンピロバクター食中毒に関する記述である。誤っているものを1つ選べ。

① 食中毒の治癒後にギラン・バレー症候群を発症することがある。
② カンピロバクター食中毒の主症状は，下痢，腹痛および発熱である。
③ 本菌の潜伏期間はふつう2～7日程度と長い。
④ カンピロバクターは酸素濃度が3～15%程度で，30℃以上の温度条件下でないと増殖しない。
⑤ カンピロバクターは耐熱性であり，焼き鳥のような加熱調理した食品中でも生き残りやすい。

例題3-6の解答　④

類題3-6の解答　②

腸管出血性大腸菌とその他の病原大腸菌

例題3-8　腸管出血性大腸菌に関する記述である。正しいものを1つ選べ。

① 腸内細菌科に属し，菌数は$10^2$〜$10^3$/gと少ないが，ヒト腸内での常在菌である。
② 1982年に米国で同一チェーン店のハンバーガーによる食中毒が多発した際に発見された。
③ 日本では，1996年の堺市での学校給食による集団食中毒事例が最初である。
④ ヒトに病原性を示すのは，血清型O157：H7とO26：H11のみである。
⑤ 志賀毒素はシガテラ魚毒に含まれるシガトキシン（ciguatoxin）と同じものである。

**解説**

〈食中毒の特徴〉

　大腸菌（*Escherichia coli*）はヒトや動物の腸管内に常在し，ふつうは無害である。そのうち，ヒトに胃腸炎などの病原性を示すものは病原大腸菌（または下痢原性大腸菌）と総称されており，6つに分類される。なかでも腸管出血性大腸菌は志賀毒素（ベロ毒素ともいう）を産生し，ヒトに最も重篤な被害を与える。

(1) **腸管出血性大腸菌**

〈菌の性状，分布〉

　大腸菌は腸内細菌科に属し，グラム陰性，胞子非形成の通性嫌気性菌で，大部分が周毛性の鞭毛で運動する。増殖温度域は7.0〜45.6℃（最適温度37℃），増殖のpH域は4.3〜9.0（最適pHは7.0〜7.5），増殖可能な水分活性の下限は0.95で，食塩濃度は6〜8％まで増殖できる。75℃・1分で死滅する。

　腸管出血性大腸菌（Enterohemorrhagic *E. coli*；EHEC）は，志賀毒素産生性大腸菌（Shiga toxin-producing *E. coli*；STEC）またはベロ毒素産生性大腸菌（Verotoxin-producing *E. coli*；VTEC）とも呼ばれる。その他の大腸菌とは$\beta$-グルクロニダーゼ非産生，ソルビトール非発酵という点で分別される。1982年にアメリカで発生したハンバーガー食中毒事件の際に発見された。

　腸管出血性大腸菌が産生する毒素は志賀赤痢菌（*Shigella dysenteriae*）の産生する毒素と同じ活性をもち，志賀毒素抗体によって活性が中和されるSLT Iと中和されないSLT IIの2種類がある。本毒素はヒトに血性下痢から溶血性尿毒症症候群などを続発する原因になっている。志賀毒素は易熱性でベロ細胞のタンパク質合成を阻害するため細胞壊死を示す。また腎臓には志賀毒素に対するレセプターが豊富なため腎障害を多発しやすい。

〈発生状況〉

　腸管出血性大腸菌による集団食中毒は，米国では1993年以降増加傾向にあり，最近の患者数は年間2万人，死者数は100人以上と推定されている。日本でも集団食中毒（特に血清型O157による事例が多い）は1984年以降みられ，1996年には全国的に食中毒が25件発生し，散発事例を含めると患者数10,322人，死者8人に達した。その後もユッケや白菜浅漬けなどによる多くの死亡事例が発生している。最近10年間（2013〜2022年）の腸管出血性大腸菌による食中毒の発生件数は160件，患者数2,218人，死者12人である。

〈症状〉

　潜伏期間は2〜7日（平均5日）前後。初期症状は風邪に似ているが，比較的抵抗力の弱い老人や乳幼児などが感染した場合に激しい腹痛と下痢にはじまり，発症後2〜3日目に血便，3〜7日で無尿，乏尿，貧血出血傾向が続き，その後重症化すると溶血性尿毒症症候群（HUS），脳症などに移行し，最悪の場合には死亡する。本菌の感染力は強く，ふつうの食中毒よりもはるかに少ない$10^2$程度の菌量でも発症し，ヒトからヒトへ感染することもある。感染症法の三類感染症に該当し，症状が一般の下痢性食中毒より重いにもかかわらず，適当な治療法がない。

〈原因食品〉

　これまで原因食品は，焼き肉，ユッケ，レバー，井戸水，サラダなどが多く，堺市の集団食中毒ではかいわれ大根が最も疑われた。海外での集団食中毒では，ハンバーガー，牛肉，牛乳，ローストビーフ，アルファルファ，レタスなどが原因食品であり，感染源として一般的には牛糞が最も重視されている。また，海外では原因食品として野菜や果物が多く報告されているが，これらは生産段階での牛糞の汚染の関与が疑われている。

〈予防対策〉

　腸管出血性大腸菌O157はウシが感染源と考えられるので，まず農場や屠場，食肉製品工場での衛生管理が重要である。また少菌数で感染することから，原料段階での汚染を避けることも重要であるが，調理段階では二次汚染を防ぎ，汚染菌の死滅対策を講じる必要がある（図3-3）。二次汚染防止対策としては，サラダなどの非加熱食品と肉類の接触をなくし，器具器材の使い分けと使用後の殺菌などが特に重要である。また汚染菌の死滅対策としては，加熱調理食品は75℃・1分以上の加熱をし，野菜などは次亜塩素酸ナトリウムなどで洗浄することが推奨されている。

## (2) その他の病原大腸菌

　胃腸炎（下痢症）を起こす大腸菌（病原大腸菌または下痢原性大腸菌）は，病原因子の違いなどから，腸管出血性大腸菌以外に次の5タイプがある。

【例題3-7】の解答①

【類題3-7】の解答⑤

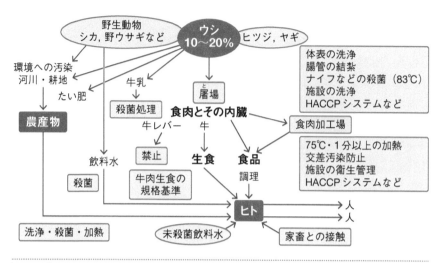

**図3-3 | O157の感染と予防の概略**（伊藤, 2015）

① **腸管毒素原性大腸菌**（Enterotoxigenic *E. coli*；ETEC）：定着因子により小腸下部に定着，増殖し，耐熱性毒素（ST）または易熱性毒素（LT）のいずれか，または両方を産生する。潜伏期間12〜72時間。水様性下痢，腹痛，嘔吐を主な症状とする。開発途上国では代表的な乳幼児下痢症の原因菌で，日本での旅行者下痢症の代表的な菌である。

② **腸管病原性大腸菌**（Enteropathogenic *E. coli*；EPEC）：多くの病原大腸菌はこの型に属す。腸管の粘膜上皮細胞に付着し（細胞への局在付着性），サルモネラに似た急性胃腸炎を起こす。潜伏期間12〜24時間。細胞侵入性はなく，LTやSTも産生せず，発症の機序は不明。熱帯，亜熱帯における乳幼児下痢症の主要原因菌である。

③ **腸管侵入性大腸菌**（Enteroinvasive *E. coli*；EIEC）：腸管粘膜上皮細胞のなかに入って増殖，粘膜の剥離を起こす。赤痢菌と似た粘血便の下痢を起こし，発熱，腹痛を起こすことが多い。潜伏期間12〜72時間。開発途上国や東欧諸国に多く，旅行者下痢症の原因菌である。

④ **腸管凝集接着性大腸菌**（Enteroaggregative *E. coli*；EAggEC）：線毛で腸管の粘膜上皮細胞に付着し，微絨毛の壊死と剥離を起こし，さらに上皮細胞に強く密着し，intimin産生により水分吸収が阻害され下痢を引き起こす。②の症状に似ているが，遷延性下痢が多い。潜伏期間40〜50時間。

⑤ **分散接着性大腸菌**（Diffusely adherent *E. coli*；DAEC）：上記4つに該当しない病原大腸菌として，近年知られるようになったが，その病原因子などは不明。

　「その他の病原大腸菌」による食中毒は，患者や家畜などの糞便に汚染された食品や水を摂取することで起こる。発展途上国での乳幼児下痢症の重要な原因菌となっている。発症菌数は$10^2$〜$10^3$程度と低く，特に乳幼児は感受性が高い。飲食物のほか保育施設内での手指や玩具などによっても接触感染を起こす。日本では発展途上国への渡航者にみられる旅行者下痢症の主要な原因菌として検出される。衛生環境の整っていない地域への旅行時には注意が必要である。

---

## ☑ POINT!

腸管出血性大腸菌について

☐ $10^2$程度の少菌量でも発症し，重篤性が高く，三類感染症菌に該当する。

☐ 一般性状は大腸菌と同じで，腸内細菌科に属し，胞子非形成の通性嫌気性菌，75℃・1分の加熱で死滅する。

☐ β-グルクロニダーゼ非産生，ソルビトール非発酵という点で，一般の大腸菌とは分別される。

☐ 日本では堺市の学校給食での事件（1996年），ユッケなどによる事件（2011年），白菜浅漬けによる事件（2012年）など，死者を含む重大事件が起こっている。

☐ ウシ糞便が感染源として最重要であり，食肉とその加工品（ハンバーグなど）での食中毒が多い。

その他の病原大腸菌について

☐ 腸管毒素原性大腸菌，腸管病原性大腸菌，腸管侵入性大腸菌，腸管凝集接着性大腸菌，分散接着性大腸菌などがある。

☐ 発展途上国で多発している乳幼児下痢症の重要な原因菌である。

☐ 日本では旅行者下痢症の原因菌として分離される。

---

**類題3-8⑴**　腸管出血性大腸菌に関する記述である。誤っているものを1つ選べ。

① ウシでの保菌率が高いため食肉およびその加工品による食中毒が多い。

② 潜伏期間は2〜7日で，初期症状は風邪に似ているが，重症化すると溶血性尿毒症症候群（HUS）などで死亡することがある。

③ 志賀毒素産生性大腸菌またはベロ毒素産生性大腸菌とも呼ばれる。

④ 三類感染症に該当し，数百個程度の少菌数でも発症する。

⑤ 腸管出血性大腸菌による食中毒予防を目的に大腸菌群の検査が行われる。

---

**類題3-8⑵**　「その他の病原大腸菌」に関する記述である。誤っているものを1つ選べ。

① 発展途上国で多発している乳幼児下痢症の原因菌である。

② 腸管毒素原性大腸菌は腸管出血性大腸菌と同様，ベロ毒素を産生する。

③ 日本では旅行者下痢症の原因菌として分離される。

④ 飲食物だけでなく，手指などからの接触感染によっても食中毒が起こる。

⑤ 志賀毒素を産生するものは含まれない。

## Section 3-9 ブドウ球菌

**例題3-9** ブドウ球菌に関する記述である。正しいものを1つ選べ。

① ブドウ球菌による食中毒は，食べる前に再加熱をすれば防止することができる。
② ブドウ球菌は食塩濃度が7.5%以上では増殖できない。
③ 原因食品はにぎり飯や和菓子など直接人の手で触れるものが多い。
④ 代表的な生体内毒素型食中毒で，潜伏期間は12～18時間程度のことが多い。
⑤ 症状は吐き気，嘔吐，下痢，腹痛で，38℃を超える発熱を伴うことが多い。

### 解説

〈食中毒の特徴〉

ブドウ球菌食中毒は，従来日本では腸炎ビブリオ，サルモネラとともに三大食中毒と呼ばれてきた食品内毒素型食中毒である。

〈菌の性状，分布〉

ブドウ球菌は糖発酵性の通性嫌気性菌で，現在35菌種が知られている。このうち食中毒の原因菌となるのはコアグラーゼ陽性の黄色ブドウ球菌（*Staphylococcus aureus*）である。黄色ブドウ球菌は直径0.8～1 $\mu$mの球状のグラム陽性菌で，細胞がブドウの房状に配列している。増殖温度域は7～50℃，最適温度は35～37℃である。耐塩性は比較的高く，10～15%食塩加培地でも良好な増殖を示し（上限25%というデータもある），水分活性の下限は0.86である。増殖pH域は4.0～10，増殖の最適pHは6.5～7.5である。黄色ブドウ球菌は自然界に広く分布し，人の傷口，おでき，喉，鼻腔，皮膚，毛髪などにも存在する。

〈ブドウ球菌エンテロトキシン〉

黄色ブドウ球菌は食品中で増殖する際にエンテロトキシンを産生し，これが食品とともに摂取されて嘔吐作用を引き起こす。ブドウ球菌エンテロトキシンは分子量約28,000のタンパク質である。毒素産生の最適pHは6.8～7.2にあり，pH 5.0以下または9.0以上では産生されない。毒素産生の温度域は10～48℃（最適40～45℃）であり，また食塩10%以上では著しく抑制される。毒素は耐熱性が強く，120℃・20分の加熱でも完全には破壊されない。

〈発生状況〉

ブドウ球菌食中毒の最近10年間（2013～2022年）の発生状況は，発生件数249件，患者数5,158人で，細菌性食中毒件数の6.6%，患者数の8.1%で，件数ではカンピロバクター，サルモネラ，ウエルシュ菌に次いで4番目，患者数でもカンピロバクター，ウエルシュ菌，病原大腸菌（腸管出血性大腸菌を除く），サルモネラに次い

で5番目と，依然として重要な食中毒である。2000年には加工乳による食中毒事件（患者数13,420人）が起こっている。

〈症状〉

　本中毒は食品内毒素型食中毒で，潜伏期間は通常1〜5時間と短い。症状は悪心，吐き気，嘔吐，下痢，腹痛が起こる。特に激しい嘔吐は本中毒の特徴である。一般に経過は軽く，1日程度で回復する。

〈原因食品〉

　本食中毒の原因食品は日本ではにぎり飯および弁当類によるものが60〜70％と圧倒的に多い。ほかに生菓子，菓子パン，惣菜類，学校給食，会食料理などが多い。いずれも人の手指による整形，混合，盛りつけ，詰め合わせなどが行われる食品であり，作業従事者からの汚染が原因である。食品への汚染源としては特に人の手指の化膿巣が重要で，ほかに喉や鼻腔に存在している黄色ブドウ球菌が，咳やくしゃみ，手指などを介して食品を汚染することが多い。

〈予防対策〉

　ブドウ球菌エンテロトキシンは耐熱性が強いため，食品中で本菌が増殖して毒素がつくられてしまえば，ふつうの加熱調理では毒素は破壊されないので，加熱食品でも食中毒が発生することになる。したがって，本食中毒を予防するためには，手指や調理器具などの洗浄殺菌を徹底し，特に化膿巣のある人は直接食品に触れないようにするなど，本菌を汚染させないことと，食品中での増殖を防ぐために低温貯蔵（10℃以下）することが重要である。

---

**☑ POINT!**

- □ 糖発酵性の通性嫌気性球菌でコアグラーゼ陽性である。
- □ 自然界に広く分布し，人の皮膚，傷口，鼻腔などにも存在するので，生菓子，菓子パン，惣菜類など，人の手指で触れる食品が原因食品となりやすい。
- □ 代表的な食品内毒素型食中毒の原因菌。エンテロトキシンは耐熱性で，通常の調理加熱では失活しない。
- □ 潜伏期間は1〜5時間と短い。激しい嘔吐は本中毒の特徴である。

---

**類題3-9** ブドウ球菌に関する記述である。誤っているものを2つ選べ。

① 黄色ブドウ球菌の分布は人の皮膚や鼻腔，毛髪などに限られ，自然界には存在しない。

② ブドウ球菌の菌体は100℃で加熱すれば死滅するが，毒素は失活しない。

③ 食品の水分活性を0.90以下に調整すれば，ブドウ球菌は増殖しない。

④ 代表的な食品内毒素型食中毒で，潜伏期間は1〜5時間程度のことが多い。

⑤ 激しい嘔吐はこの食中毒の特徴である。

例題3-8の解答 ②

類題3-8(1)の解答 ⑤

類題3-8(2)の解答 ②

ボツリヌス菌

**例題3-10** ボツリヌス菌に関する記述である。誤っているものを1つ選べ。

① 通性嫌気性の胞子形成菌である。
② 食品中で増殖して、強力な神経毒を産生する。
③ A型菌胞子の殺菌には、120℃・4分以上の加熱が必要である。
④ E型菌は5℃の冷蔵庫中でも増殖できる。
⑤ ボツリヌス毒素は易熱性で、100℃・1〜2分程度の煮沸により破壊される。

**解説**

〈食中毒の特徴〉

　食品中に産生された毒素を摂取することによって起こる典型的な食品内毒素型食中毒である。発生件数は比較的少ないが、極めて致死率が高い食中毒である。

〈菌の性状、分布〉

　ボツリヌス菌（*Clostridium botulinum*）は偏性嫌気性で、胞子を形成するグラム陽性桿菌である。周毛を有して活発に運動する。産生毒素の抗原性の違いによりA〜G型に分類され、このうちヒトに中毒を起こすのは主にA，B，E型毒素である。

　本菌はまた培養性状によりⅠ〜Ⅳの4群に分類される。Ⅰ群（A型，B型の一部）は胞子耐熱性が強く、一方Ⅱ群（B型の一部とE型）は胞子耐熱性は弱いが低温でも増殖して毒素を産生するので注意が必要である。

　ボツリヌス菌は胞子のかたちで世界中の土壌、海、湖の底土などに広く分布しており、農作物、魚介類、肉類などの食品に胞子が汚染している可能性がある。

〈ボツリヌス毒素〉

　ボツリヌス毒素は分子量約15万の単純タンパク質で、強い神経毒活性を示す。この毒素は易熱性で、80℃・20分，100℃・1〜2分の加熱により無毒化する。毒力は強力で、1gで1,400万人を殺すことができるといわれている。

〈発生状況〉

　ボツリヌス中毒は1000年以上前からヨーロッパ各地でハムやソーセージで発生し恐れられていた。日本では1951年に北海道で初めていずし（魚の発酵食品）によるE型菌中毒が発生している。1951〜2022年の発生件数は123件、患者数548人、死者114人であり、そのほとんどがE型菌によるものであるが、B型菌（1974年〜）およびA型菌（1984年〜）による中毒も数件ずつ起こっている。

〈症状〉

　本食中毒の潜伏期間はふつう8〜36時間で、主要症状は特異な神経症状である。

まず悪心，筋力低下，脱力感，便秘，嘔吐などの症状が現れ，その後，めまい，頭痛，視力低下，複視，眼瞼下垂，瞳孔拡大などが起こる。これとともに嚥下困難，歩行困難が起こり，重症例では呼吸困難となって死亡する。

〈原因食品〉

欧米では古くからA，B型菌によるソーセージ，缶詰・びん詰での食中毒で多くの死者を出している。日本では，1984年6月の辛子れんこんによる事件（11人死亡）など数例を除いて，ほとんどがE型菌で，原因食品もいずしという特徴がある。

〈予防対策〉

① 加熱により胞子を殺滅する。E型菌胞子は比較的耐熱性が弱く80℃・20分程度で死滅するが，A，B型菌（Ⅰ群菌）は耐熱性が強く，120℃・4分以上の加熱が必要である。② 食品中でボツリヌス菌が増殖・毒素産生できないような温度（10℃以下，E型菌は3.3℃以下），pH（4.6以下），水分活性（0.94以下），食塩濃度（5%以上）などにする。③ ボツリヌス菌が増殖可能な真空包装や脱酸素剤封入食品，加熱を低減したレトルト様食品では低温貯蔵を厳守する。④ 喫食直前に加熱する。

〈乳児ボツリヌス症〉

生後2週間から6か月の乳児に発生するボツリヌス中毒で，離乳食として与えられた蜂蜜などに混在しているボツリヌス菌胞子が，腸内フローラの不安定な乳児の腸内で発芽，増殖して毒素を産生するために起こる。生体内毒素型食中毒であり，頑固な便秘，吸乳力の低下，弱い泣き声，手足の筋肉弛緩などが起こる。2017年に日本初の死亡事件が起こっている。

---

**✓ POINT!**

- □ ボツリヌス菌は偏性嫌気性の胞子形成細菌で，強力な神経毒を産生する。
- □ 欧米ではソーセージ，缶詰・びん詰でのA，B型菌食中毒が，日本ではいずしによるE型菌食中毒が多い。
- □ 潜伏期間は8～36時間，主要症状は特異な神経症状で致死率が高い。
- □ A，B型菌胞子の殺菌には120℃・4分の加熱が必要である。毒素は100℃・1～2分の加熱で無毒化する。
- □ E型菌は5℃前後の低温でも増殖する。

---

**類題3-10**　ボツリヌス食中毒に関する記述である，正しいものを1つ選べ。

① 潜伏期間はふつう2～6時間で，主要症状は特異な神経症状である。

② 日本では，ふなずしやいずし（ともに魚の発酵食品）による事例が多い。

③ 喫食直前に加熱をしても，食品中で生成された毒素は無毒化しない。

④ 日本ではA型菌，B型菌による食中毒は発生したことがない。

⑤ 乳児ボツリヌス症は，蜂蜜などで起こる乳児に特有の食中毒である。

【例題3-9】の解答　③

【類題3-9】の解答　①・③

## Section 3-11　ウエルシュ菌

**例題3-11**　ウエルシュ菌食中毒に関する記述である。正しいものを1つ選べ。

① 食品中で大量につくられたエンテロトキシンによって起こる。
② ウエルシュ菌が増殖してしまった食品を食べることにより、ウエルシュ菌が小腸まで達し、そこでエンテロトキシンをつくって食中毒を起こす。
③ いったんつくられたエンテロトキシンは再加熱によっては破壊されない。
④ 主な症状は激しい嘔吐を伴う水様性下痢と腹痛である。
⑤ 毒素型食中毒であり、潜伏期間は通常1〜5時間と短い。

### 解説 ▶

〈食中毒の特徴〉

　食品とともに摂取した大量のウエルシュ菌（*Clostridium perfringens*）が腸管内でエンテロトキシンを産生することによって起こる生体内毒素型食中毒である。カレー、シチュー、煮物などを室温で多量につくりおいた場合に多発している。ウエルシュ菌という名称は本菌の旧称が*C. welchii*であったことによる。

〈菌の性状, 分布〉

　ウエルシュ菌はグラム陽性、胞子形成の偏性嫌気性細菌である。糖分解力強く、ガス産生が著しい。増殖温度域は12〜50℃（最適温度は43〜47℃）、増殖pH域は5.0〜9.0（最適pHは7.2）、水分活性の下限は0.93、食塩濃度の上限は7%である。最適条件下での増殖速度が速く、世代時間は10〜12分である。

　ウエルシュ菌の胞子の耐熱性はふつう$D_{98.8℃}＝26〜31$分である。腸炎の原因となるのは主に耐熱性の強い菌群であるが、易熱性ウエルシュ菌も腸炎を起こすことがある。ウエルシュ菌はヒトや動物の腸管内、土壌、下水、塵埃など、広く自然界に分布している。

〈ウエルシュ菌エンテロトキシン〉

　ウエルシュ菌のエンテロトキシンは胞子殻の構成タンパクで、ウエルシュ菌が小腸管内で増殖し、胞子を形成する際に過剰に産生されたものが菌体の自己崩壊により放出される。分子量34,262の単鎖ペプチドで、加熱に弱く（$D_{60℃}＝4$分）、酸にも弱くpH 4以下で破壊される。

〈発生状況〉

　日本での最近10年間（2013〜2022年）の発生件数は252件、患者数は14,565人（死者0人）で、事件数では細菌性食中毒のうち6.7%で比較的少ないが、患者数では22.9%を占め、集団給食での事例が多いこともあって一件当たりの患者数が多いと

いう特徴がある。給食病ともいわれる。

〈症状〉

　潜伏期間は8〜24時間と比較的長いが，これは本菌が小腸内で胞子を形成して毒素を産生するまでに時間を要するためである。本食中毒の主な症状は激しい水様性下痢と腹部膨満感であり，嘔吐，発熱はまれである。経過は一般に軽症で，24時間以内に快方に向かう。

〈原因食品〉

　原因食品は主に食肉の調理加熱食品（カレー，シチュー，コロッケ，肉団子など），魚介類の調理食品（フライ，煮物など）である。特にこれらの食品が寸胴鍋で大量につくりおかれたような場合の事例が多い。

〈予防対策〉

　ウエルシュ菌は自然界に広く分布していて，食材が汚染を受ける機会は多い。多くは胞子の状態で存在しているので，調理加熱後も生残している可能性が高く，しかも熱処理によって発芽しやすくなっている。本食中毒の発症のためには大量（一般に$10^8$）の菌の摂取が必要であるため，予防対策としては，食品中での本菌の増殖を阻止することが最も重要と考えられる。具体的には，加熱後速やかに食べること，室温に長く置かないことなどである。また低温貯蔵することや食べる前に再加熱して増殖した菌を殺菌することも予防に有効である。

---

**☑ POINT!**

- □ ウエルシュ菌は胞子を形成する偏性嫌気性細菌である。
- □ ウエルシュ菌が大量に増殖した加熱調理食品（カレー，シチュー，煮物など）を食べることにより食中毒が起きる。
- □ エンテロトキシンは，ウエルシュ菌が小腸内で増殖し，胞子を形成する際に産生される胞子殻成分である。
- □ 加熱調理食品を翌日まで置く場合は小分けにして冷蔵保存する。
- □ 集団給食で起こりやすく，一件当たりの患者数が比較的多い。

---

**類題3-11**　ウエルシュ菌に関する記述である。誤っているものを2つ選べ。

① 偏性嫌気性，グラム陽性の胞子形成細菌である。

② カレーやシチューなどの加熱調理食品では，加熱後に胞子は生き残り，室温放置すると発芽・増殖をする。

③ 食中毒の原因となるエンテロトキシンは，加熱では破壊されない。

④ ウエルシュ菌食中毒は，ブドウ球菌食中毒と同様，食品内毒素型である。

⑤ 集団給食での事例が多いので，給食病と呼ばれることがある。

【例題**3-10**】の解答　①　【類題**3-10**】の解答　⑤（注：ふなずしでは発生例がない）

## Section 3-12 セレウス菌

**例題3-12** セレウス菌に関する記述である。誤っているものを1つ選べ。

① 偏性嫌気性，グラム陽性の胞子形成細菌である。
② セレウス菌食中毒には下痢型と嘔吐型があり，日本では嘔吐型が多い。
③ 土壌細菌の一種で，多くは胞子のかたちで自然界に広く分布している。
④ 多くのセレウス菌は非病原性である。
⑤ 嘔吐毒素はセレウリドといい，耐熱性がある。

### 解説

〈食中毒の特徴〉

　嘔吐型中毒と下痢型腸炎の2タイプがあり（表3-5），前者は黄色ブドウ球菌食中毒に，後者はウエルシュ菌食中毒に酷似している。日本では嘔吐型が主で，原因食品は米飯，麺，パスタ類が多い。

〈菌の性状, 分布〉

　セレウス菌（*Bacillus cereus*）は好気または通性嫌気性のグラム陽性胞子形成桿菌で，生物性状は炭疽菌と似ているが，運動性（周毛性鞭毛）を有し，莢膜を欠く点で区別される。増殖温度域は10〜50℃（最適温度は32℃），pH域は4.3〜9.3（最適pHは7.2），増殖可能な水分活性の下限は0.93である。一般に非病原性であるが，嘔吐毒（耐熱性の強いセレウリド）や下痢毒素（易熱性のエンテロトキシン）を産生する菌株が食中毒の原因となる。胞子の耐熱性は嘔吐型菌と下痢型菌で異なり，$D_{85℃}$は前者が32〜75分，後者が50〜106分である。

　セレウス菌は土壌細菌の一種で，自然界に多くは胞子のかたちで広く分布し，穀類，豆類，香辛料，食肉製品，乳製品などを汚染している。

〈発生状況〉

　本菌による食中毒は，日本では他の細菌性食中毒と同様夏季に多くみられ，大半が5〜9月に集中している。最近10年間（2013〜2022年）の発生件数は57件，患者数

表3-5 | セレウス菌食中毒の嘔吐型と下痢型の違い

|  | 嘔吐型 | 下痢型 |
|---|---|---|
| 食中毒のタイプ | 食品内毒素型，日本で多い。 | 生体内毒素型，海外で多い。 |
| 潜伏期間と主な症状 | 1〜6時間。吐き気，嘔吐。 | 8〜12時間。下痢，腹痛。 |
| 主な原因食品 | 焼き飯，ピラフ，麺など | スープ，プリン，その他種々の食品 |
| 毒素の特徴 | セレウリド，耐熱性 | エンテロトキシン，易熱性 |

818人（死者0人）で，その大部分が嘔吐型食中毒であり，下痢型は少ない。また一件当たりの患者数は比較的少なく，原因施設としては飲食店，喫茶店が多い。

〈症状〉

嘔吐型と下痢型では症状がまったく異なる。嘔吐型はブドウ球菌食中毒に似ており，潜伏期間は1〜6時間と短く，嘔吐を主な症状とする。一方，下痢型はウエルシュ菌食中毒に似ていて，8〜12時間の潜伏期間の後，下痢と腹痛が起こる。いずれも症状は比較的軽く，一両日中にほとんど回復する。

〈原因食品〉

嘔吐型食中毒の原因食品は焼き飯，ピラフ，オムライスなど米飯を主体としたものが圧倒的に多く，ほかにスパゲッティ，焼きそばなどの麺類も多い。それに対し，下痢型食中毒は食肉，野菜，乳およびそれらの加工品など種々の食品で起こっている。

〈予防対策〉

本食中毒は，前日に残った米飯で焼き飯をつくるというように，食材が長時間室温放置されていたために起こったと思われる事例が多い。セレウス菌は胞子の状態で広く食材を汚染しており，しかも通常の加熱調理では完全殺菌することはできず，また嘔吐毒は耐熱性があるため，いったん食品中で毒素がつくられてしまうと再加熱しても破壊されない。予防対策としては，加熱調理前後の食材を増殖可能な温度帯に長期間放置しないことが重要である。

---

### ✓ POINT!

- □ セレウス菌は，好気性または通性嫌気性のグラム陽性桿菌で胞子を形成する。
- □ 嘔吐型と下痢型があり，日本では嘔吐型が圧倒的に多い。
- □ 嘔吐型はブドウ球菌食中毒に似ており，潜伏期間は1〜6時間，嘔吐を主症状とする。
- □ 嘔吐毒（セレウリド）は耐熱性が強く，いったん食品中でつくられてしまうと再加熱しても破壊されない。
- □ 嘔吐型食中毒の原因食品は焼き飯，ピラフ，オムライスなど米飯を主体としたものが多い。

---

### 類題3-12　セレウス菌食中毒に関する記述である。正しいものを2つ選べ。

① セレウス菌はグラム陽性，好気または通性嫌気性の胞子形成桿菌である。

② 日本では下痢型食中毒が圧倒的に多い。

③ 嘔吐型食中毒の原因食品は焼き飯，ピラフ，オムライスなど米飯を主体としたものが多い。

④ 下痢型食中毒はブドウ球菌食中毒に似ており，潜伏期間は1〜6時間と短い。

⑤ 嘔吐型食中毒はウエルシュ菌食中毒に似ていて，8〜12時間の潜伏期間の後，下痢と腹痛が起こる。

【例題3－11】の解答　②

【類題3－11】の解答　③・④

# Section 3-13 リステリア

**例題3-13** リステリア食中毒に関する記述である。正しいものを1つ選べ。

① 日本では食品媒介事例は発生したことがない。
② 欧米先進国よりも開発途上国で多数の死亡事例が発生している。
③ 軽症者では風邪様症状（発熱，頭痛，悪寒など）ですむが，重症者では髄膜炎や髄膜脳炎，敗血症を発症する。
④ 原因食品は，主に加熱不足の食肉や鶏肉およびそれらの加工品である。
⑤ リステリアの増殖温度域は10〜45℃であるので，冷蔵の際に厳重な温度管理をすることも食中毒予防に有効である。

## 解説

〈食中毒の特徴〉

リステリアは人畜共通感染症の重要な原因菌であり，特に近年，欧米を中心にready-to-eat食品（非加熱喫食食品）を介した大規模食中毒事例が相次いで発生している。少菌数でも発症することがあり，重症化すると死亡率が高い。

〈菌の性状，分布〉

リステリア属は7菌種に分類されるが，ヒトに感染症を起こすのは*Listeria monocytogenes*のみであり，血清型4b，1/2a，1/2bによる事例が多い。*L. monocytogenes*はグラム陽性，胞子非形成の短桿菌である。通性嫌気性で，周毛性鞭毛で運動する。増殖温度域は0〜45℃（最適温度は30〜37℃）であり，特にその低温増殖能は食品衛生面で重要な特性である。pH 4.5〜9.5の範囲（最適pHは7付近）で増殖できる。食塩耐性があり，食塩10％のブイヨン中でも増殖できる。本菌の主要な病原因子として，リステリオシンと呼ばれる分子量58,000のタンパク性の溶血素が関与していると考えられている。

*L. monocytogenes*はほ乳類だけではなく，鳥類，魚類，昆虫などほとんどの動物に分布する。ウシ（2〜69％），ブタ（6〜47％），ニワトリ（24〜87％）などにおける検出率が高く，乳，食肉，魚介類，野菜およびそれらの加工品からも分離される。日本で流通しているready-to-eat食品のなかではネギトロ，筋子，たらこ，明太子での汚染率が高い。食品以外にも，土壌，河川水，下水，サイレージなど広範囲の環境中にも分布する。健康人の保菌率は0.5〜3％である。

〈発生状況〉

海外では，チーズ，食肉製品，未殺菌乳，サラダなどで，多数の死者を含む大規模なリステリア食中毒が多発している。日本では2001年に北海道でナチュラルチーズ

が原因の集団食中毒（患者数38人）が発生している。なお，食中毒とは特定されないヒトのリステリア症の患者数は年間200人と推定されている。

〈症状〉

　潜伏期間は24時間から2～6週間と幅広い。本菌の感染症は軽症者では風邪様症状（発熱，頭痛，悪寒など）がみられ，一部のものでは胃腸炎症状を併発する。重症者では髄膜炎や髄膜脳炎，敗血症が主な症状で，死亡率が高い。本菌による感染は，特に妊婦，乳幼児，高齢者，免疫不全者などに高率にみられる。

〈原因食品〉

　本食中毒は加熱せずにそのまま食べる ready-to-eat 食品によって多く発生している。これまでの海外での原因食品をみると，未殺菌乳，チーズ，ミートパテ，アイスクリーム，ソーセージ，生野菜サラダ，コールスロー（キャベツサラダ）などでの事例が多い。保菌牛由来の生乳や保菌動物の糞便汚染を受けた野菜が感染源になっている可能性が高い。

〈予防対策〉

　*L. monocytogenes* は乳や食肉，野菜などに付着している可能性があり，しかも $10^3$ 程度の菌数でも発症する場合があるので，生食をするものでは特に生産流通段階での衛生管理が重要である。本食中毒は冷蔵保存の ready-to-eat 食品での発生が多いが，これは少量の汚染菌が低温貯蔵中に増殖し感染源となっている可能性が高い。汚染の可能性のある食品は冷蔵庫に長期間置かないようにし，また貯蔵中の交差汚染にも注意が必要である。

---

## ✅ POINT!

- ☐ リステリアは通性嫌気性で，グラム陽性，胞子非形成の桿菌である。
- ☐ 増殖温度域は0～45℃，食塩耐性があり，食塩10%でも増殖する。
- ☐ 食中毒は ready-to-eat 食品（非加熱喫食食品）で起こりやすい。
- ☐ 妊婦，乳幼児，高齢者，免疫不全者などは感染しやすい。
- ☐ 潜伏期間は24時間～数週間で，軽症者では風邪様症状がみられ，重症者では髄膜炎や髄膜脳炎，敗血症を起こし死亡率が高い。

---

**類題3-13** リステリア食中毒に関する記述である。正しいものを2つ選べ。

① 原因食品には，加熱せずにそのまま食べる ready-to-eat 食品が多い。

② 少菌数（$10^3$程度）の摂取でも発症することがある。

③ リステリアはグラム陽性桿菌で，胞子を形成する。

④ リステリアは5℃以下では増殖できない。

⑤ リステリアは水産加工品からはほとんど検出されない。

【例題3-12】の解答 ①

【類題3-12】の解答 ①・③

## Section 3-14　赤痢菌

**例題3-14**　赤痢に関する記述である。誤っているものを1つ選べ。

① 赤痢は三類感染症に該当する消化器系感染症である。
② 赤痢菌の*Shigella*という属名は志賀潔にちなんだものである。
③ 10¹～10²程度の少菌量で発症する。
④ 汚染水を介して発症し，食品による集団発症事例はない。
⑤ 日本でも1960年頃までは毎年数万人の患者が発生していた。

### 解説

〈食中毒の特徴〉

　日本では，赤痢はチフス，パラチフス，コレラとともに重要な消化器系感染症（感染症法の三類感染症に該当）であり，1960年ごろまでは患者数も毎年10万人にも及ぶ状態であった。現在も世界的に発生頻度が高く依然として重要な下痢性疾患のひとつである。2000年以降，日本の食中毒統計では，食品を介した場合は食中毒として扱われるようになった。

　赤痢には細菌性赤痢とアメーバ性赤痢の2種類があるが，日本における赤痢の主体は細菌によるものである。

〈微生物の性状〉

　赤痢菌（*Shigella*）は1898年に志賀潔によって赤痢患者の糞便から分離された。腸内細菌科に属し，大きさ$0.4～0.6 \times 1.0～3.0\ \mu m$，通性嫌気性，グラム陰性の無胞子桿菌で鞭毛はない。赤痢菌の生化学的・血清学的性状は*E. coli*と近似しており，両者のDNA相同性も85％以上であることから，分類学的には*E. coli*の一種と考えられるが，医学上の重要性から伝統的に*E. coli*とは区別して扱われている。*S. dysenteriae*（志賀菌），*S. flexneri*（フレキシネル菌），*S. boydii*（ボイド菌），*S. sonnei*（ゾンネ菌）の4亜群に分けられている。

　赤痢菌の増殖温度域は7～46℃，最適温度は37℃である。増殖のpH域は4.5～9.5（最適pH 7.2～7.4），増殖可能な水分活性の下限は0.96である。熱抵抗性は比較的弱く，55℃・1時間以内で死滅する。また1％フェノールで15～30分で死滅し，直射日光や塩素殺菌剤には弱い。乾燥状態で室温において5～46日間くらい生存できる。発症菌量は10¹～10²といわれている。

〈発生状況〉

　日本では赤痢は戦前戦後を通じて長い間，毎年5万～10万人にも及ぶ患者が発生しており，極めて重要な位置を占めてきた。しかし1960年代後半からは徐々に減少

し，1975年以降は年間1,000人前後の患者数で推移している。最近の事例の約80％は海外旅行者が旅先で感染して日本に持ち込む，いわゆる輸入事例であり，その80％以上がアジア地域での感染である。2013〜2022年における食中毒事例は1件，患者数99人（死者0人）であった。

〈症状〉

　赤痢の主要な病原因子は細胞侵入性であり，主に腸管粘膜上皮細胞に侵入，増殖し，さらに隣接細胞への伝播をくり返すことで，上皮細胞の壊死と炎症を起こし，血液の混じった下痢を引き起こす。このほかに志賀菌では志賀毒素を産生し，上皮細胞の炎症の拡大を引き起こすと考えられている。潜伏期間は1〜4日で，主な症状は，発熱，腹痛，下痢（粘血便），しぶり腹などである。

〈原因食品〉

　赤痢の集団発生のほとんどは食品または水を介して起こる。食品への汚染は，軽症の赤痢にかかり下痢便を排出している食品取扱者による。水系汚染は特に途上国において飲料水への下水の混入によることが多い。散発事例の多くは，患者の大便（特に液状便）に汚染された環境（例えばトイレ）を介してヒトからヒトへ経口感染するケースである。その他，大便に触れたハエやゴキブリによる食品への媒介も考えられる。

〈予防対策〉

　赤痢は患者や保菌者の糞便を介しての食品，飲料水，環境の汚染が原因であるので，人糞の衛生的処理や上下水道の整備，食品取扱者の衛生意識の向上をはかる必要がある。また先進国では海外旅行者による事例が急増していることから，早急にその対策を講じることが重要である。

---

**✓ POINT!**

- ☐ 三類感染症に該当するが，食品が原因の事例は食中毒として扱われる。
- ☐ 患者や保菌者の糞便を介しての食品，飲料水，環境の汚染が原因である。
- ☐ 先進国では海外旅行者による輸入事例が増えている。
- ☐ 潜伏期間は1〜4日，主な症状は発熱，腹痛，下痢（粘血便），しぶり腹などである。
- ☐ 赤痢菌（*Shigella*）は腸内細菌科に属し，菌の性状は大腸菌に近似している。

---

**類題3-14**　赤痢に関する記述である。誤っているものを1つ選べ。

① 赤痢やコレラは，食品が原因であっても食中毒としては扱われない。

② 潜伏期間は1〜4日で，主な症状は発熱，腹痛，下痢（粘血便），しぶり腹などである。

③ 先進国では海外旅行者による事例が急増している。

④ 集団発生のほとんどは食品または水を介して起こる。

⑤ 日本での最近の食中毒は，年平均1件，患者数20人程度である。

【例題3-13】の解答　③

【類題3-13】の解答　①・②

# 3-15 ノロウイルス

**例題3-15** ノロウイルスに関する記述である。誤っているものを1つ選べ。

① 日本では年間の患者数が最も多い食中毒の原因物質である。
② ノロウイルスはカキの体内で増殖して，食べた人に感染する。
③ 患者の嘔吐物や患者が触れた雑誌や玩具からも感染することがある。
④ 感染力が強いため，大規模食中毒が起こりやすい。
⑤ 消毒用アルコールでは殺滅効果は期待できない。

## 解説

〈食中毒の特徴〉

　ノロウイルスは感染力が強く，集団食中毒も多いため，患者数では毎年トップである。かつてはカキの生食が主な原因とされていたが，最近はそれ以外の事例が増えている。

〈微生物の性状，分布〉

　ノロウイルスは直径30〜38 nmの小型球形ウイルスである（1 nmは1/1,000 $\mu$m）。カリシウイルス科ノロウイルス属に分類される。最近は，遺伝子型GII.4およびGII.17が猛威をふるっている。ノロウイルスはヒト小腸上皮細胞に感染して増殖，十二指腸付近の小腸上皮細胞を破壊する。貝類が原因食品となりやすいが，これは餌となるプランクトンをろ過する際に同時に水中のウイルスが中腸腺に蓄積されるためであり，カキの体内で増殖するわけではない。

〈発生状況〉

　日本の冬季の非細菌性胃腸炎の大部分はノロウイルスが原因であり，近年急増している。2013〜2022年の発生件数は2,372件，患者数は83,879人である。事件数に比べて患者数が圧倒的に多く，この10年間における患者数 500人以上の大規模食中毒事例18件のうち7件がノロウイルスであった。

〈症状〉

　24〜48時間の潜伏期間の後，下痢，吐き気，嘔吐，腹痛，発熱，頭痛などの症状を起こす。特に嘔吐は突然，急激に強く起こるのが特徴である。このような症状が1〜2日続いた後治癒する。ただし，症状消失後1週間〜1か月程度，便中にウイルスを排出することがある。

〈原因食品〉

　ノロウイルスの感染経路は，食品によるものと感染者の汚物（嘔吐物，糞便），手指などからの感染（ヒト-ヒト感染と呼ばれる）に大別される（図3-4）。原因食品としては，以前はカキが多かったが，近年はそれ以外に食中毒患者や不顕性感染者が直

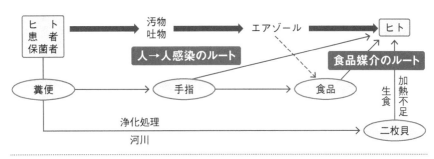

|図**3-4**| **ノロウイルスの感染経路**(伊藤，2015)

接素手で扱った食品（弁当，惣菜（そうざい），サラダ，すし，パン，ケーキ，和菓子など），飲料水（湧き水，井戸水など）などが増えている。また，患者の嘔吐物や便のエアゾール飛沫感染や患者が触れた蛇口，ドアノブ，雑誌などからの汚染のように，ヒトからヒトへのウイルスの直接感染のケースも増えている。

〈予防対策〉

　ノロウイルスはヒトにしか感染せず，動物実験や細胞を用いた培養ができないため，ワクチン製造や予防法開発が難しい。食品からの感染を防ぐには，貝類の生食を避け，十分に加熱（85℃・90秒以上）することが効果的である。ノロウイルス食中毒は治癒後も長期間ウイルスを排出する場合や，症状の現れない不顕性感染もあることから，特に食品取扱者にあっては，手洗いを徹底し，ウイルスの排出が陰性になるまで直接食品に触れる作業にはつかないなどの注意が必要である。調理器具などは洗剤で十分洗った後，次亜塩素酸ナトリウム（塩素濃度200 ppm）で拭く，もしくは熱湯で1分以上加熱する（消毒用アルコールは無効である）。

---

**✓ POINT!**

□ ノロウイルスは感染力が強く，食中毒患者数では毎年トップである。
□ 感染経路は，食品（カキなど）によるものと感染者の嘔吐物，糞便などからの感染がある。
□ ノロウイルスはヒトの体内でのみ増殖し，カキの体内で増殖するわけではない。
□ 予防には，手洗い，貝類の生食を避け，十分に加熱（85℃・90秒以上）する。

---

**類題3-15**　ノロウイルス食中毒に関する記述である。正しいものを1つ選べ。

① 下痢，吐き気，腹痛，発熱などを起こすが，激しい嘔吐はまれである。
② 症状消失後1週間～1か月程度，便中にウイルスを排出することがある。
③ 原因食品としては，カキの生食が半数以上を占める。
④ 食品の低温貯蔵は，ノロウイルス食中毒の防止にも効果がある。
⑤ 加熱調理食品では75℃・1分間以上加熱することが推奨されている。

【例題3-14】の解答 ④
【類題3-14】の解答 ①

## Section 3-16　総合問題

**総合問題3-1**　食中毒に関する記述である。正しいものを1つ選べ。

① 新鮮な食品だけを食べていれば，細菌が原因となる食中毒になることはない。

② 調理器具に付着している菌は，多量でなければ食中毒の原因になることはない。

③ 大腸菌はヒトの腸内にも存在するので，食中毒の原因になることはない。

④ 加熱によって食品中の菌を死滅させても，食中毒が起きることがある。

⑤ 冷凍食品では，解凍後の二次汚染を防げば食中毒は防止できる。

**総合問題3-2**　細菌性食中毒の原因食品および汚染源に関する記述である。誤っているものを1つ選べ。

① 腸炎ビブリオは家畜や家禽が保菌している。

② 黄色ブドウ球菌は健康なヒトからもしばしば分離される。

③ ウエルシュ菌食中毒は給食によるものが多い。

④ カンピロバクター食中毒は鶏肉によるものが多い。

⑤ 乳児ボツリヌス症の原因食品は蜂蜜が多い。

**総合問題3-3**　食品の加熱に関する記述である。正しいものを1つ選べ。

① ヒスタミンは，100℃・10分程度の加熱によって分解される。

② 黄色ブドウ球菌のエンテロトキシンは，100℃・10分程度の加熱によって分解される。

③ ボツリヌスA型菌の毒素は，100℃・10分程度の加熱によって分解される。

④ ボツリヌスA型菌の胞子は，100℃・10分程度の加熱によって死滅する。

⑤ ウエルシュ菌の胞子は，100℃・10分程度の加熱によって死滅する。

**総合問題3-4**　食中毒微生物の性質に関する記述である。正しいものを1つ選べ。

① 黄色ブドウ球菌は好塩性であり，食塩濃度10%以上でも増殖できる。

② 食中毒細菌のなかにはリステリアのように冷蔵庫（5℃）でも増殖できるものがいる。

③ カンピロバクターは，空気のないところでも，大気中でも増殖できる。

④ サルモネラは腸内細菌科に属するグラム陰性の桿菌で，30℃以下では増殖できない。

⑤ ノロウイルスは主にカキの消化管内で増殖し，ヒトの体内では増殖できない。

**総合問題3-5**　食中毒微生物に関する記述である。正しいものを1つ選べ。

① 腸管出血性大腸菌は，感染症法で二類感染症に位置づけられている。

② サルモネラ属菌は，毒素型の食中毒を起こす。

③ 近年では，カンピロバクターとノロウイルスによる食中毒の発生件数が多い。

④ 生体内毒素型食中毒であるウエルシュ菌食中毒の潜伏期間は，平均3時間と短い。

⑤ セレウス菌は，胞子を形成する偏性嫌気性菌である。

**総合問題3-6** 食中毒細菌と病原因子の組み合わせである。誤っているものを1つ選べ。

① 腸炎ビブリオ…………耐熱性溶血毒
② 腸管出血性大腸菌………志賀毒素
③ ウエルシュ菌…………ベロ毒素
④ セレウス菌…………セレウリド
⑤ 黄色ブドウ球菌…………エンテロトキシン

**総合問題3-7** 細菌の和名と学名の組み合わせである。誤っているものを1つ選べ。

① 大腸菌………………*Escherichia coli*
② 黄色ブドウ球菌………*Streptococcus aureus*
③ ウエルシュ菌…………*Clostridium perfringens*
④ ボツリヌス菌…………*Clostridium botulinum*
⑤ セレウス菌…………*Bacillus cereus*

**総合問題3-8** 食中毒細菌，増殖特性，分類学的性状の組み合わせである。誤っているものを1つ選べ。

① 赤痢菌………………通性嫌気性………グラム陰性，無胞子桿菌
② リステリア…………耐塩性…………グラム陽性，胞子形成桿菌
③ 腸炎ビブリオ…………好塩性…………グラム陰性，無胞子桿菌
④ カンピロバクター………微好気性………グラム陰性，無胞子らせん菌
⑤ ボツリヌス菌…………偏性嫌気性………グラム陽性，胞子形成桿菌

**総合問題3-9** 食中毒に関する略語と日本語の組み合わせである。誤っているものを1つ選べ。

① TDH ………耐熱性溶血毒
② HUS ………溶血性尿毒症症候群
③ EHEC………腸管出血性大腸菌
④ STEC………志賀毒素産生性大腸菌
⑤ TRH ………ブドウ球菌エンテロトキシン

**総合問題3-10** 食中毒微生物に関する記述である。正しいものを1つ選べ。

① カンピロバクターは少数でも食中毒を起こす可能性が高く，鶏や魚の生食が原因となりやすい。
② セレウス菌食中毒は，短い潜伏期間で嘔吐を主徴とするタイプと，より長い潜伏期間で下痢を主徴とするタイプの2つの型があり，日本で多いのは後者のタイプである。
③ 腸炎ビブリオは好塩性であり，夏季には河川にも沿岸海水中にも広く分布する。
④ カンピロバクターは，増殖温度が比較的高温（31～46℃）であり，30℃以下では死滅するので，10℃以下の低温に保存すれば安全である。
⑤ リステリアは低温でも増殖するため，冷蔵したready-to-eat食品での食中毒事例が多い。

【例題3-15】の解答 ②　【類題3-15】の解答 ②

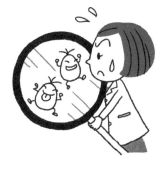

# Chapter 4

# 寄生虫性食中毒

### このChapterで学ぶこと

　飲食を介した寄生虫感染による急性の健康障害は，食中毒統計では以前は「その他」として扱われていた。しかし，クドアやサルコシスティスによる新しい寄生虫性食中毒の発生やアニサキス中毒の増加という状況を踏まえ，2013年から病因物質として「寄生虫」が追加された。ここでは，主な寄生虫性食中毒について，その発生状況や原因食品，原因寄生虫の生活史，症状，中毒予防対策の要点などについて学ぶ。

### 対策

　寄生虫に関する出題はこれまであまり多くなかったが，食中毒統計における病因物質のひとつとして「寄生虫」が追加されたので，今後増えてくると予想される。中毒例が多いアニサキスとクドア，集団感染事例のあるクリプトスポリジウムについては，生活史や中毒原因食品などを重点的に理解しておきたい。中毒はまれな寄生虫についても，寄生虫の種類と中毒原因食品との組み合わせは重要である。

# 食中毒の原因となる寄生虫の種類と寄生虫性食中毒の発生状況

**例題4-1**　寄生虫に関する記述である。正しいものを1つ選べ。

① ウイルスは寄生虫の一種である。
② 寄生虫によるヒトの感染経路は飲食物に限られている。
③ クリプトスポリジウムは粘液胞子虫の仲間である。
④ 条虫は肉眼では見えないものが多い。
⑤ 寄生虫性食中毒は，事件数ではアニサキスによるものが最も多い。

**解説**▶

〈**寄生虫とは**〉

　他の動物の体内または体外に付着して栄養をとり，生活する動物のことを寄生虫という。ウイルスは他の生物の細胞に寄生して増殖するが，ウイルス自身は生物とはいえないし，寄生した細胞から栄養をとることもないので寄生虫とは呼ばない。

　寄生虫は原虫，粘液胞子虫，吸虫，条虫，線虫など，分類上多様な動物を含んでいる（表4-1）。大きさもさまざまで，原虫や粘液胞子虫は肉眼では見えないのに対し，

表**4-1**｜**食中毒の原因となる主な寄生虫**

| 寄生虫の分類 | 寄生虫の名称 | 主な中毒原因食品 |
|---|---|---|
| 原虫（原生動物） | クリプトスポリジウム | 飲料水 |
| | サイクロスポラ | 飲料水，野菜 |
| | サルコシスティス・フェアリー | 馬肉 |
| | トキソプラズマ | 牛肉，豚肉，鶏肉 |
| 粘液胞子虫（ミクソゾア動物） | クドア・セプテンプンクターータ | ヒラメ |
| 吸虫（扁形動物） | 肝吸虫 | コイ科の淡水魚 |
| | 肺吸虫 | サワガニ，モクズガニ |
| | 横川吸虫 | 淡水魚 |
| 条虫（扁形動物） | 日本海裂頭条虫 | サケ・マス類 |
| | 無鉤条虫 | 牛肉 |
| | 有鉤条虫 | 豚肉 |
| 線虫（線形動物） | アニサキス | 海産魚，イカ類 |
| | 旋尾線虫 | ホタルイカ |
| | 旋毛虫 | ソーセージ，熊肉 |
| | ヒト回虫 | 野菜 |

| 表**4-2** | **寄生虫性食中毒の発生状況**(2013〜2022年の累計) |

| 寄生虫 | 事件数(件) | 患者数(人) | 寄生虫 | 事件数(件) | 患者数(人) |
|---|---|---|---|---|---|
| アニサキス | 2,740 | 2,811 | 旋尾線虫 | 2 | 2 |
| クドア | 170 | 1,763 | 肺吸虫 | 1 | 1 |
| 旋毛虫 | 3 | 33 | 条虫(種類不明) | 1 | 1 |
| サルコシスティス | 2 | 14 | 合計 | 2,919 | 4,625 |

条虫は長さ10 mにも達する。寄生虫によるヒトの感染経路としては，皮膚から侵入するケース（日本住血吸虫など），蚊などが媒介するケース（マラリア原虫など），飲食物を介して経口的に入るケースがある。このうち，飲食物を介して経口的にとり込まれた寄生虫によって引き起こされる急性の健康障害を寄生虫性食中毒という。

〈寄生虫性食中毒の発生状況〉

　寄生虫は以前は食中毒の病因物質の「その他」として扱われていた。しかし，クドアやサルコシスティスによる新しい寄生虫性食中毒の発生やアニサキス中毒の増加を踏まえ，2013年からは細菌，ウイルス，化学物質，自然毒と並ぶ病因物質として寄生虫が追加された。寄生虫の種別欄には，クドア，サルコシスティス，アニサキスおよびその他の寄生虫が示されている。

　2013〜2022年の寄生虫性食中毒の発生状況を表4-2に示す。寄生虫性食中毒の90％以上はアニサキス中毒で，クドア中毒がそれに続く。アニサキス中毒のほとんどは患者1人であるが，それに対してクドア中毒は集団中毒が多いので，患者数の点ではアニサキス中毒に匹敵する。なお，アニサキス中毒は急増しており，2018年以降はアニサキスが食中毒原因物質の第1位にランクされている。

### ✓ POINT!

□ 寄生虫は原虫，粘液胞子虫，吸虫，条虫，線虫など分類上多様な動物を含んでいる。
□ 飲食を介して経口感染した寄生虫による急性の健康障害は，食中毒として扱う。
□ 寄生虫性食中毒は，事件数ではアニサキスによるものが最も多い。

### 類題**4-1**　寄生虫と分類上の位置との組み合わせである。正しいものを1つ選べ。

① アニサキス……………………粘液胞子虫
② クドア・セプテンプンクタータ………吸虫
③ クリプトスポリジウム…………………原虫
④ サルコシスティス・フェアリー………条虫
⑤ トキソプラズマ…………………………線虫

# 4-2 アニサキス

**例題4-2** アニサキスに関する記述である。正しいものを1つ選べ。

① アニサキスは扁形動物条虫の仲間である。
② アニサキスは牛肉や豚肉を介してヒトに入る。
③ アニサキスの終宿主はヒトである。
④ アニサキスは加熱で死滅するが，冷凍に対しては抵抗性を示す。
⑤ アニサキスはIgEを介したアレルギーの原因にもなる。

**解説**

〈生活史〉

　アニサキスは線形動物回虫目アニサキス亜科のアニサキス属（*Anisakis*）およびシュードテラノーバ属（*Pseudoterranova*）に属する線虫で，魚介類の代表的な寄生虫である。日本におけるアニサキス症の大部分は，*A. simplex*（特にそのうちの*A. simplex sensu stricto*）による。その生活史を図4-1に示す。終宿主はイルカやクジラなどの海産哺乳類で，その胃内に寄生している成虫が産んだ卵は，糞とともに海水中に放出される。卵は海水中で発育して第1期幼虫になり，続いて卵殻内で脱皮して第2期幼虫になる。第2期幼虫が第1中間宿主のオキアミ類に摂取されると，オキアミ類の体内で第3期幼虫にまで成長する。オキアミ類の一部はヒゲクジラ類に捕食されるが，多くは第2中間宿主の魚類やイカ類に捕食され，第3期幼虫は主として肝臓や生殖巣などの内臓表面に寄生する。アニサキスが寄生している魚類やイカ類を海産哺乳類が捕食すると，胃内で第4期幼虫を経て成虫になり生活史を終える。

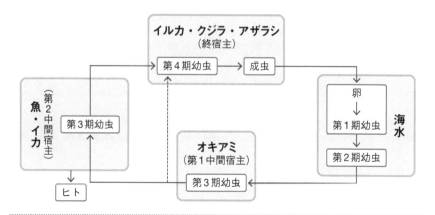

**図4-1** アニサキスの生活史

〈アニサキス症（アニサキス中毒）〉

　生活史からわかるように，ヒトはアニサキスの宿主ではない。しかし，第3期幼虫（体長2〜3 cm）が寄生している生の魚介類を食べると虫体が胃や腸に食い込むことがあり，食後数時間〜十数時間して腹痛や吐き気，嘔吐，下痢などの症状が引き起こされ，アニサキス症と呼ばれている。幼虫がヒトの体内で成虫になることはなく，寄生しても1〜2週間程度で死亡して体外に排泄され，症状も治まる。

　アニサキス症は海産魚およびイカ類の刺身やすしが原因になる。原因魚が特定（または推定）されている事件の半数近くはサバが原因で，サンマがそれに続く。サバの場合，しめサバが原因になっている事件が非常に多い。

　アニサキスは加熱や冷凍に弱いので，アニサキス症の防止には魚介類の加熱調理や冷凍保存が有効である。しめサバによる中毒例が多いことでもわかるように，アニサキスは酢に対しては抵抗性を示す。また，醤油やわさびも，通常の使用量ではアニサキス症の防止効果はない。

〈アニサキスアレルギー〉

　近年アニサキスは，IgE抗体を介したⅠ型アレルギーの抗原として注目されており，十数成分のアレルギー誘発タンパク質（アレルゲン）が同定されている。最初の感染でIgE抗体を産生したアレルギー体質のヒトでは，再感染したときには通常のアニサキス症より激しい腹痛や下痢などの胃腸障害の他，じんましんや血管性浮腫，気管支けいれん，アナフィラキシーなどのアレルギー反応もみられる。アニサキス症は，症状の程度によって緩和型と劇症型に分けられているが，アニサキスアレルギーは劇症型アニサキス症に相当すると考えてよい。

---

**☑ POINT!**

- ☐ アニサキスは線形動物線虫類である。
- ☐ アニサキスは，卵→オキアミ→魚類・イカ類→海産哺乳類という生活史をもつ。
- ☐ アニサキスは加熱や冷凍では死滅するが，酢に対しては抵抗性を示す。
- ☐ アニサキスは，IgEを介したⅠ型アレルギーの原因にもなる。

---

**類題4-2**　アニサキスに関する記述である。正しいものを2つ選べ。

① アニサキスの中間宿主は貝類である。
② アニサキスの終宿主は，クジラやイルカなどの海産哺乳類である。
③ アニサキスの幼虫がヒトの体内に入ると，成虫になる。
④ アニサキスは酢により死滅する。
⑤ アニサキスアレルギーはⅠ型アレルギーである。

【例題4−1の解答】⑤

【類題4−1の解答】③

# 4-3 魚介類から感染する寄生虫

**例題4-3** 魚介類から感染する寄生虫に関する記述である。正しいものを1つ選べ。

① クドア・セプテンプンクタータは，主として天然ハマチに寄生している。
② 肝吸虫の第2中間宿主は淡水産のカニ類である。
③ 横川吸虫はサケ・マスから感染する。
④ 日本における裂頭条虫症は，日本海裂頭条虫によって引き起こされる。
⑤ 旋尾線虫の最も主要な感染源はスルメイカである。

**解説**

　前述したアニサキスのほかに，魚介類が媒介する寄生虫としてはクドア・セプテンプンクタータ，肝吸虫，肺吸虫，横川吸虫，日本海裂頭条虫および旋尾線虫がある。以下に，各寄生虫の生活史や中毒（感染）原因食品などについて簡単な説明を加える。

〈**クドア・セプテンプンクタータ**〉

　2009年6月～2011年3月の間に，原因物質不明の有症例（一過性の下痢，吐き気および嘔吐を主症状とする集団発生であり，既知の病原物質が検出されない，あるいは検出されても症状などと合致しない有症例）が各地で198例も発生した。このうち135例（68％）はヒラメの刺身の摂食によるものであり，原因はミクソゾア動物多殻目の粘液胞子虫であるクドア・セプテンプンクタータ（*Kudoa septempunctata*，新種）であることが究明された。クドア・セプテンプンクタータによる食中毒は，2013～2020年の8年間に155件（患者数1,658人）の発生が報告されている（表4-2参照）。なお，クドア・セプテンプンクタータ以外のクドア属の多くは，海産魚に寄生してジェリーミート（魚の死後，粘液胞子虫の出すプロテアーゼにより筋肉が溶解する現象）を引き起こすことはよく知られているが，ヒトに中毒を起こすことはない。

**生活史**：詳細は不明であるが，2つの宿主（ゴカイなどの環形動物とヒラメ）の間を行き来していると推定されている。ヒトは宿主ではない。

**原因食品**：養殖ヒラメの刺身やすしが原因になる。天然ヒラメはほぼ安全であると考えられている。

**症状**：主な症状は下痢，吐き気および嘔吐である。ヒトは本来の宿主ではないため，症状は軽度かつ一過性で，24時間以内に回復する。

**対策**：ヒラメに寄生している胞子の大きさは約10 μmと小さく，肉眼では見えないので除去できない。ヒラメの冷凍や加熱により中毒は防止できるが，刺身としての商品価値は下がる，または失われる。ヒラメの養殖現場では，クドア・セプテンプンクタータを保有する種苗（稚魚）を排除する，環形動物がいない飼育環境を確保する，

出荷前のモニタリング検査によりクドア・セプテンプンクタータの寄生がないことを確認するなどの対策を行っている。なお，筋肉1 g当たり$1 \times 10^6$を超える胞子を含むヒラメは流通が禁止されている。

〈肝吸虫〉

　肝吸虫は扁形動物後睾吸虫科の吸虫で，以前は肝臓ジストマとも呼ばれていた。日本の肝吸虫症は*Clonorchis sinensis*が原因である。

**生活史**：第1中間宿主（マメタニシ）→第2中間宿主（モツゴ，ホンモロコ，バラタナゴ，ウグイ，フナ，コイなどのコイ科淡水魚）→終宿主（ヒト，イヌ，ネコ，ネズミなど）

**原因食品**：コイ科淡水魚の刺身や加熱不十分な調理が原因になる。

**症状**：成虫（体長1〜2 cm）は胆管に寄生し，食欲不振，下痢，腹部膨満などの症状がみられる。20年以上生存するので症状は慢性化し，進行すると肝硬変になり腹水や黄疸の症状も現れる。

**対策**：コイ科の淡水魚は十分に加熱して食べる。

〈肺吸虫〉

　肺吸虫は扁形動物肺吸虫科の吸虫で，以前は肺臓ジストマとも呼ばれていた。日本で問題となる肺吸虫は，ウェステルマン肺吸虫（*Paragonimus westermani*）と宮崎肺吸虫（*P. miyazakii*）の2種である。

**生活史**：第1中間宿主（ウェステルマン肺吸虫ではカワニナ，宮崎肺吸虫ではホラアナミジンニア）→第2中間宿主（ウェステルマン肺吸虫ではモクズガニ，サワガニ，アメリカザリガニなど，宮崎肺吸虫ではサワガニ）→終宿主（ヒト，イヌ，ネコ，タヌキなど）

**原因食品**：主な原因食品は生の淡水産カニ類である。イノシシでは幼虫が成虫に発育しないで筋肉に長く残るので，イノシシの生肉も原因になることがある。

**症状**：成虫（体長1.0〜1.2 cm）は肺に寄生し，肺の炎症，血たん，自然気胸，胸水貯留などの症状がみられる。

**対策**：淡水産カニ類およびイノシシ肉は，十分に加熱して食べる。

〈横川吸虫〉

　横川吸虫（*Metagonimus yokogawai*）は扁形動物異形吸虫科の吸虫で，横川吸虫という名前は，この寄生虫を台湾のアユから最初に検出した横川定博士にちなんでいる。

**生活史**：第1中間宿主（カワニナ）→第2中間宿主（アユ，ウグイ，シラウオ，フナなどの淡水魚）→終宿主（ヒトを含む哺乳類および鳥類）

**原因食品**：生または不完全調理のアユ，ウグイ，シラウオ，フナなどの淡水魚が原因になる。

【例題4-2】の解答⑤

【類題4-2】の解答②・⑤

**症状**：腹痛，下痢，粘血便などがみられる。成虫（体長1～2 mm）は小腸粘膜に吸着して寄生するが，粘膜内に侵入することはないので症状は軽微である。

**対策**：アユ，ウグイ，シラウオ，フナなどの淡水魚は十分に加熱して食べる。

〈日本海裂頭条虫〉

　日本海裂頭条虫（*Diphyllobothrium nihonkaiense*）は扁形動物裂頭条虫科に分類されている条虫（いわゆるサナダムシ）で，日本における裂頭条虫症の原因種である。ヒトに寄生する裂頭条虫としては，フィンランド，バルト海沿岸諸国，アイルランドなどの北欧諸国，レマン湖周辺のスイス，フランスなどに分布している広節裂頭条虫（*D. latum*）も知られている。

**生活史**：第1中間宿主（ケンミジンコ）→第2中間宿主（サクラマス，カラフトマスなどのサケ属の魚）→終宿主（ヒト，イヌ，ネコ，キツネ，クマなど）

**原因食品**：サケ属の魚（サクラマスやカラフトマスなど）の刺身やすしが原因になる。

**症状**：主な症状は，腹痛や下痢，食欲不振で，めまい，耳鳴り，息切れ，しびれ感などがみられることもある。成虫は大型（体長5～10 m）であるが，腸管から他の組織への侵入性はないので，症状は比較的軽い。

**対策**：サケ属の魚は，十分に加熱または冷凍して食べる。北海道の郷土料理であるサケのルイベは，冷凍処理されているので感染の心配はない。

〈旋尾線虫〉

　旋尾線虫（*Crassicauda giliakina*）は線形動物旋尾線虫目の線虫である。幼虫はtype I～XIIIの13種類に分けられ，そのうちヒトに寄生する幼虫はtype Xである。

**生活史**：生活史は十分に解明されていないが，type X幼虫（体長6.5～8.5 mm）は海産魚介類（ホタルイカ，スルメイカ，ハタハタ，スケトウダラなど）の内臓に，成虫は終宿主であるツチクジラの腎臓に寄生する。

**原因食品**：最も主要な原因食品は，内臓つき生鮮ホタルイカである。スルメイカ，ハタハタ，スケトウダラ，サバなどの内臓も原因となる。

**症状**：幼虫が消化管に寄生して起こる腸閉塞を伴う急性腹症（腹痛，腹部膨満感，吐き気，嘔吐など）と，幼虫が皮下に迷入して起こる皮膚爬行症（皮膚のみみず腫れなど）がある。急性腹症は摂食して数時間～2日後に，皮膚爬行症は1～4週間後に現れる。

**対策**：旋尾線虫症の防止のために，2000年に厚生省（現厚生労働省）は「生食用ホタルイカの取扱いについて」という通知を出し，ホタルイカを生食する場合は，①－30℃で4日間以上もしくはそれと同等の殺虫能力（中心温度－35℃で15時間以上または－40℃で40分以上）を有する条件で凍結すること，②内臓を除去することまたは内臓除去が必要である旨を表示することとしている。また，生食用以外の場合には，

加熱処理（沸騰水に投入後30秒以上保持，もしくは中心温度で60℃以上の加熱）を行うこととされている。生食の場合，冷凍処理や内臓除去は中毒対策として有効であるが，家庭の冷凍庫の温度（約−18℃）では旋尾線虫は死滅しないこと，内臓除去の際には虫体が胴部などに付着する可能性があることに留意しておく必要がある。

---

### ☑ POINT!

- ☐ 魚介類が媒介する主な寄生虫としては，アニサキスのほかに，クドア・セプテンプンクタータ，肝吸虫，肺吸虫，横川吸虫，日本海裂頭条虫および旋尾線虫がある。
- ☐ クドア・セプテンプンクタータは粘液胞子虫の仲間で，生活史は不明であるが主として養殖ヒラメから感染する。
- ☐ 肝吸虫の生活史は，マメタニシ（第1中間宿主）→コイ科淡水魚（第2中間宿主）→哺乳類（終宿主）である。
- ☐ 日本で問題になる肺吸虫はウェステルマン肺吸虫と宮崎肺吸虫で，その生活史は淡水産巻貝（第1中間宿主）→淡水産カニ類（第2中間宿主）→哺乳類（終宿主）である。
- ☐ 横川吸虫の生活史は，カワニナ（第1中間宿主）→淡水魚（第2中間宿主）→哺乳類・鳥類（終宿主）である。
- ☐ 日本海裂頭条虫の生活史は，ケンミジンコ（第1中間宿主）→サケ属魚類（第2中間宿主）→哺乳類（終宿主）である。
- ☐ 旋尾線虫は，主としてホタルイカの内臓から感染する。

---

### 類題4-3 (1)　魚介類から感染する寄生虫に関する記述である。誤っているものを1つ選べ。

① クドア・セプテンプンクタータは，主として養殖ハマチに寄生している。
② アニサキスの終宿主は海産哺乳類である。
③ 肝吸虫は淡水魚から感染する。
④ 日本海裂頭条虫は大型の寄生虫で，全長10 mにも達する。
⑤ 旋尾線虫の最も主要な感染源はホタルイカである。

---

### 類題4-3 (2)　寄生虫と宿主との組み合わせである。誤っているものを1つ選べ。

① アニサキス‥‥‥‥‥‥‥‥‥‥‥‥海産魚
② クドア・セプテンプンクタータ‥‥‥‥養殖ヒラメ
③ ウェステルマン肺吸虫‥‥‥‥‥‥‥‥淡水産カニ類
④ 横川吸虫‥‥‥‥‥‥‥‥‥‥‥‥‥‥淡水魚
⑤ 日本海裂頭条虫‥‥‥‥‥‥‥‥‥‥‥イカ類

**Section 4-4 獣肉から感染する寄生虫**

**例題4-4** 寄生虫に関する記述である。正しいものを1つ選べ。

① サルコシスティス・フェアリーは魚の刺身から感染する。
② トキソプラズマの終宿主はネコである。
③ 無鉤条虫の主な感染源は野菜類である。
④ 有鉤条虫の主な感染源はウシである。
⑤ トリヒナともいわれる旋毛虫は原虫の仲間である。

**解説 ▶**

　獣肉が媒介する主な寄生虫としては，サルコシスティス・フェアリー，トキソプラズマ，無鉤条虫，有鉤条虫および旋毛虫（トリヒナ）がある。以下に，各寄生虫の生活史や中毒（感染）原因食品などについて簡単な説明を加える。

〈サルコシスティス・フェアリー〉

　サルコシスティス・フェアリー（*Sarcocystis fayeri*）は，真コクシジウム目肉胞子虫科の原虫である。クドアの項目（Section 4-3）で述べたように，2009年6月〜2011年3月の間に原因物質不明の有症例が各地で198例発生している。そのうち摂食した食品に馬刺しが含まれていた事例が33件あり，少なくとも4件は疫学的に馬刺しが原因食品であると考えられた。このことをもとに馬刺しで検討が行われ，中毒原因はサルコシスティス・フェアリーであることが究明された。その後の対策の効果が現れ，最近8年間（2013〜2020年）におけるサルコシスティス・フェアリーによる中毒はわずか2件である。馬肉の生食の習慣はヨーロッパのイタリアやフランス，アジアの韓国（済州島）や中国（大連）などにもあるが，これまでにサルコシスティス・フェアリーによる食中毒の報告例はない。

**生活史**：中間宿主（ウマ）→終宿主（イヌ）

**原因食品**：原因食品は馬肉の刺身である。

**症状**：馬刺しを食べると，食後数時間で下痢，吐き気，嘔吐，腹痛などの消化器症状が起こる。ヒトは本来の宿主ではないため，症状は軽度かつ一過性で，24時間以内に回復する。

**対策**：馬肉中のサルコシストは，長さ数mm程度，幅0.5〜1.0 mmで肉眼でも見えるが，脂肪組織との区別が困難であるので完全に除去することはできない。サルコシスティス・フェアリーの病原性は凍結により失われるので，馬刺しによる中毒は凍結処理（−20℃で48時間以上）により防止できる。加熱調理用馬肉の場合は，肉の中心まで火が通るよう十分に加熱すれば問題ない。

〈トキソプラズマ〉

　トキソプラズマ（*Toxoplasma gondii*）は真コクシジウム目トキソプラズマ科の原虫である。トキソプラズマ症はネコのいる地域・国ではどこでもみられる。世界人口の1/3がトキソプラズマに感染しているとされ，日本でも成人の20〜30％が感染していると推定されている。

**生活史**：中間宿主（哺乳類および鳥類）→終宿主（ネコ）

**原因食品**：生または加熱不十分な豚肉，羊肉，ヤギ肉，ヤギの生乳が原因食品となる。食品以外では，ネコの糞便からも感染する。

**症状**：感染しても無症状または症状（軽い頭痛や発熱など）があっても軽度であるので，感染に気づくことはあまりない。重篤な場合は，リンパ節炎や筋肉痛などのインフルエンザに似た症状がみられる。免疫不全の感染者では脳炎，肺炎などを起こし，死亡することがある。妊娠期間中に初めて感染した場合，胎盤感染が起こり，流産を招いたり，異常児（水頭症など）が生まれたりする危険性がある。

**対策**：−10℃，2日間程度の凍結では死滅しない。加熱処理には弱いので，肉は十分に加熱して食べることが感染防止には重要である。と畜場法により，感染食肉は全廃棄することが定められている。

〈無鉤条虫〉

　無鉤条虫（*Taenia saginata*）は扁形動物テニア科の条虫である。無鉤条虫による感染例は国内ではほとんどない。海外渡航者や輸入牛肉を摂食した場合に，散発的にみられる。世界的には牛肉を食用にしている国，特に豚肉を食べないイスラム国で多い。牛肉を食べないヒンズー教徒には分布しない。

**生活史**：中間宿主（ウシ）→終宿主（ヒト）

**原因食品**：生焼けの牛肉や牛のホルモン料理が原因となる。

**症状**：腹部膨満感や悪心，下痢，便秘などの症状がみられる。成虫（体長3〜7 m）は大型であるが腸管から他の組織に侵入しないので，症状は一般に軽微で，無症状のことも多い。

**対策**：無鉤嚢虫（幼虫）は60℃以上の加熱や−10℃，10日以上の冷凍で死滅するので，予防のためには食用牛肉は十分に加熱する，または冷凍処理を行う。なお，と畜場法により，無鉤嚢虫が感染している食肉について，全身に蔓延している場合は全廃棄，全身に蔓延していない場合は部分廃棄することになっている。

〈有鉤条虫〉

　有鉤条虫（*Taenia solium*）は扁形動物テニア科の条虫で，前述の無鉤条虫の近縁種であるが，頭部に鉤がある点で識別される。有鉤条虫による症例（大部分が有鉤嚢虫症）は第二次世界大戦前後に相当数が報告されているが，日本には有鉤条虫そのも

【例題4-3】の解答④

【類題4-0(1)】の解答①

【類題4-3(2)】の解答⑤

のがほとんどみられないので中国などで感染したと考えられている。最近の症例はわ
ずかで，中国からの帰国子女などの海外感染例である。有鉤条虫は中南米，アフリカ，
インド，中国，韓国などに広く分布しているので，輸入豚肉には注意を要する。

**生活史**：中間宿主（ブタ，イノシシ）→終宿主（ヒト）

**原因食品**：加熱不十分な豚肉が原因になる。

**症状**：有鉤条虫による症状は，成虫（体長2〜5 m）による有鉤条虫症と幼虫（囊虫）
による有鉤囊虫症に分けられる。有鉤条虫症の場合，腹部膨満感，悪心，下痢，便秘な
どがみられるが，症状は軽微で気がつかないことも多い。有鉤囊虫症の場合，症状は
囊虫が寄生する臓器によって異なる。脳へ寄生するとてんかん症状（けいれん，意識
障害），眼に寄生すると視野障害のような重い症状がみられる。

**対策**：中心温度が少なくとも60℃以上になる加熱処理または−10℃以下で10日間以
上の冷凍で死滅する。豚肉は中心まで加熱して食べることが予防になる。と畜場法に
より，有鉤囊虫が感染している食肉は全廃棄することになっている。

〈**旋毛虫（トリヒナ）**〉

　旋毛虫（別名トリヒナ）は線形動物旋毛虫科の線虫である。日本においては，世界
的にブタでの家畜感染サイクルの主役になっている*Trichinella spiralis*は見出されて
いないが，*T. nativa*と*Trichinella* T9という2種類のトリヒナの存在が確認されてい
る。欧米（特にドイツ）では豚肉を非加熱調理で食べる習慣が広がっていたため，19
世紀後半から20世紀半ばにかけて，豚肉を介したトリヒナ症による死亡者を含む食
中毒事件が頻発していた。その後，養豚場の衛生環境の改善により，豚肉からのトリ
ヒナ感染は激減したが，フランスやイタリアでは馬肉による集団食中毒事件も起こっ
ている。日本ではクマの生肉の刺身，冷凍肉のルイベやローストによる集団食中毒が
6件（患者数119人）発生している。豚肉による中毒も数件知られているが，いずれ
も輸入豚肉（*感染は海外*）が原因であり，国内で家畜として飼育されているブタから
の感染例はない。

**生活史**：ヒトをはじめ，ブタ，イノシシ，ウマ，クマなど多くの哺乳類が，中間宿主
でもあり終宿主でもある。ある宿主の筋肉に寄生している幼虫を他の宿主が経口的に
とり込むと，成虫（体長は雄1.4〜1.6 mm，雌3〜4 mm）になって小腸粘膜に寄生
する。雌の成虫が産んだ幼虫は血流を介して筋肉に移動する。この幼虫をさらに他の
宿主がとり込み，同様の生活史がくり返される。

**原因食品**：世界的には豚肉（生肉，生ハム，自家製ソーセージなど）が最も重要な原
因食品で，ヨーロッパでは馬肉も原因になっている。日本では熊肉（刺身，ルイベ，
ロースト）が原因になったことがある。

**症状**：小腸に寄生している時期は，主として悪心，腹痛，下痢などの消化器症状がみ

られる。幼虫が体内を移行する時期（感染後2〜6週）は発熱，筋肉痛，皮疹などが現れ，心筋の通過を原因とする心筋炎により死亡することもある。

**対策**：豚肉をはじめ食肉は，中心まで火が通るように十分加熱する。熊肉のローストによる食中毒は，加熱が不十分であったためと考えられる。また冷凍熊肉が中毒を起こしたことがあるように，旋毛虫は冷凍に対しては抵抗性があるので，死滅させることは難しい。と畜場法により，旋毛虫に感染している食肉は全廃棄することになっている。

---

### ☑ POINT!

- □ 獣肉が媒介する主な寄生虫としては，サルコシスティス・フェアリー，トキソプラズマ，無鉤条虫，有鉤条虫および旋毛虫がある。
- □ サルコシスティス・フェアリーは肉胞子虫の仲間で，馬刺しから感染する。
- □ トキソプラズマは原虫で，食肉（豚肉，ヒツジ肉など）のほか，ネコの糞便からも感染する。
- □ 無鉤条虫は牛肉が感染源である。
- □ 有鉤条虫は豚肉が感染源である。
- □ 旋毛虫は線虫の仲間で，主な感染源は豚肉である。

---

### 類題4-4(1)　寄生虫に関する記述である。正しいものを2つ選べ。

① 旋尾線虫の中間宿主はウマ，終宿主はイヌである。

② 有鉤条虫は加熱不足の牛肉から感染する。

③ サルコシスティス・フェアリーおよびトキソプラズマは，いずれも原虫の仲間である。

④ 旋毛虫による食中毒は，熊肉が原因になることもある。

⑤ 旋毛虫は主として野菜類から感染する。

---

### 類題4-4(2)　寄生虫と関連の深い生物との組み合わせである。誤っているものを1つ選べ。

① アニサキス……………………海産哺乳類

② クドア・セプテンプンクタータ………ヒラメ

③ サルコシスティス・フェアリー………イヌ

④ トキソプラズマ……………………ネコ

⑤ 無鉤条虫……………………ブタ

**例題4-5** 寄生虫に関する記述である。正しいものを1つ選べ。

① クリプトスポリジウムは原虫の仲間である。
② クリプトスポリジウムは水道水の塩素消毒により死滅する。
③ サイクロスポラは線虫の仲間である。
④ ヒト回虫は非常に小さく，肉眼では見えない。
⑤ ヒト回虫の主な感染源は，虫卵で汚染された食肉である。

**解説**

　飲料水や野菜が媒介する主な寄生虫としては，クリプトスポリジウム，サイクロスポラおよびヒト回虫がある。以下に，各寄生虫の生活史や中毒（感染）原因食品などについて簡単な説明を加える。

〈**クリプトスポリジウム**〉

　クリプトスポリジウム（*Cryptosporidium*）属は，真コクシジウム目コクシジウム科の原虫である。ヒトに寄生してクリプトスポリジウム症を引き起こすのは，ヒトを固有宿主とする*C. hominis*とウシなどの反すう動物に寄生する*C. parvum*の2種で，感染事例のほとんどは*C. parvum*による。ヒトのクリプトスポリジウム症が最初に報告されたのは1976年で，1980年代以降に米国や英国で水道水による集団感染事例が次々に報告されて広く知られるようになった。日本でも，1990年代以降いくつかの集団感染事例が知られている。欧米では未殺菌アップルサイダー，殺菌が不十分な牛乳，加熱処理がされていない生野菜や果物といった食品が原因となる症例も起こっている。日本でも2007年に堺市で，生の牛肝臓およびユッケを介した*C. parvum*による食中毒（患者4人）が発生している。

**生活史**：宿主（ヒト，ウシなど）→環境水→宿主

**原因食品**：水道水が主な感染源で，非加熱または加熱が不十分な食品も原因になる。飲食物のほか，プールの水を介した感染やウシとの接触による感染もある。

**症状**：2〜10日の潜伏期間を経て，水様性下痢および腹痛を起こす。エイズ患者など免疫不全者では重症になり，死亡することもある。

**対策**：クリプトスポリジウムは，一般の水道水に用いられている塩素消毒に耐性を示すが，耐熱性は弱いので，家庭などでの予防法としては加熱が有効である。

〈**サイクロスポラ**〉

　サイクロスポラ（*Cyclospora cayetanensis*）は，真コクシジウム目アイメリア科の原虫である。1996年に米国，カナダでグアテマラから輸入したラズベリーを原因とす

る広域集団感染（患者1,465人）が起きて注目されるようになった。米国とカナダでは，グアテマラ産のラズベリーやバジルが原因と思われる集団感染が1996年から毎年のように発生している。日本では1996年以後，東南アジアなどを旅行した下痢患者から十数例のサイクロスポラ症が報告されている。

**生活史**：宿主（ヒトを含む霊長類）→飲料水，生鮮食品→宿主

**原因食品**：飲料水，生鮮食品（野菜やラズベリーなど）が感染原因となる。

**症状**：主な症状は頑固な下痢で，1日6〜10回の水溶性下痢がある。その他，腹部不快感，悪心，嘔吐，軽度の発熱，体重減少なども伴う。症状は5〜10日で治まる。

**対策**：サイクロスポラは通常の各種消毒剤では死滅しないが，70℃以上の加熱で対処できる。

〈ヒト回虫〉

　回虫は線形動物回虫目回虫科の線虫で，ヒトを固有の宿主にしているのはヒト回虫（*Ascaris lumbricoides*）である。

**生活史**：ヒト→野菜（卵）→ヒト（卵→幼虫→成虫）。成虫の体長は雌雄で異なり，雄は約20 cm，雌は約30 cmである。

**原因食品**：虫卵で汚染された野菜が主な原因食品である。

**症状**：小腸にいるだけではそれほど問題にならないが，虫垂や胆管に侵入すると痛みが引き起こされる。腸閉塞または胆管閉塞により死亡することもある。

**対策**：野菜は加熱調理すれば問題ない。生野菜として食べる場合には洗浄を十分に行う。

---

**☑ POINT!**

☐ 飲料水・野菜が媒介する主な寄生虫としては，クリプトスポリジウム，サイクロスポラおよびヒト回虫がある。

☐ クリプトスポリジウムは原虫の仲間で，飲料水の他，加熱不十分な食品から感染する。

☐ サイクロスポラは原虫の仲間で，飲料水や生鮮食品から感染する。

☐ ヒト回虫は線虫の仲間で，主な感染源は虫卵で汚染された野菜である。

---

**類題4-5** 寄生虫と感染源となる飲食物との組み合わせである。誤っているものを1つ選べ。

① クドア・セプテンプンクタータ‥‥‥‥‥ヒラメ

② クリプトスポリジウム‥‥‥‥‥‥‥‥‥‥飲料水

③ サイクロスポラ‥‥‥‥‥‥‥‥‥‥‥‥‥ラズベリー

④ サルコシスティス・フェアリー‥‥‥‥‥牛肉

⑤ ヒト回虫‥‥‥‥‥‥‥‥‥‥‥‥‥‥‥‥野菜

【例題**4-4**】の解答 ②

【類題**4-4**(1)】の解答 ③・④

【類題**4-4**(2)】の解答 ⑤

【例題4—5】の解答①
【類題4—5】の解答④

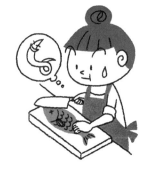

# Chapter 5

# 自然毒食中毒

## このChapterで学ぶこと

　自然毒食中毒は，動植物が体内にもっている毒成分による食中毒である。微生物性食中毒と比べると事件数や患者数はそれほど多くないが，フグ毒やキノコ毒のように致命率が高いものがあるので食品衛生上極めて重要である。ここでは，自然毒食中毒の発生状況，有毒動植物の種類と毒成分，中毒症状，中毒対策の要点などについて学ぶ。

## 対策

　有毒動植物の種類と毒成分の組み合わせはよく出題される。毒成分については名称や性状だけではなく，構造的な特徴（アルカロイド，ポリエーテル化合物，アミノ酸，青酸配糖体など）もあわせて理解しておきたい。また，動物性自然毒（魚介類の自然毒）の場合，有毒部位や毒産生者（フグ毒産生細菌，シガテラ毒産生藻類，麻痺性貝毒産生藻類など）も重要である。

# 自然毒食中毒の定義と発生状況

**例題5-1** 自然毒食中毒に関する記述である。正しいものを1つ選べ。

① 餌から蓄積した毒成分をもつ動物による食中毒は，自然毒中毒とはいわない。
② 食中毒に関与する動物性自然毒は，すべて魚介類由来である。
③ キノコは菌類であるので，キノコ毒は植物性自然毒とは区別されている。
④ 自然毒による食中毒事件数は，全食中毒事件数の約半分を占める。
⑤ 自然毒による食中毒の大半は飲食店で発生している。

**解説**

〈**自然毒食中毒とは**〉

　動物や植物のなかには体内に毒成分をもつものが数多く知られており，その毒成分による食中毒を自然毒食中毒という。毒成分は一般的には常成分であるが，成育のある特定の時期にのみ産生する場合や，食物連鎖を通じて餌から蓄積する場合もある。自然毒食中毒は，細菌性食中毒と比べると件数，患者数はそれほど多くないが，致命率の高いものがあるので食品衛生上極めて重要である。また，自然毒中毒は素人料理によるものが多く，中毒の大半（80％以上）は家庭で発生している。

〈**動物性自然毒による食中毒の発生状況**〉

　最近10年間（2013〜2022年）の動物性自然毒による食中毒発生状況を表5-1に示す。フグ中毒が圧倒的に多く，事件数の66％，患者数の54％，死者数の83％を占めている。フグ以外の動物性自然毒による食中毒の大部分は，シガテラ毒あるいはテトラミンによる中毒である。パリトキシン様毒による中毒がそれにつづくが，死者も出ているので警戒が必要である。

|表5-1| **動物性自然毒による食中毒の発生状況** (2013〜2022年の累計)

| 病因物質 | 原因食品 | 事件数（件） | 患者数（人） | 死者数（人） |
|---|---|---|---|---|
| フグ毒 | フグ | 178 | 243 | 5 |
| シガテラ毒 | シガテラ魚 | 39 | 93 | 0 |
| テトラミン | エゾバイ科巻貝 | 31 | 61 | 0 |
| パリトキシン様毒 | アオブダイ，ハコフグ類など | 8 | 25 | 1 |
| 麻痺性貝毒 | ムラサキイガイ，アサリなど | 8 | 16 | 0 |
| その他 | イシナギ，ナガズカなど | 6 | 16 | 0 |
| 合計 | | 270 | 454 | 6 |

〈植物性自然毒による食中毒の発生状況〉

　最近10年間（2013〜2022年）の植物性自然毒による食中毒の発生状況を表5-2に示す。事件数，患者数，死者数のいずれも動物性自然毒による食中毒よりかなり多い。中毒原因植物はキノコと高等植物に分けられるが，事件数および患者数はキノコ中毒が多く，死者数は高等植物による中毒が圧倒的に多い（イヌサフラン中毒による死者数13人が目立つ）。高等植物のなかでは，バイケイソウ，チョウセンアサガオおよびトリカブトの3種による中毒がこれまで特に多かったが，最近はスイセン，イヌサフラン，クワズイモおよびジャガイモによる中毒の増加という新しい傾向がみられる。

| 表5-2 | 植物性自然毒による食中毒発生状況 (2013〜2022年の累計)

| 原因食品 | 事件数(件) | 患者数(人) | 死者数(人) |
|---|---|---|---|
| キノコ類 | 254 | 682 | 3 |
| スイセン | 65 | 216 | 1 |
| バイケイソウ | 25 | 53 | 0 |
| イヌサフラン | 22 | 29 | 13 |
| クワズイモ | 20 | 51 | 0 |
| ジャガイモ | 17 | 313 | 0 |
| チョウセンアサガオ | 11 | 31 | 0 |
| トリカブト | 8 | 15 | 1 |
| その他 | 41 | 102 | 2 |
| 不明 | 3 | 9 | 0 |
| 合計 | 466 | 1,501 | 20 |

### ☑ POINT!

- □ 動植物が体内にもっている毒成分を自然毒という。
- □ 食中毒の原因となる動物性自然毒は，すべて魚介類由来である。
- □ 自然毒による食中毒の1/3は動物性自然毒，2/3は植物性自然毒が原因である。
- □ 動物性自然毒による食中毒の事件数，患者数，死者数の半分以上はフグ中毒が占める。
- □ 植物性自然毒による食中毒の事件数，患者数の半分以上はキノコ中毒が占める。

### 類題5-1　自然毒中毒に関する記述である。誤っているものを1つ選べ。

① 自然毒による食中毒死者数は，全食中毒死者数の半分を占める。
② 自然毒による食中毒の大半は家庭で発生している。
③ 自然毒による食中毒の2/3以上は動物性自然毒が原因である。
④ 動物性自然毒による食中毒の半分以上はフグ中毒である。
⑤ 植物性自然毒による食中毒の半分以上はキノコ中毒である。

<br>

## Section 5-2　フグ毒① ──フグの毒性と中毒

**例題5-2**　フグの毒性とフグ中毒に関する記述である。正しいものを1つ選べ。

① フグの毒性は組織1g当たりのマウスユニット（MU）で表される。
② フグはすべての種類が有毒である。
③ フグの毒性は一般的に精巣と肝臓が高い。
④ フグ中毒は食後約8時間を経過してから症状が現れる。
⑤ フグ中毒は地域的には東日本で多い。

**解説**▶

〈フグの毒性〉

　日本産の主なフグ科魚類について，組織別最高毒性を表5-3に示す。ヨリトフグやシロサバフグのようにすべての組織が無毒のフグがある一方，ドクサバフグやコモンフグ，ヒガンフグなどはすべての組織が有毒である。有毒フグの場合，卵巣と肝臓の毒性が特に高い傾向がみられる。表5-3の脚注にみられるように，フグの毒性は組織1g当たりのMU（mouse unit，マウスユニット）によって猛毒，強毒，弱毒，無毒の4つに分けられている。魚介類の毒性はMUという単位を用いて表されることが多いが，フグの場合，1 MUは体重20gのマウスを30分で死亡させる毒量と定義されている。ヒトの致死量は約10,000 MUと推定されているので，例えば猛毒（1,000 MU/g以上）であれば，組織10gを食べると10,000 MU以上になり死亡することになる。10 MU/g未満の毒性であれば無毒とみなされているが，1,000g食べても死なないからである。

　フグの販売などは食品衛生法により原則として禁止されているが，厚生労働省は1983年に，22種類のフグの決められた部位（筋肉，皮または精巣）についてのみ，人の健康を損なうおそれがないとして販売などを認めている。卵巣や肝臓は，無毒であることがわかっていても販売することはできない。

〈中毒症状と中毒発生状況〉

　フグ中毒の症状は食後20分〜3時間で現れる。唇，舌先のしびれからはじまり，指先のしびれがつづく。頭痛や腹痛を伴うこともある。次いで歩行困難，言語障害が起こり，重篤な場合は呼吸麻痺により死亡する。致死時間は4〜6時間と早い。なお，発症しても8時間以上生命を維持できれば回復するし，後遺症もない。

　フグの本場は下関といわれるように，フグの食習慣は古くから西日本で定着しており，中毒も西日本，特に瀬戸内海沿岸で多発している。季節的には冬季にやや多い傾向がみられる。原因施設別にみると家庭での発生が圧倒的に多く，80%を占めている。

| 表**5-3** | 日本産フグ科魚類の組織別最高毒性

| 属 | 種 | 卵巣 | 精巣 | 肝臓 | 胆のう | 皮膚 | 腸 | 筋肉 |
|---|---|---|---|---|---|---|---|---|
| キタマクラ | キタマクラ | 無 | | 弱 | | 強 | 弱 | 無 |
| ヨリトフグ | ヨリトフグ | 無 | 無 | 無 | | 無 | 無 | 無 |
| サバフグ | シロサバフグ | 無 | 無 | 無 | | 無 | 無 | 無 |
| | ドクサバフグ | 猛 | 強 | 強 | | 強 | 強 | 強 |
| | カナフグ | 弱 | 無 | 猛 | 弱 | 無 | 弱 | 無 |
| トラフグ | シマフグ | 強 | 無 | 強 | | 無 | 弱 | 無 |
| | トラフグ | 強 | 無 | 強 | | 無 | 弱 | 無 |
| | カラス | 猛 | | 猛 | | | | |
| | クサフグ | 猛 | 弱 | 猛 | | 強 | 猛 | 弱 |
| | ゴマフグ | 猛 | 弱 | 猛 | 強 | 強 | 無 | 弱 |
| | ショウサイフグ | 猛 | 弱 | 猛 | | 強 | 強 | 弱 |
| | ナシフグ | 猛 | 弱 | 強 | | 猛 | 弱 | 弱 |
| | マフグ | 猛 | 無 | 猛 | | 強 | 強 | 無 |
| | コモンフグ | 猛 | 強 | 猛 | | 強 | 強 | 強 |
| | ヒガンフグ | 猛 | 強 | 猛 | 猛 | 強 | 強 | 強 |
| | アカメフグ | 猛 | 無 | 強 | | 強 | 弱 | 無 |
| | サンサイフグ | 強 | 無 | 強 | | 弱 | 強 | 無 |
| モヨウフグ | ホシフグ | 強 | 無 | 無 | | 弱 | 弱 | 無 |

猛：猛毒（1,000 MU/g 以上），強：強毒（100 MU/g 以上～1,000 MU/g 未満），
弱：弱毒（10 MU/g 以上～100 MU/g 未満），無：無毒（10 MU/g 未満）

（長島，2015）

## ✓ POINT!

- □ フグの毒性は，組織1 g 当たりのマウスユニット（MU）で表される。
- □ フグの毒性は，一般的に卵巣と肝臓が特に高い。
- □ 厚生労働省が決めているフグの種類と部位以外の販売などは禁止されている。
- □ フグ中毒の症状は食後20分～3時間で現れ，8時間以上経過すると死亡することはない。
- □ フグ中毒は西日本で多発している。

### 類題**5-2**　フグの毒性とフグ中毒に関する記述である。正しいものを1つ選べ。

① 筋肉はすべてのフグが無毒である。
② 肝臓はすべてのフグが有毒である。
③ フグ中毒の主な症状は下痢である。
④ フグ中毒は，たとえ回復しても後遺症が残る。
⑤ フグ中毒の発生は家庭が最も多い。

【例題5-1】の解答 ②

【類題5-1】の解答 ③

## Section 5-3 フグ毒② ——フグ毒の本体

**例題5-3** フグ毒に関する記述である。正しいものを1つ選べ。

① フグ毒の本体はシガトキシンである。
② フグ毒は加熱により毒性を失う。
③ フグ毒はカリウムチャネルに作用する神経毒である。
④ フグ毒はフグ以外の生物には含まれない。
⑤ フグはフグ毒を餌由来で体内に蓄積する。

**解説**

〈フグ毒の本体と性状〉

フグ毒の本体は図5-1に示す構造のテトロドトキシンである。テトロドトキシンは酸性〜中性では安定である。また，加熱に対しても非常に安定であるので，ふぐちりのように加熱調理しても中毒は防止できない。

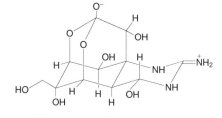

| 図5-1 | フグ毒 (テトロドトキシン) の構造

テトロドトキシンは強力な神経毒である。神経や骨格筋の細胞膜にあるナトリウムチャネルに結合してチャネルをブロックし，ナトリウムイオンの細胞内への流入を阻止する。そのため活動電位が発生せず，興奮の伝達が阻害される。テトロドトキシンと同じ作用を示す毒成分は後述する麻痺

| 表5-4 | テトロドトキシンをもつ主な生物

| 分類 | | | 生物名 |
|---|---|---|---|
| 動物 | 脊椎動物 | 両生類 | イモリ類 (カリフォルニアイモリ, アカハライモリなど), カエル類 (*Atelopus*属のカエル, ミズカキヤドクガエルなど) |
| | | 魚類 | フグ類, ツムギハゼ |
| | 無脊椎動物 | 棘皮動物 | モミジガイ類 |
| | | 節足動物 | ウモレオウギガニ, スベスベマンジュウガニ, カブトガニ |
| | | 環形動物 | エラコ |
| | | 軟体動物 | ヒョウモンダコ, オオマルモンダコ, 巻貝 (ボウシュウボラ, バイ, キンシバイなど) |
| | | 紐形動物 | ミドリヒモムシ (ミドリヘラヒモムシ), クリゲヒモムシ (クギヒモムシ), ホソヒモムシ |
| | | 扁形動物 | オオツノヒラムシ, ツノヒラムシ |
| 植物 | 海藻 | 紅藻 | ヒメモサヅキ |

性貝毒のみであり，ナトリウムチャネルの構造や機能の解析において貴重な薬理学的試薬として広く用いられている。

### 〈テトロドトキシンの自然界における分布〉

テトロドトキシンはフグの専売特許ではなく，自然界に広く分布している。表5-4に示すように，両生類のイモリ類，カエル類から扁形動物のヒラムシ類にわたる各種動物および紅藻ヒメモサズキにテトロドトキシンが確認されている。このうち，巻貝のボウシュウボラ，バイおよびキンシバイはテトロドトキシン中毒を起こしたことがある（Section 5-6参照）。

### 〈フグの毒化機構〉

フグを無毒の餌で飼育すると毒化しないが，テトロドトキシンを含む餌で飼育すると毒化することが実験的に明らかにされている。養殖フグはほとんどが無毒であるというこれまでの通説を裏づけているだけではなく，フグはテトロドトキシンを餌からとり込んで蓄積することを意味している。また，テトロドトキシン保有動物から分離された細菌や一般の海洋細菌（*Vibrio alginolyticus*, *Staphylococcus*属, *Alteromonas*属など）がテトロドトキシンをつくることも証明されている。今のところ，フグなどのテトロドトキシン保有動物は，細菌からはじまる食物連鎖を通して毒化すると考えられている。

### ✓ POINT!

- ☐ フグ毒の本体はテトロドトキシンである。
- ☐ テトロドトキシンは加熱に対して安定である。
- ☐ テトロドトキシンは，ナトリウムチャネルに結合してチャネルをブロックする神経毒である。
- ☐ テトロドトキシンは自然界に広く分布する。
- ☐ テトロドトキシンは細菌類がつくる。
- ☐ フグは，テトロドトキシンを餌由来で体内に蓄積する。

### 類題5-3　フグ毒に関する記述である。正しいものを1つ選べ。

① フグ毒の本体はサキシトキシンである。
② フグ毒はナトリウムチャネルに作用する神経毒である。
③ フグ毒をもつ魚類はフグだけである。
④ フグ毒はプランクトン（渦鞭毛藻類）がつくっている。
⑤ 養殖フグの毒性は天然フグと同程度である。

【例題5-2】の解答 ①

【類題5-2】の解答 ⑤

# 5-4 フグ毒以外の魚類の毒

**例題 5-4** 有毒魚類の自然毒に関する記述である。正しいものを1つ選べ。

① シガテラの特徴的な中毒症状はドライアイスセンセーションである。
② アオブダイの毒成分はオカダ酸である。
③ ナガズカの卵巣にはパリトキシン様毒が含まれている。
④ アブラボウズは筋肉に多量のワックスエステルを含んでいるので，食べると下痢を起こす。
⑤ イシナギの肝臓にはビタミンEが多量に含まれ，中毒の原因となる。

**解説** ▶

〈シガテラ毒〉

シガテラとは，シガトキシン類による魚類食中毒で，主として熱帯〜亜熱帯海域（特にサンゴ礁海域）に生息する魚類の摂食によって起こる。死亡することはまれである。自然毒による急性食中毒としては世界最大規模で，患者数は毎年2万人以上と推定されている。シガテラ毒魚は，ドクウツボ，オニカマス（ドクカマス），バラハタ，バラフエダイ，イッテンフエダイ，ナンヨウブダイ，サザナミハギなど多数にのぼるが，同じ魚種でも個体，漁獲海域，漁獲時期などによって無毒から強毒まで著しい差がある。また，それまで無毒であった海域でも突然毒化することがあり，中毒対策を難しくしている。

中毒症状は非常に複雑で，消化器系障害（下痢，嘔吐，腹痛など），神経系障害（ドライアイスセンセーション，筋肉痛，関節痛，しびれなど），循環器系障害（徐脈，血圧低下など）が絡み合ってみられる。このうちシガテラ特有の症状はドライアイスセンセーションという温度感覚の異常症状で，冷たいものに触れたときに電気刺激のような痛みを感じたり，冷水を口に含んだときにサイダーを飲んだような「ピリピリ感」を感じたりする。ドライアイスセンセーションをはじめとした神経系障害は長期間つづくことが多く，回復に数か月以上を要することもある。

日本ではシガテラは，2013〜2022年の10年間で39件発生しており，特に重要な原因魚はバラハタ，バラフエダイ，イッテンフエダイの3種である（表5-5）。主な中毒海域は南西諸島で，39件中35件は沖縄県，3件は鹿児島県で発生している。南西諸島以外の国内においては，1949年に東京都で発生したオニカマスによる中毒をはじめ，南方から持ち込まれたシガテラ魚による中毒が散発している。さらに，本州沿岸で漁獲されたヒラマサやカンパチ，イシガキダイによる中毒も知られている。シガテラ対策として，オニカマスは1953年に食用禁止措置がとられているし，オニカマス，バラハタ，バラフエダイなど10種類のシガテラ魚については輸入禁止となっている。

表5-5 | **シガテラの発生状況** (2013〜2022年の累計)

| 原因魚 | | 事件数(件) | 患者数(人) | 死者数(人) |
|---|---|---|---|---|
| 科 | 種 | | | |
| ハタ科 | バラハタ | 14 | 29 | 0 |
| | オジロバラハタ | 1 | 3 | 0 |
| | アオノメハタ | 1 | 3 | 0 |
| | スジアラ | 1 | 2 | 0 |
| | アズキハタ | 1 | 1 | 0 |
| | コクハンアラ | 1 | 1 | 0 |
| フエダイ科 | イッテンフエダイ | 7 | 23 | 0 |
| | バラフエダイ | 3 | 9 | 0 |
| 種類不明 | | 10 | 23 | 0 |
| 合計 | | 39 | 93 | 0 |

　シガテラの原因毒は，シガトキシン1Bをはじめとした約20種のシガトキシン類で，いずれも分子量1,100前後の脂溶性のポリエーテル化合物である。サザナミハギからは，シガトキシン類より分子量の大きい水溶性のマイトトキシン（分子量3,422）も得られている。シガトキシン1Bおよびマイトトキシンのマウス（腹腔内投与）に対するLD$_{50}$はそれぞれ0.35 $\mu$g/kg，0.05 $\mu$g/kgで，フグ毒テトロドトキシン（LD$_{50}$は10 $\mu$g/kg）と比べると，シガトキシン1Bの毒性は30倍，マイトトキシンの毒性は200倍にも達する（マイトトキシンは微生物由来の毒成分を除く生物毒のなかで最強である）。シガトキシン類は，石灰藻などの海藻に付着している渦鞭毛藻*Gambierdiscus toxicus*が産生し，食物連鎖を通して藻食魚から肉食魚へ移行，蓄積される。

〈パリトキシン様毒〉

　ブダイ科のアオブダイの肝臓摂食により，激しい筋肉痛（横紋筋融解症），ミオグロビン尿症などを伴った中毒事件が2022年までに少なくとも30件発生し，7人の死者も記録されている。アオブダイのほかに，ハコフグ類などによる類似の中毒事件も発生しているが，いずれも中毒原因毒はパリトキシン様毒と考えられている（表5-1参照）。パリトキシンは刺胞動物イワスナギンチャク類に最初に見出された水溶性の毒成分で，シガテラ毒同様に分子量2,680と非常に大きいポリエーテル化合物である。マウス（腹腔内投与）に対するLD$_{50}$は0.45 $\mu$g/kgで，テトロドトキシンの約20倍の毒性を示す。

〈魚卵毒〉

　魚類のなかには卵巣に毒成分をもつものがあり，食べると嘔吐，下痢，腹痛などの胃腸障害が引き起こされる。古くからよく知られている有毒魚は，北海道を主産地と

【例題5-3】の解答⑤

【類題5-3】の解答②

するタウエガジ科のナガズカである。北海
道では「ナガズカの卵はカラスも食べな
い」とか「ハエもつかない」という言い伝
えがあるため，中毒はまれであった。しか
し，ナガズカが練り製品原料として出荷さ
れるようになった1960年頃に，本州で一
時的に中毒事件が続発した。原因毒は図
5-2に示すジノグネリンA〜Dである。

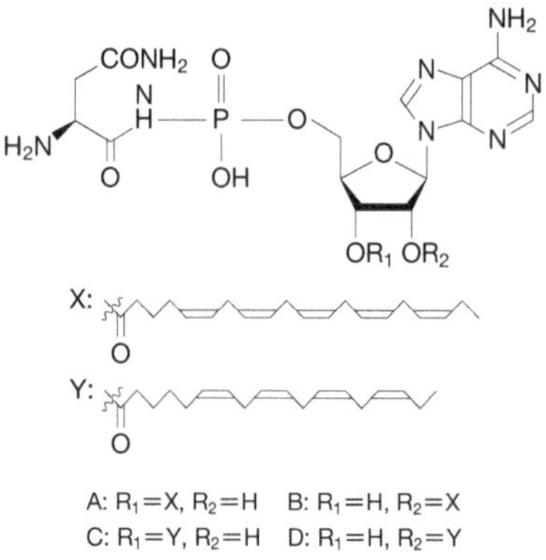

〈コイの毒〉

　コイ科魚類の胆のうは，眼精疲労，聴力
および咳に効果があるとされ，中国では古
くから珍重されている。しかし中国や東南
アジアでは，ソウギョの胆のうを食べて腎
不全や肝不全を伴った中毒が発生し，死者
も出ている。日本でもコイの胆のうの摂食
による同様な中毒例がある。毒成分は5α-
キプリノール硫酸エステル（図5-3）であ
る。コイ科魚類の胆汁には5α-キプリノー
ルが常成分として含まれているが，どのよ
うな場合に硫酸エステルになるのかはよく
わかっていない。なお，コイの筋肉（こい

図5-2｜ジノグネリンA〜Dの構造

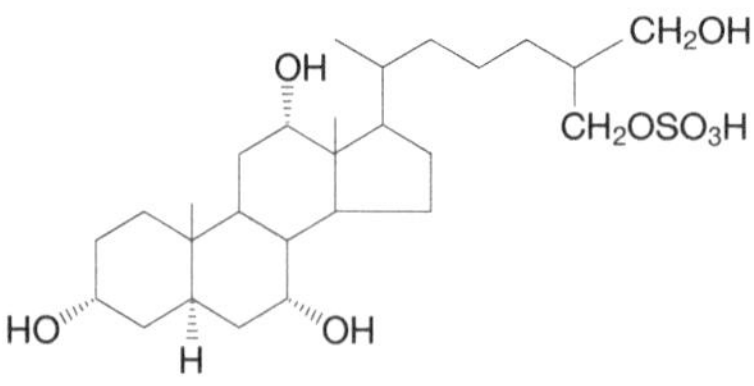

図5-3｜5α-キプリノール硫酸エステルの構造

こく，あらいまたはみそ煮）の摂食による中毒事件が1976〜1978年にかけて九州で
17件（患者数108人）発生しているが，原因毒は未解明で，中毒もその後発生して
いない。

〈異常脂質〉

　筋肉中に多量の脂質を含み，食べると下痢を起こす魚としてギンダラ科のアブラボ
ウズ，クロタチカマス科のバラムツおよびアブラソコムツが知られている。アブラボ
ウズの場合，脂質の主成分はふつうの魚と同じくトリグリセリドであるが，脂質含量
が50％近くに達することもあるほど異常に高濃度なため下痢が起こると考えられる。
一方，バラムツとアブラソコムツの場合，脂質含量が約20％と高いだけではなく，
脂質の主成分はワックスエステル（高級脂肪酸と高級アルコールのエステルで，単に
ワックスとも呼ばれる）である。ワックスエステルは，実験動物に下痢と皮脂漏症
（油が皮膚からしみ出てくる症状）を引き起こすことが証明されている。なお，バラ
ムツは1970年に，アブラソコムツは1981年に食用禁止措置がとられている。

〈ビタミンA過剰症〉

　ハタ科のイシナギの肝臓を摂食すると，食後30分〜12時間で激しい頭痛，発熱，吐き気などがみられる。2日目頃からは，顔面や頭部の皮膚の剥離という特異な症状が伴う。中毒原因物質は肝臓に高濃度に含まれているビタミンAで，中毒はビタミンA過剰症と呼ばれている。ビタミンAの中毒量は100万 IU（IUとは国際単位のことで，1 IUは0.3 μgのビタミンAに相当する）以上と推定されているが，イシナギ肝臓中のビタミンA含量は10〜20万 IU/gであるので，肝臓を5〜10 g摂取すると中毒量に達する。イシナギの肝臓は1960年以来食用禁止になっている。なお，イシナギのほかにサメ，マグロ，ブリなどの大型魚，特に老成魚の肝臓のビタミンA含量も高く，中毒が起きている。

---

## ☑ POINT!

- ☐ シガテラとは，シガトキシン類による魚類食中毒で，特徴的な中毒症状はドライアイスセンセーションである。
- ☐ シガテラ毒の主成分はシガトキシン類で，渦鞭毛藻の*Gambierdiscus toxicus*が産生する。
- ☐ アオブダイやハコフグによる致命的な食中毒は，パリトキシン様毒が原因である。
- ☐ ナガズカは卵巣にジノグネリンと呼ばれる毒成分を含み，摂取すると胃腸障害が起こる。
- ☐ コイ科魚類の胆のうには5α-キプリノール硫酸エステルが含まれており，致命的な食中毒を引き起こす。
- ☐ アブラボウズの筋肉に含まれる脂質の主成分はトリグリセリドであるが，脂質含量が50％近くに達することもあるほど異常に高濃度なため下痢の原因となる。
- ☐ バラムツおよびアブラソコムツの脂質の主成分はワックスエステルで，下痢を引き起こす。
- ☐ イシナギの肝臓はビタミンAを高濃度に含んでおり，ビタミンA過剰症を引き起こす。

---

**類題 5-4 (1)**　魚類による食中毒および毒成分に関する記述である。正しいものを1つ選べ。

① シガテラは致命的で，毎年多数の死者が出ている。
② シガトキシンは外因性で，海洋細菌が産生する。
③ アオブダイによる主な中毒症状は激しい下痢である。
④ コイの胆のうに含まれている毒成分は5α-キプリノール硫酸エステルである。
⑤ イシナギは肝臓に多量のワックスエステルを含んでいる。

---

**類題 5-4 (2)**　有毒魚類と毒成分との組み合わせである。誤っているものを1つ選べ。

① バラハタ……………シガトキシン
② アオブダイ…………パリトキシン様毒
③ アブラソコムツ………ワックスエステル
④ ナガズカ……………ジノグネリン
⑤ ハコフグ……………テトロドトキシン

二枚貝の毒

**例題5-5** 貝毒に関する記述である。正しいものを1つ選べ。

① 二枚貝は細菌類がつくる毒成分を蓄積する。
② 二枚貝は毒成分を主として鰓に蓄積する。
③ 麻痺性貝毒の本体はドウモイ酸である。
④ 下痢性貝毒の本体はオカダ酸類である。
⑤ 貝毒の出荷規制値は，麻痺性貝毒に対してのみ定められている。

**解説**

　二枚貝（ムラサキイガイ，マガキ，ホタテガイ，アサリなど）はプランクトンを餌にしている動物（プランクトンフィーダーという）で，有毒プランクトンから毒成分をとり込み，主として中腸腺に蓄積する。毒化した二枚貝による食中毒は，世界的に大きな問題になっている。

〈**麻痺性貝毒（paralytic shellfish poison；PSP）**〉

**中毒症状**：PSPによる中毒症状はフグ中毒に似ている。食後30分程度で口唇や舌の軽度の麻痺が起こり，麻痺は次第に顔，手足など全身に広がり，運動失調や言語障害が起きる。さらに重症になると，呼吸麻痺により死亡することがある。

**中毒発生状況**：PSPによる中毒は，欧米では古くから発生している。日本におけるPSPの歴史は浅く，有毒プランクトンの出現と二枚貝の毒化が初めて確認されたのは1975年である（不確定であるが，1948年に愛知県豊橋市で発生したアサリによる食中毒が，日本におけるPSP中毒の初めての記録であるともいわれている）。その後，日本各地で有毒プランクトンによる赤潮が発生し，二枚貝の毒化ならびに食中毒事件がしばしば報告されている。PSP中毒事件は2020年までに少なくとも21件発生し，患者84人中2人が死亡している。このうち2件は，二枚貝ではなく原索動物のマボヤ，甲殻類のウモレオウギガニが中毒原因食品となっている。

**毒成分**：PSP成分は水溶性で，サキシトキシン類，ゴニオトキシン類，C群など30成分を超える類縁毒の存在が確認されている（図5-4）。C群などのN-スルフォカルバモイル誘導体グループ（図5-4の構造中で$R_4$がOCONHSO$_3^-$の化合物）は弱毒であ

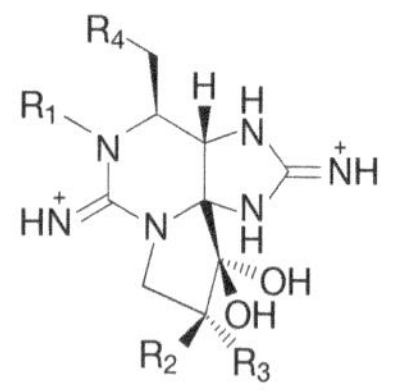

$R_1$: HまたはOH
$R_2$: HまたはOSO$_3^-$
$R_3$: HまたはOSO$_3^-$
$R_4$: H, OH, OCONH$_2$, OCONHOH
またはOCONHSO$_3^-$

例えばサキシトキシンの場合，$R_1$=H，$R_2$=H，$R_3$=H，$R_4$=OCONH$_2$である

**図5-4　麻痺性貝毒の構造**

るが，その他はフグ毒テトロドトキシンに匹敵する毒性を有する。PSPの作用機構は
テトロドトキシンと同じで，ナトリウムチャネルを特異的にブロックする。

**毒産生プランクトン**：PSPをつくるプランクトンとしては，*Alexandrium*属や*Gymno-
dinium*属の渦鞭毛藻が知られている。日本で問題になる有毒プランクトンは，*A. catenella*,
*A. tamarense*，*A. tamiyavanichii*および*G. catenatum*の4種である。

**出荷規制値**：1980年以降，PSPによって毒化した二枚貝については，可食部1 g当た
り4 MU（PSPの場合，体重20 gのマウスを15分で殺す毒量が1 MUと定義されてい
る）を超えるものの出荷が規制されている。また，トゲクリガニの肝膵臓に4 MU/g
を超える麻痺性貝毒が検出されたことを受け，2004年には二枚貝を捕食する甲殻類や
巻貝なども出荷規制値の対象になっている。

〈**下痢性貝毒**（diarrhetic shellfish poison；DSP）〉

**中毒症状**：DSPによる主な中毒症状は，下痢，吐き気，嘔吐，腹痛などの消化器系
障害である。中毒症状は食後30分〜4時間の短時間で現れ，通常3日以内に回復し，
死亡することはない。中毒時期が6〜9月に集中していることと中毒症状から，腸炎
ビブリオによる中毒と誤認されやすいが，新鮮な二枚貝や加熱調理品でも発生するこ
と，食べてから発症するまでの時間が短いことにより識別される。

**中毒発生状況**：1976年に宮城県と岩手県で，ムラサキイガイの摂食により発生した
食中毒がDSP中毒の最初の例である。同様な中毒事件はその後もムラサキイガイ，
ホタテガイなどの二枚貝により東北地方を中心として続発し，さらに日本だけではな
くヨーロッパなどでも主としてムラサキイガイの摂食により発生した。日本では出荷
規制値が定められた1980年以降，市販の貝類によるDSP中毒はほとんどない。

**毒成分**：DSP成分は脂溶性のポリエーテル化合物で，図5-5に示すオカダ酸（OA）
とその同族体であるジノフィシストキシン-1（DTX1），ジノフィシストキシン-2
（DTX2）およびジノフィシストキシン-3（DTX3；OA, DTX1またはDTX2のエステ
ル化合物）である。オカダ酸類のほかに有毒二枚貝には，マウス致死作用を示すペク

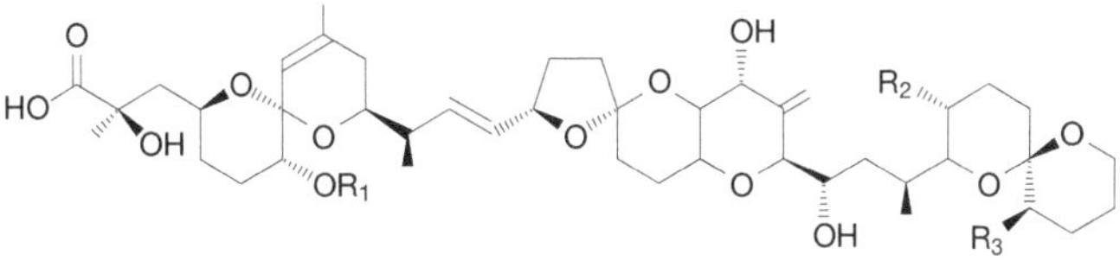

オカダ酸：R₁＝H，R₂＝CH₃，R₃＝H
ジノフィシストキシン 1: R₁＝H，R₂＝CH₃，R₃＝CH₃
　　　　　　　　　　2: R₁＝H，R₂＝H，R₃＝CH₃
　　　　　　　　　　3: R₁＝acyl，R₂＝HまたはCH₃，R₃＝HまたはCH₃

**図5-5｜下痢性貝毒の構造**

【例題5−4】の解答① 【類題5−4(1)】の解答④ 【類題5−4(2)】の解答⑤

テノトキシン類やイェソトキシン類も検出されるが，下痢原性は非常に弱いので中毒には関与しないと考えられている。

**毒産生プランクトン**：DSPをつくるプランクトン（渦鞭毛藻）は *Dinophysis* 属の仲間で，日本では *D. fortii* が主な毒化原因藻である。二枚貝はこれら有毒プランクトンからDSPをとり込み，中腸腺に蓄積する。

**出荷規制値**：出荷規制値は，以前は0.05 MU/g（DSPの場合，体重16〜20 gのマウスを24時間で死亡させる毒量が1 MUと定められている）であった。しかし，有毒二枚貝には，マウス致死作用を示すが中毒症状には関与しない毒成分であるペクテノトキシン類やイェソトキシン類が共存することが多いので，中毒を起こさない検体であってもマウス試験法では出荷規制値を超えることがある。そこで，EUやアメリカの動向も踏まえ，2015年4月1日から分析の公定法はマウス試験法から機器分析法（LC/MS/MS法）に，規制値も0.16 mgOA当量/kgに変更された。OA, DTX1, DTX2の濃度（DTX3は分析前の加水分解処理によりOA，DTX1またはDTX2に変換される）にそれぞれの毒性等価係数（OAとDTX1は1，DTX2は0.5）を乗じ，その合計をOA当量/kgとしている。

〈その他の二枚貝の毒〉

これまでに日本では中毒例はないが，今後の警戒が必要な二枚貝の毒として記憶喪失性貝毒とアザスピロ酸がある。以下に簡単に説明しておく。

**記憶喪失性貝毒**（amnesic shellfish poison；ASP）：1987年11〜12月にカナダ大西洋岸のプリンスエドワード島周辺で，ムラサキイガイの摂食により死者3人を含む患者100人以上の集団食中毒が発生した。嘔吐，腹痛，下痢のほかに記憶障害という特異な症状がみられ，毒成分は記憶喪失性貝毒（ASP）と命名された。ASPの本体はアミノ酸の一種ドウモイ酸（図5-6）で，鹿児島県徳之島で回虫駆虫のために煎じて飲まれていた紅藻ハナヤナギから駆虫成分として以前に単離されていた化合物である。ドウモイ酸は中枢神経の興奮伝達物質であるグルタミン酸と構造が似ているため，グルタミン酸受容体に作用して脳の海馬を選択的に破壊する。ドウモイ酸の産生者は *Pseudo-nitzschia multiseries* などの数種珪藻である。これら珪藻は日本沿岸にも生息しているし，日本沿岸の二枚貝にも低濃度ではあるがドウモイ酸が検出されているので，ASP中毒に対する警戒が必要である。

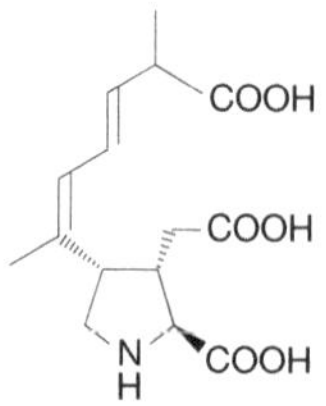

**アザスピロ酸**：1995年にオランダで，ムラサキイガイの摂食により吐き気，嘔吐，下痢，腹痛などを伴う中毒が発生した。同様な中毒はその後ヨーロッパ各地で報告されている。中毒症状はDSP中毒と類似していたが，原

図5-6 ｜ドウモイ酸の構造

因毒はDSPとは異なるアザスピロ酸と十数成分の同族体（図5-7）であることが明らかにされ，中毒はアザスピロ酸中毒と呼ばれている。アザスピロ酸類の産生者として，渦鞭毛藻の*Azodinium spinosum*が同定されている。

$R_1$：HまたはOH
$R_2$：HまたはCH$_3$
$R_3$：H，CH$_3$またはCOOH
$R_4$：HまたはOH

例えばアザスピロ酸の場合，
$R_1$＝H，$R_2$＝H，$R_3$＝CH$_3$，$R_4$＝Hである

| 図5-7 | アザスピロ酸類の構造

---

### ✅ POINT!

- □ 二枚貝は有毒プランクトンから毒成分をとり込み，主として中腸腺に蓄積する。
- □ 麻痺性貝毒の本体はサキシトキシン類，ゴニオトキシン類で，毒産生プランクトンは渦鞭毛藻である。
- □ 麻痺性貝毒の出荷規制値は4 MU/gである。
- □ 下痢性貝毒の本体はオカダ酸類で，毒産生プランクトンは渦鞭毛藻である。
- □ 下痢性貝毒の出荷規制値は0.16 mgオカダ酸当量/kgである。
- □ 日本では中毒例はないが，二枚貝の毒成分として記憶喪失性貝毒（ドウモイ酸）およびアザスピロ酸類が知られている。

---

**類題5-5 (1)**　二枚貝の毒成分に関する記述である。正しいものを1つ選べ。

① 二枚貝は有毒プランクトンから毒成分をとり込み，主として中腸腺に蓄積する。
② 有毒プランクトンは渦鞭毛藻に限られている。
③ 麻痺性貝毒はカリウムチャネルをブロックする神経毒である。
④ 麻痺性貝毒の出荷規制値は0.05 MU（マウスユニット）/gである。
⑤ 下痢性貝毒の分析の公定法はマウス試験法である。

---

**類題5-5 (2)**　二枚貝の毒成分に関する記述である。誤っているものを1つ選べ。

① 日本ではアザスピロ酸による食中毒は発生したことがない。
② ドウモイ酸は珪藻の仲間が産生している。
③ 麻痺性貝毒の規制値は4 MU（マウスユニット）/gである。
④ 下痢性貝毒は致命的なことがある。
⑤ 下痢性貝毒の分析の公定法はLC/MS/MS法である。

## 5-6 巻貝の毒

**例題5-6** 巻貝の毒性と中毒に関する記述である。正しいものを1つ選べ。

① エゾバイ科巻貝は中腸腺にテトラミンという毒成分を含んでいる。
② テトラミン中毒は潜伏期間が長いのが特徴で，症状は食べた翌日に現れる。
③ ボウシュウボラはサキシトキシンを蓄積し，中毒を起こしたことがある。
④ キンシバイはパリトキシンを蓄積し，中毒を起こしたことがある。
⑤ アワビの中腸腺を摂取すると，光過敏症が引き起こされることがある。

**解説**

〈唾液腺毒〉

　エゾバイ科エゾボラ属（*Neptunea*属）のヒメエゾボラ，エゾボラモドキ，ヒメエゾボラモドキなどは，ツブとかツブ貝という俗称で流通し食用にされているが，しばしば中毒を引き起こしている（表5-1参照）。酒に酔ったような中毒症状があるのでこれら巻貝は地方によっては"酔い貝"として知られ，また眠気をもよおすのでヒメエゾボラはネムリツブという別名もある。原因毒はテトラミン（$CH_3)_4N^+$で，唾液腺にのみ高濃度に含まれている。食後30分〜1時間で頭痛，めまい，船酔い感，酩酊感，視覚異常などが現れるが，テトラミンの体外排泄が早いため通常数時間で回復し死亡することはない。

〈テトロドトキシン（フグ毒）〉

　巻貝によるテトロドトキシン（フグ毒）中毒は，1957年に新潟県寺泊産のバイで1件，1980年前後に静岡県，和歌山県，宮崎県産のボウシュウボラで3件が記録されている。その後しばらく途絶えていたが，2007年と2015年に長崎市，2008年に熊本県天草市で，キンシバイ（ムシロガイ科の小型巻貝）を原因とする重篤なテトロドトキシン中毒が発生した。なお，中国や台湾ではムシロガイ科，タマガイ科およびマクラガイ科の小型巻貝による中毒が頻発しており，多数の死者も出しているので，2008年7月に厚生労働省は，ムシロガイ科の3属，タマガイ科の2属，マクラガイ科の1属については中国ならびに台湾からの輸入を禁止している。

〈バイの毒〉

　前述のように，バイはテトロドトキシン中毒を起こしているが，その他に静岡県沼津産のバイによる特異な食中毒事件もよく知られている。1965年9月に食中毒は14件発生し，26人の患者を出している。特徴的な中毒症状は視力減退と瞳孔散大で，口渇，言語障害などもみられた。毒成分は中腸腺に含まれるネオスルガトキシンとプロスルガトキシン（図5-8）である。

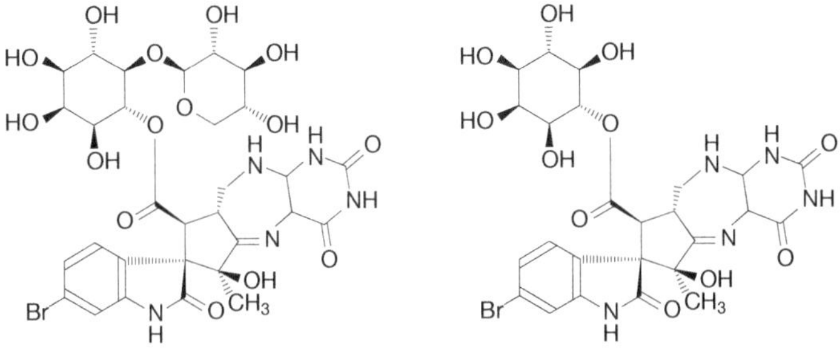

図5-8 | **ネオスルガトキシン**(左)**およびプロスルガトキシン**(右)**の構造**

## 〈アワビの毒〉

　アワビの内臓を摂取すると，まれに光過敏症（日光に過敏になって起こる皮膚炎）という特殊な中毒が引き起こされることがある。毒成分は中腸腺に含まれ，クロロフィルaの誘導体であるピロフェオフォルバイドa（図5-9）と同定されている。同様な光過敏症は，乾のりやクロレラにおいても報告されている。

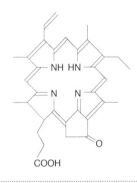

図5-9 | **ピロフェオフォルバイドa の構造**

---

### ✅ POINT!

- ☐ エゾバイ科エゾボラ属の巻貝は，唾液腺にテトラミンを高濃度に含み，しばしば中毒を引き起こしている。
- ☐ ボウシュウボラ，バイ，キンシバイなどはフグ毒（テトロドトキシン）を蓄積し，中毒を起こしたことがある。
- ☐ バイはネオスルガトキシン，プロスルガトキシンを中腸腺に蓄積し，中毒を起こしたことがある。
- ☐ アワビはピロフェオフォルバイドaを中腸腺に蓄積し，光過敏症を起こすことがある。

---

### 類題5-6　巻貝の毒性と中毒に関する記述である。正しいものを1つ選べ。

① テトラミンを高濃度に含む貝としてアワビが知られている。

② テトラミン中毒では死亡することもある。

③ バイはテトロドトキシンを蓄積し，中毒を起こしたことがある。

④ 光過敏症を起こす貝としてボウシュウボラが知られている。

⑤ キンシバイは中腸腺にサキシトキシンを含むことがある。

【例題5-5の解答】④　【類題5-5(1)の解答】①　【類題5-5(2)の解答】④

# Section 5-7 キノコ毒 ① ──キノコ中毒

### 例題5-7 キノコ中毒に関する記述である。正しいものを1つ選べ。

① 毒キノコは色が派手であるが，食用キノコは地味な色をしている。
② 柄が縦に裂けるキノコは食べられる。
③ 日本で中毒例が最も多いキノコはツキヨタケである。
④ 中毒死者数が最も多いキノコはクサウラベニタケである。
⑤ キノコ中毒は西日本で特に多い。

### 解説

〈キノコ中毒の発生状況〉

　植物性自然毒のなかで食品衛生上最も問題となるのはキノコ毒である。最近10年間（2013〜2022年）のキノコ中毒の発生状況を，原因種類別に事件数の多い順に示すと表5-6のようになる。ツキヨタケとクサウラベニタケの上位2種で，キノコ中毒の事件数および患者数の約2/3を占めている。ただし，これら2種のキノコ中毒では死亡することはまれで，死者を出している猛毒キノコはドクツルタケやニセクロハツである。

表5-6 | キノコの種類別中毒発生状況 (2013〜2022年の累計)

| 順位 | 種類 | 事件数(件) | 患者数(人) | 死者数(人) |
|---|---|---|---|---|
| 1 | ツキヨタケ | 115 | 345 | 0 |
| 2 | クサウラベニタケ | 35 | 111 | 0 |
| 3 | テングタケ | 15 | 20 | 0 |
| 4 | カキシメジ | 8 | 28 | 0 |
| 5 | ドクササコ | 7 | 14 | 0 |
| 6 | オオシロカラカサタケ | 6 | 11 | 0 |
| 7 | コレラタケ | 3 | 11 | 0 |
| | イッポンシメジ | 3 | 6 | 0 |
| | ニセショウロ | 3 | 6 | 0 |
| | イボテングタケ | 3 | 5 | 0 |
| | その他 | 26 | 44 | 2* |
| | 種類不明 | 30 | 81 | 1 |
| | 合計 | 254 | 682 | 3 |

＊死者を出したキノコはドクツルタケとニセクロハツである。

キノコ中毒の都道府県別，月別，原因施設別の発生状況は以下のようにまとめられる。

- **都道府県別発生状況**：フグ中毒とは対照的に，東日本（北海道，東北，関東，信越）での発生が圧倒的に多い。
- **月別発生状況**：キノコ狩りの季節である9月，10月に集中しており，この2か月で事件数および患者数の80%以上を占める。
- **原因施設別発生状況**：フグ中毒同様に，家庭での発生が90%近くと圧倒的に多い。

〈**有毒キノコと食用キノコの鑑別**〉

　毒キノコは一見食用キノコと類似しているものが多いため，野山にハイキングに出かけたときなどに誤って採取し，家庭で調理して中毒することが多い。毒キノコと食用キノコの鑑別は非常に難しいので，キノコ中毒の防止のためには，① 野山のキノコを採って食べない，② 採って人にあげない，③ 採った人からもらっても食べない，ようにすることが重要である。なお，毒キノコと食用キノコの鑑別法あるいは無毒化に関しては，「茎が縦に裂けるキノコは食べられる」「色が派手なものは有毒で地味なものは食べられる」「虫に喰われているキノコは食べられる」「塩漬けにすると毒が消える」「乾燥させれば食べられる」など数多くの民間伝承があるが，いずれも信頼はおけない。

---

**✓ POINT!**

- ☐ ツキヨタケとクサウラベニタケの2種による中毒が特に多く，キノコ中毒の件数および患者数の2/3を占めている。
- ☐ 死者を出している猛毒キノコはドクツルタケやニセクロハツである。
- ☐ キノコ中毒は東日本での発生が圧倒的に多い。
- ☐ キノコ中毒はキノコ狩りの季節である9月と10月に集中している。
- ☐ キノコ中毒はフグ中毒同様に家庭での発生が圧倒的に多い。

---

**類題5-7**　キノコ中毒に関する記述である。正しいものを1つ選べ。

① 虫が食べているキノコは食べられる。
② 毒キノコでも十分に加熱調理すれば中毒することはない。
③ キノコ中毒は，年間を通して平均的に発生している。
④ キノコ中毒は飲食店での発生が圧倒的に多い。
⑤ ツキヨタケによる中毒は多いが，死亡することはまれである。

例題 5-6 の解答 ⑤

【類題 5-6 の解答 ③】

# キノコ毒 ② ── 中毒症状と毒成分

**例題5-8** キノコ中毒と毒成分に関する記述である。正しいものを1つ選べ。

① ツキヨタケは中毒例が最も多いキノコで，食べるとコレラ様の中毒症状を起こす。

② クサウラベニタケはマジックマッシュルームの一種で，食べると幻覚症状が現れる。

③ ドクツルタケは環状ペプチド毒を含み，食べると末端紅痛症という特異な中毒症状を引き起こす。

④ ドクササコは日本特産の有毒キノコで，イルジン類という毒成分を含む。

⑤ ヒトヨタケは食用キノコであるが，飲酒を伴うと中毒症状がみられる。

**解説**

　有毒キノコは，中毒症状の点から消化器系症状を起こすキノコ（ツキヨタケ，クサウラベニタケ，カキシメジなど），コレラ様症状を起こすキノコ（ドクツルタケ，シロタマゴテングタケなど），神経系症状を起こすキノコ（テングタケ，ドクササコ，アセタケ属キノコ，ヒカゲシビレタケ，ヒトヨタケなど），その他の症状を起こすキノコ（ニセクロハツなど）に分けられる。以下に，主な有毒キノコについて，中毒症状や毒成分などを説明する。

〈**ツキヨタケ**〉

　キシメジ科のキノコで，夏から秋にかけてブナやイタヤカエデの枯れ木に群生する。傘は紫褐色〜暗褐色の地味なキノコで，ヒダが暗所で青白いりん光を発するという特徴がある。食用のムキタケやヒラタケ，シイタケに似ているので誤食されやすく，日本のキノコ中毒における原因キノコとして毎年第1位を占めている（表5-6参照）。

**中毒症状（消化器系症状）**：食後30分〜1時間ほどで発症し，嘔吐，下痢，腹痛などの消化器系の症状がみられる。1〜2日で回復する。

**毒成分**：イルジン類で，イルジンS（ランプテロールともいう）やイルジンMが知られている（図5-10）。

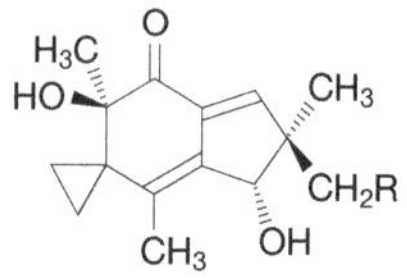

イルジンS（ランプテロール）: R＝OH
イルジンM: R＝H

**図5-10 イルジン類の構造**

〈**クサウラベニタケ**〉

　イッポンシメジ科のキノコで，夏から秋にかけて広葉樹林の地上に群生する。傘は灰色〜黄土色の地味なキノコで，成熟するとヒダがピンク色になるのが特徴である。シメジ類や近縁のウラベニホテイシメジ（食用）と似ているので誤食されやすく，日本ではツキヨタケと並んで重要な中毒原因キノコである（表5-6参照）。

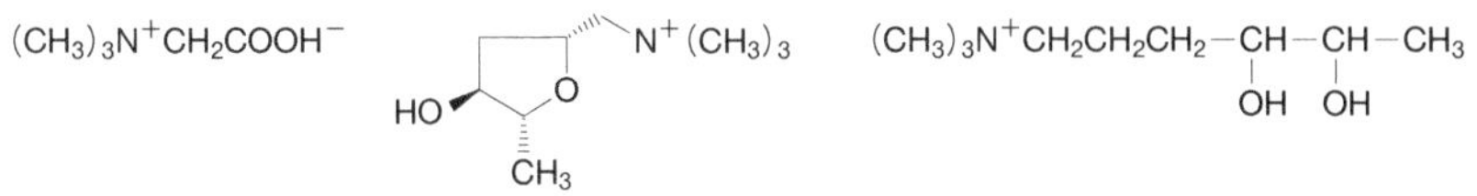
$(CH_3)_3N^+CH_2COOH^-$
HO
O
$N^+(CH_3)_3$
$CH_3$
$(CH_3)_3N^+CH_2CH_2CH_2-CH-CH-CH_3$
OH OH

図5-11 **コリン（左），ムスカリン（中）およびムスカリジン（右）の構造**

**中毒症状（消化器系症状）**：食後10分～数時間で，嘔吐，下痢，腹痛などの消化器系の中毒症状が現れる。ムスカリン類を含むので，発汗などのムスカリン様（副交感神経刺激型）の神経系症状も伴う。

**毒成分**：コリン，ムスカリン，ムスカリジン（図5-11）で，その他にタンパク質の毒成分もあると考えられている。

**〈カキシメジ〉**

キシメジ科のキノコで，夏から秋にかけて針葉樹林や広葉樹林の地上に生える。傘は赤褐色～茶褐色の地味なキノコで，食用のニセアブラシメジやチャナメツムタケ，シイタケと誤食される。かつてはツキヨタケ，クサウラベニタケと並んで中毒の多いキノコであったが，最近10年間（2011～2020年）の中毒事件はわずか8件と少なくなっている（表5-6参照）。

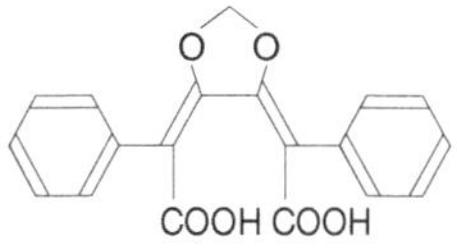
O O
COOH COOH

図5-12 **ウスタル酸の構造**

**中毒症状（消化器系症状）**：食後30分～3時間で発症し，嘔吐，下痢，腹痛などの消化器系症状のほかに頭痛もみられる。

**毒成分**：ウスタル酸（ウスタリン酸ともいう）（図5-12）である。

**〈ドクツルタケ，シロタマゴテングタケおよびタマゴテングタケ〉**

いずれもテングタケ科のキノコで，毒キノコの御三家といわれるほど猛毒である。ドクツルタケおよびシロタマゴテングタケは，夏から秋にかけて針葉樹林や広葉樹林の地上に生える白色のきれいなキノコで，食用のシロマツタケモドキやシロオオハラタケと誤食される。シロタマゴテングタケは英語でspring amanitaといわれるように，春に生えることもある。これら2種キノコによる中毒死者は，日本におけるこれまでのキノコ中毒死者の過半数を占めている。一方，タマゴテングタケはオリーブ色の傘をした地味なキノコである。ヨーロッパでは多くの死亡事故を起こしているが，日本では北海道でまれにみられる程度で，中毒はほとんどない。

**中毒症状（コレラ様症状）**：中毒症状は2段階に分かれて起こる。潜伏期間は食後6～24時間と比較的長く，突然激しいコレラ様の症状（嘔吐，下痢，腹痛，粘液便，血便など）が現れる。症状は1日程度で治まるが，その後24～72時間で肝臓肥大，黄

【例題5-7】の解答③
【類題5-7】の解答⑤

疸，胃腸の出血などの肝機能障害，腎機能障害の症状が現れ，重症の場合はけいれん，意識混濁，昏睡の後に死亡する。

**毒成分**：毒成分は環状ペプチドで，アミノ酸8個からなるアマトキシン類（$\alpha$-，$\beta$-，$\gamma$-，$\varepsilon$-アマニチン）と7個からなるファロトキシン類（ファロイジン，ファロシジン）がある。マウスに経口投与した場合，アマトキシン類は有毒であるがファロトキシン類は毒性を示さないので，中毒症状の発現にはアマトキシン類の寄与が大きいと考えられる。

〈テングタケ，イボテングタケおよびベニテングタケ〉

いずれもテングタケ科のキノコで，夏から秋にかけて針葉樹林や広葉樹林の地上に生える。テングタケとイボテングタケは互いに類似したキノコで，灰褐色〜褐色の傘に白色のイボが散在している。ベニテングタケは目立つキノコで，赤色の傘に白色のイボがある。これらキノコをハエがなめると仮死状態になるので，テングタケはハエトリタケ，ベニテングタケはアカハエトリタケの異名がある。

**中毒症状（神経系症状）**：食後30分〜3時間で，腹痛，嘔吐，下痢，異常興奮，流涎，視覚異常，幻覚などのアトロピン様（副交感神経麻痺型）の症状が現れる。重症の場合には昏睡や呼吸困難もみられるが，通常は1日程度で回復する。

**毒成分**：以前はムスカリン（図5-11参照）が毒成分の本体と考えられていた。しかし，ムスカリンの含量は微量であり，今では主な毒成分はアミノ酸の一種であるイボテン酸とトリコロミン酸，イボテン酸の脱炭酸化合物であるムシモールと考えられている（図5-13）。このうちイボテン酸とトリコロミン酸は殺ハエ効果を有する。

〈ドクササコ〉

キシメジ科に属する日本特産のキノコで，本州の東北・北陸・近畿・山陰地方の日本海側に多く分布している。傘は黄褐色〜橙褐色で，どちらかといえば地味なキノコである。晩秋に竹やぶや笹やぶの地上に生えるのでヤブシメジともいう。また，中毒症状がやけどに似ているので，ドクササコは別名ヤケドタケともいう。食用のカヤタケ，ナラタケ，チチタケなどと誤食される。

**中毒症状（神経系症状）**：早い場合は食後6時間程度で，遅い場合は1週間ほど経過してから，手の指先や足の指先が赤く腫れ，激痛が1か月以上続く。この特異な症状は末端紅痛症と呼ばれている。

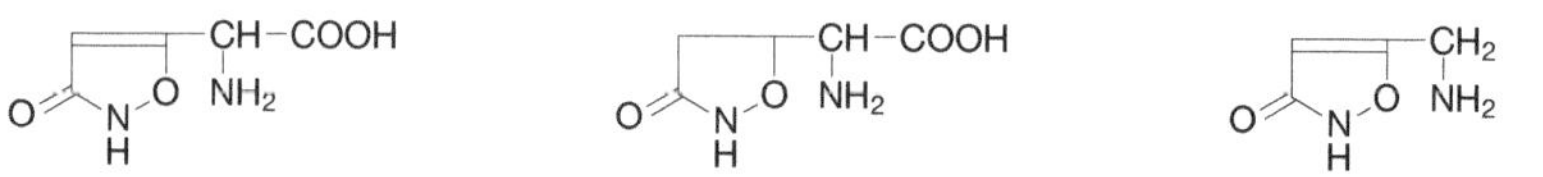

図5-13 イボテン酸（左），トリコロミン酸（中）およびムシモール（右）の構造

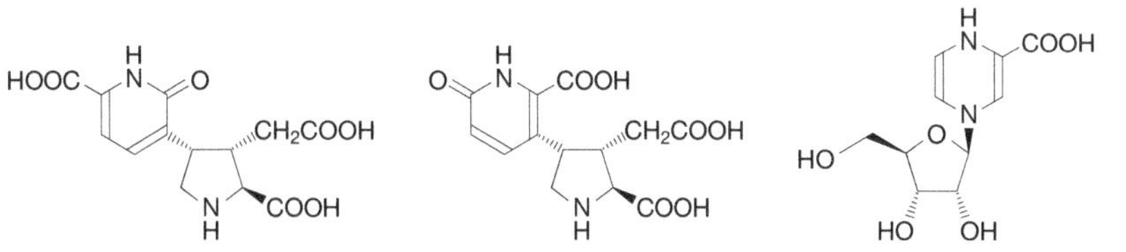

**図5-14** アクロメリン酸A(左)，アクロメリン酸B(中)およびクリチジン(右)の構造

**毒成分**：アミノ酸の一種であるアクロメリン酸類やクリチジン（図5-14）が知られている。

〈アセタケ属キノコ〉

　アセタケ属キノコはフウセンタケ科に属する。中毒すると驚くほど汗をかくので，アセタケ（汗茸）と命名されている。カブラアセタケ，オオキヌハダトマヤタケ，シロトマヤタケ，クロトマヤタケなどのアセタケ属キノコは，夏から秋にかけて雑木林の地上に生える。シロトマヤタケは白色のきれいなキノコであるが，その他のアセタケ属キノコは黄褐色〜暗褐色の地味な色をしている。

**中毒症状（神経系症状）**：食後10〜30分で発症し，激しい発汗のほかに流涎，縮瞳，血圧低下，呼吸困難などがみられる。錯乱や幻覚を伴うこともある。これらの症状は副交感神経の異常興奮によるものであり，治療にはアトロピンなどの副交感神経遮断薬が有効である。

**毒成分**：主な成分はクサウラベニタケの毒としても知られているムスカリン（図5-11参照）である。

〈ヒカゲシビレタケおよびワライタケ〉

　ヒカゲシビレタケはモエギタケ科に属するキノコで，梅雨時と初秋に林の縁の草地に生える。ワライタケはヒトヨタケ科のキノコで，最近は見かけることが少ないが，早春から秋にかけて馬糞などに生える。両キノコとも褐色の地味な色をしているが，マジックマッシュルームと呼ばれ，『麻薬及び向精神薬取締法』により栽培，所持，販売，使用などが禁止されている。

**中毒症状（神経系症状）**：食後30〜60分で発症し，幻聴，幻視，口渇，精神錯乱，意識障害などの幻覚剤症状がみられる。通常，数時間〜10時間で回復する。

**毒成分**：主成分はシロシビンとシロシンである（図5-15）。

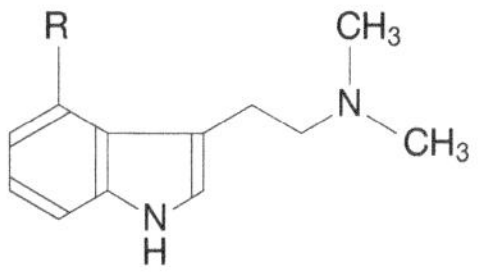

シロシビン：R＝OPO₃H
シロシン　：R＝OH

**図5-15** シロシビンおよびシロシンの構造

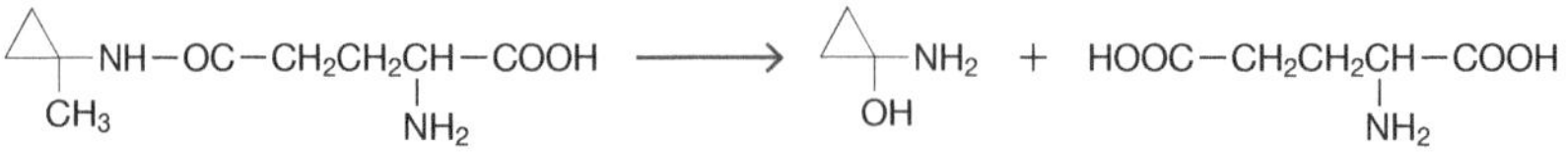

$$\text{コプリン} \longrightarrow \text{1-アミノシクロプロパノール} + \text{HOOC}-\text{CH}_2\text{CH}_2\text{CH}-\text{COOH}$$

コプリン：CH3 の付いた環に NH−OC−CH2CH2CH−COOH（NH2）が結合した構造

1-アミノシクロプロパノール：環に−NH2 と OH が結合した構造

HOOC−CH2CH2CH−COOH（NH2）

**図5-16 | コプリンからの1-アミノシクロプロパノールの生成**

### 〈ヒトヨタケおよびホテイシメジ〉

　ヒトヨタケはナヨタケ科に属するキノコで，春から秋にかけて広葉樹林の地上に生える。一方，ホテイシメジはキシメジ科に属するキノコで，秋に針葉樹林や広葉樹林の地上に生える。両キノコとも褐色〜灰褐色の地味な色をした食用キノコで，それ自体を食べても中毒症状は起こさないが，アルコール飲料とともに摂食した場合，あるいは摂食した後でアルコール飲料を飲んだりした場合には中毒症状が現れる。

**中毒症状（神経系症状）**：食後（または飲酒後）30〜60分で，顔面や手の紅潮，吐き気，嘔吐，頭痛，めまいなどの二日酔い症状がみられる。

**毒成分**：原因成分としてコプリン（図5-16）が分離されている。コプリンは消化管内で1-アミノシクロプロパノールに加水分解されて体内に吸収される。1-アミノシクロプロパノールはアルデヒド脱水素酵素作用を阻害するので，飲酒後の血中アルデヒド濃度が高くなり，二日酔い症状が引き起こされる。

### 〈ニセクロハツ〉

　ベニタケ科のキノコで，夏から秋にかけてシイやカシなどの広葉樹林の地上に生える。灰色〜黒褐色の地味な色をしたキノコで，食用のクロハツやクロハツモドキと誤食して中毒する。中毒例は多くないが，これまでに死者を出している猛毒キノコである。

**中毒症状**：食後30分〜数時間で，嘔吐，下痢などの消化器系の中毒症状がみられる。その後18〜24時間程度で，縮瞳，横紋筋融解に伴う全身筋肉痛，ミオグロビン尿症，言語障害，呼吸困難を示し，重篤な場合には腎不全を経て死亡する。

**毒成分**：毒成分はルスフェリンやルスフェロールとされていたが，2009年に，横紋筋融解作用を示す2-シクロプロペンカルボン酸（図5-17）が本体であることが明らかにされた。2-シクロプロペンカルボン酸は，生物由来の有機毒成分としては最も小さい化合物である。

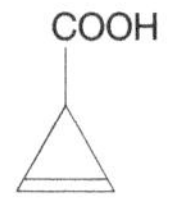

**図5-17 | 2-シクロプロペンカルボン酸の構造**

**☑ POINT!**

- □ 有毒キノコは, 中毒症状の点から消化器系症状を起こすキノコ (ツキヨタケ, クサウラベニタケ, カキシメジなど), コレラ様症状を起こすキノコ (ドクツルタケ, シロタマゴテングタケ, タマゴテングタケなど), 神経系症状を起こすキノコ (テングタケ, イボテングタケ, ベニテングタケ, ドクササコ, アセタケ属キノコ, ヒカゲシビレタケ, ワライタケ, ヒトヨタケ, ホテイシメジなど), その他の症状を起こすキノコ (ニセクロハツなど) に分けられる。

- □ 主な有毒キノコとその毒成分は次のとおりである。

  ツキヨタケ：イルジンS (ランプテロール) およびイルジンM, クサウラベニタケ：コリン, ムスカリンおよびムスカリジン, カキシメジ：ウスタル酸 (ウスタリン酸), ドクツルタケ・シロタマゴテングタケ・タマゴテングタケ：アマトキシン類 (アマニチン類) およびファロトキシン類 (ファロイジン, ファロシジン), テングタケ・イボテングタケ・ベニテングタケ：イボテン酸, トリコロミン酸およびムシモール, ドクササコ：アクロメリン酸類およびクリチジン, アセタケ属キノコ：ムスカリン, ヒカゲシビレタケ・ワライタケ：シロシンおよびシロシビン, ヒトヨタケ・ホテイシメジ：コプリン, ニセクロハツ：2-シクロプロペンカルボン酸

---

**類題5-8 (1)**　キノコ中毒と毒成分に関する記述である。正しいものを1つ選べ。

① アセタケ類はハエトリタケと呼ばれ, 毒成分は殺ハエ効果を示す。

② ニセクロハツは致死的な有毒キノコで, 毒成分は2-シクロプロペンカルボン酸である。

③ ドクツルタケも致死的な有毒キノコで, タンパク質性の毒成分をもつ。

④ テングタケやベニテングタケは激しいコレラ様の中毒症状を起こす。

⑤ ドクササコはシロシビンという毒成分をもち, 幻覚症状を引き起こす。

---

**類題5-8 (2)**　有毒キノコと毒成分の組み合わせである。誤っているものを1つ選べ。

① クサウラベニタケ……………アクロメリン酸

② ツキヨタケ…………………イルジンS

③ シロタマゴテングタケ………アマニチン

④ ヒカゲシビレタケ……………シロシビン

⑤ カキシメジ…………………ウスタル酸

---

**類題5-8 (3)**　有毒キノコと中毒症状の組み合わせである。正しいものを1つ選べ。

① ワライタケ…………二日酔い症状

② ドクツルタケ………末端紅痛症

③ ドクササコ…………幻覚症状

④ カキシメジ…………消化器系症状

⑤ ホテイシメジ………コレラ様症状

## Section 5-9 高等植物の毒① ——アルカロイド毒

**例題5-9** 有毒植物とその説明である。正しい組み合わせを1つ選べ。

① スイセン：リコリンなどの毒成分を含み，葉をニラと，鱗茎をタマネギと誤って中毒する。

② バイケイソウ：ヒヨスチアミンなどの毒成分を含み，根をゴボウと，種子をゴマと誤って中毒する。

③ チョウセンアサガオ：アコニチンなどの毒成分を含み，新芽をニリンソウやモミジガサと誤って中毒する。

④ トリカブト：ジェルビンなどの毒成分を含み，新芽をオオバギボウシやギョウジャニンニクと誤って中毒する。

⑤ ジャガイモ：発芽部位や緑色部位にソラニンなどの青酸配糖体を含み，食中毒を起こすことがある。

### 解説 ▶

〈**アルカロイドとは**〉

　高等植物の毒成分の多くはアルカロイドに属する。アルカロイドとは窒素原子を含む天然由来の有機化合物の総称であるが，アミノ酸，ペプチド，ヌクレオチド，核酸，アミン類などはアルカロイドとは呼ばない。アルカロイドはもともと「アルカリ性の物質」という意味であるが，中性や弱酸性を示すアルカロイドもある。また，植物塩基と呼ばれていたこともあるように，アルカロイドといえば植物由来の含窒素化合物をさすことが多いが，フグ毒のテトロドトキシンや麻痺性貝毒のサキシトキシンもアルカロイドといってよい。

〈**スイセン**〉

　スイセンはヒガンバナ科の植物で，葉はニラやノビル（ネギの仲間）に，鱗茎（球根）はタマネギに似ているので誤食される。葉をニラと誤った中毒例が最も多いが，ニラの葉は強いにおいを放つのに対してスイセンの葉は特ににおいがしないので，においをかげば両者は容易に区別できる。近年，スイセンによる食中毒は増加傾向にあり，2011〜2020年に発生した高等植物の自然毒による食中毒において，原因食品の第1位を占めている（表5-2参照）。

**中毒症状**：食後30分以内に，吐き気，嘔吐，頭痛のほか，悪心，下痢，流涎，発汗，昏睡，低体温などの症状が現れる。

**毒成分**：リコリン（図5-18），タゼチン，ガランタミンなどのアルカロイドである。全草有毒であるが，鱗茎の毒性が特に高い。

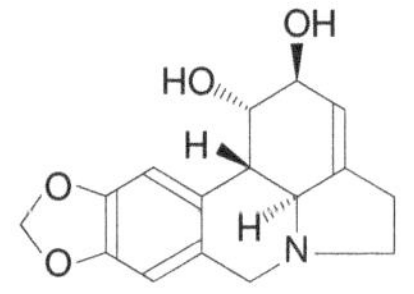

図5-18 リコリンの構造

## 〈バイケイソウ〉

　シュロソウ科の植物バイケイソウは，古代ヨーロッパでは吐剤として利用されたという。また，生薬として解熱薬や神経痛用の外用薬としても用いられてきたが，毒性が強いため現在では医薬としては利用されていない。新芽は山菜のオオバギボウシ（若葉はウルイと呼ばれる）やギョウジャニンニク（ニンニクと同じネギの仲間で強いニンニク臭がする）と似ているので誤食される。

**中毒症状**：食後30分～1時間で発症し，吐き気，嘔吐，手足のしびれ，脱力感，めまい，けいれん，血圧低下などがみられる。重症の場合は意識不明になり，呼吸停止により死に至る。

**毒成分**：ジェルビン（図5-19），ベラトラミン，ベラトリジン，プロトベラトリンなどのステロイドアルカロイドである。

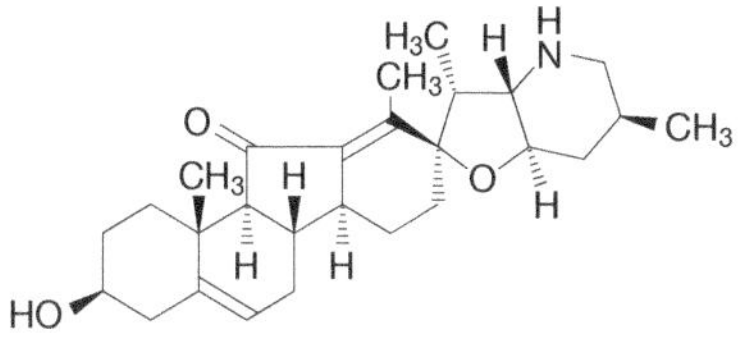

**図5-19** | **ジェルビンの構造**

## 〈チョウセンアサガオおよびハシリドコロ〉

　チョウセンアサガオおよびハシリドコロはいずれもナス科の植物である。1805年に日本で最初に全身麻酔による乳がんの外科手術を行った華岡青洲は，麻酔薬の原料としてチョウセンアサガオを用いている。チョウセンアサガオの種子は黒色球形でゴマと誤ったり，豆や野菜に混入して中毒する。また根はゴボウと，葉はモロヘイヤやアシタバと，開花前のつぼみはオクラと誤食され中毒する。ハシリドコロの場合は春先の新芽をフキノトウと，葉をギボウシと誤って中毒を引き起こす。

**中毒症状**：食後30分程度で発症し，口渇，瞳孔散大，脱力感，めまい，興奮，幻覚，錯乱などがみられる。

**毒成分**：ヒヨスチアミン（図5-20），アトロピン（ヒヨスチアミンのラセミ体），スコポラミンなどのトロパンアルカロイドである。

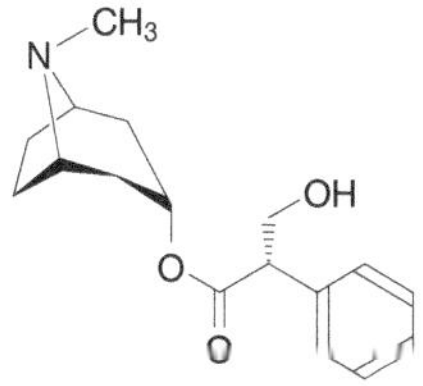

**図5-20** | **ヒヨスチアミンの構造**

## 〈トリカブト〉

　トリカブトはキンポウゲ科の草木で，塊根を乾燥させたものは古くから矢毒や強心薬の原料として利用されてきた。春先の新芽がいかにも食べられそうなため，同じキンポウゲ科のニリンソウやキク科のモミジガサなどと誤食されることが多い。

**中毒症状**：通常，食後10～20分以内に発症する。まず，口唇，腹部，皮膚に灼熱感を覚え，次いで流涎，嘔吐，めまいを生じる。重症の場合は，呼吸困難から心臓麻痺および呼吸麻痺によって死亡する。

【例題5-8】の解答⑤　【類題5-8(1)】の解答②　【類題5-0(2)】の解答①　【類題5-8(3)】の解答④

**毒成分**：主要な毒成分はアコニチン（図5-21）で，その他にメサコニチン，リコクトニンなども知られている。いずれもアルカロイドである。有毒成分は根に多いが，葉，茎，花にも存在する。

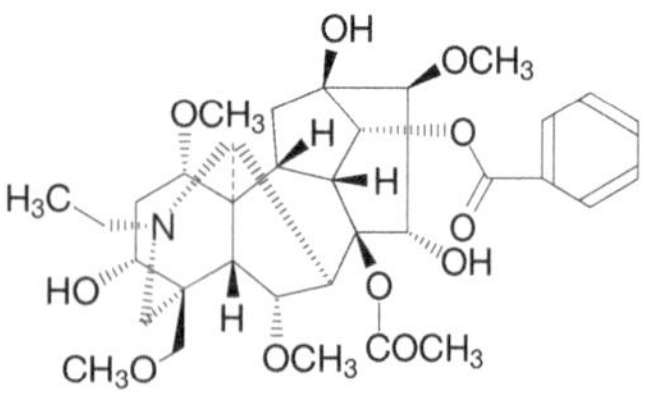

図5-21 アコニチンの構造

〈**イヌサフランおよびグロリオサ**〉

　イヌサフランはイヌサフラン科の植物で，その葉はギボウシやギョウジャニンニクと，球根はニンニクやタマネギ，ジャガイモと誤って中毒することがある。名前が似ているサフランはアヤメ科に属し，イヌサフランとはまったく異なる植物で毒成分をもたない。一方，グロリオサもイヌサフラン科の植物で，地下部をヤマノイモの担根体（食用にしている部分で，根でも茎でもないヤマノイモ特有の器官）と誤って中毒する。ヤマノイモをすりおろすとねばねばするが，グロリオサはすりおろしても粘りが出ないので，少し注意すれば誤食は防止できる。最近10年間（2011〜2020年）では，イヌサフラン中毒（17件，患者数24人）で10人，グロリオサ中毒（1件，患者数1人）で1人が死亡しているので警戒が必要である。

**中毒症状**：食後数時間で発症し，発熱，嘔吐，下痢，皮膚の知覚減退，呼吸困難などの症状がみられる。重症の場合は，臓器の機能不全により死亡する。

**毒成分**：毒成分はコルヒチン（図5-22）というアルカロイドで，イヌサフランでは球根，グロリオサでは地下部の濃度が高い。

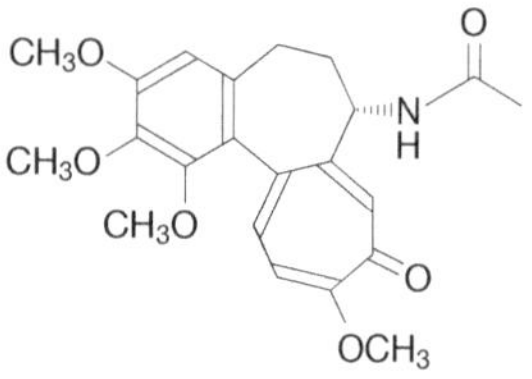

図5-22 コルヒチンの構造

〈**ドクニンジン**〉

　ドクニンジンはセリ科の植物で，ソクラテスがその汁を飲んで最期を遂げたことで知られている。葉がパセリやシャク（コシャク）に似ているため誤食される。

**中毒症状**：食後30〜40分で発症し，悪心，嘔吐，流涎，昏睡がみられ，重症の場合は死亡する。

**毒成分**：コニイン（図5-23）というアルカロイドである。

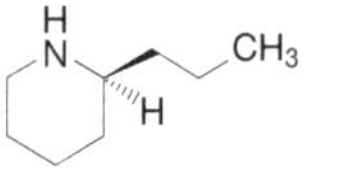

図5-23 コニインの構造

〈**ジャガイモ（バレイショ）**〉

　ジャガイモはナス科の植物で，塊茎を広く食用にしている。しかし，ジャガイモを長く保存していると，芽が出てきたり，光が当たった部分の皮やそのドは緑色になってくる。芽や芽の付け根部分，緑色の皮の部分は有毒で，しばしば中毒を起こしている。ジャガイモによる食中毒は，小学校で栽培したジャガイモを収穫し，しばらく保

存後に家庭科の授業や学校行事の際に皮付き
のままゆでて食べ，多くの児童が中毒すると
いうケースがほとんどである。

**中毒症状**：食後30分から半日で発症し，頭
痛，嘔吐，腹痛，疲労感などがみられる。重
症の場合は脳浮腫を生じ，意識の混濁，昏睡
からけいれんを経て死亡することもある。ジ
ャガイモの新芽や緑色の部分を除去し，皮を
厚めにむいて調理すれば中毒は予防できる。

**毒成分**：毒成分はソラニンとチャコニンであ
る（図5-24）。両者はステロイド骨格をも

ソラニン：R＝−D-Gal−D-Glu
　　　　　　　　　　 |
　　　　　　　　　　L-Rha

チャコニン：R＝−D-Glu−L-Rha
　　　　　　　　　 |
　　　　　　　　　L-Rha

|図5-24| ジャガイモの毒成分の構造

っているので，ステロイドアルカロイドと呼ばれる。また，ステロイド骨格に糖が結
合した化合物であるので，ステロイド配糖体（またはステロイドアルカロイド配糖
体）ともいわれる。

---

**☑ POINT!**

- ☐ 植物性自然毒の多くは，アルカロイド（窒素を含む天然由来の有機化合物）の範疇に入る。
- ☐ 有毒植物とその主なアルカロイド毒は次のとおりである。
  スイセン：リコリン，バイケイソウ：ジェルビン，チョウセンアサガオ・ハシリドコ
  ロ：ヒヨスチアミン，トリカブト：アコニチン，イヌサフラン・グロリオサ：コルヒチ
  ン，ドクニンジン：コニイン，ジャガイモ：ソラニンおよびチャコニン

---

**類題5-9(1)**　有毒植物およびその毒成分に関する記述である。誤っているものを1つ選べ。

① 植物性自然毒の多くは，アルカロイドと呼ばれる窒素を含む有機化合物である。
② トリカブトの毒は，日本では古くから矢毒として利用されてきた。
③ バイケイソウとグロリオサは，共通してジェルビンという毒成分を含む。
④ ジャガイモの毒成分であるソラニンはステロイド配糖体である。
⑤ ドクニンジンは有毒で，ソクラテスがそのエキスを飲んで最期を遂げたといわれている。

---

**類題5-9(2)**　有毒植物と毒成分との組み合わせである。誤っているものを1つ選べ。

① トリカブト…………アコニチン
② バイケイソウ………ジェルビン
③ ハシリドコロ………ヒヨスチアミン
④ ドクニンジン………コニイン
⑤ イヌサフラン………チャコニン

# 高等植物の毒②
## ——アルカロイド以外の毒成分

**例題5-10** 植物性自然毒に関する記述である。正しいものを1つ選べ。

① ドクゼリはシクトキシンというアルカロイド毒を含んでいる。
② 未熟なウメ（青梅）はアミグダリンという青酸配糖体の毒成分を含んでいる。
③ アオイマメはリナマリンというステロイド配糖体の毒成分を含んでいる。
④ ワラビに含まれるプタキロシドは神経毒性を示す。
⑤ 紅藻オゴノリによる中毒はリン脂質系の毒成分による。

**解説**

〈青酸配糖体〉

　未熟なウメ（青梅）や同じバラ科のアンズ，モモ，リンゴ，ナシなどの未熟な果実には，アミグダリン（図5-25）という青酸化合物（シアン化合物）が含まれている。糖が結合しているので青酸配糖体と呼ばれる。アミグダリンは，ウメなどがもつ酵素または腸内細菌の酵素により分解され，青酸（HCN）を発生する。

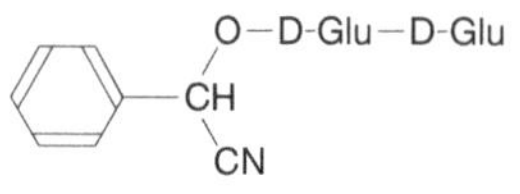

　キャッサバやライマメ（アオイマメともいう）にはリナマリン（ファゼオルナチンともいう，図5-26）という青酸配糖体が含まれ，やはり青酸を生じる。アフリカ，インドネシア，フィリピン，ミャンマーなど

図5-25 アミグダリンの構造

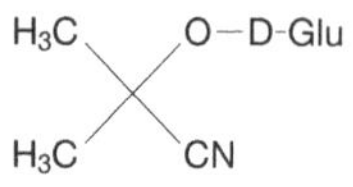

図5-26 リナマリンの構造

では，キャッサバやライマメによる中毒死が報告されている。日本では生あん原料として豆類を東南アジアから輸入しているが，生あん原料以外に使用してはならないという使用基準，生あんを製造する場合の製造基準，生あんの成分規格（シアン化合物不検出）を設けている。

〈発がん性植物毒〉

　食用植物であるが発がん物質を含むことから問題にされているものにワラビとソテツがある。ワラビを食べているウシには慢性の血尿と膀胱がんが多いといわれており，発がん物質はプタキロシド（図5-27）であることが明らかにされている。プタキロシドは水溶性で加熱に不安定であるので，ワラビのあく抜き（湯通し）の過程でそのほとんどが分解・除去される。

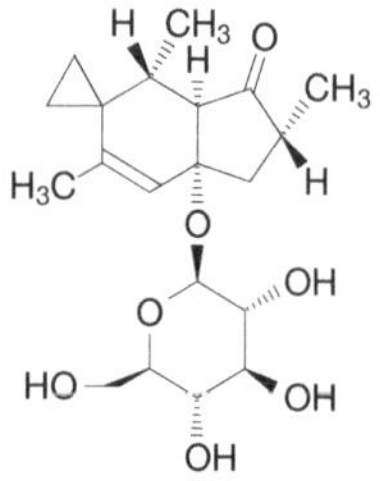

図5-27 プタキロシドの構造

一方，ソテツはサイカシン（図5-28）という発が
ん物質を含んでいる。サイカシンは腸内細菌の酵素作
用を受け，有毒なホルムアルデヒド（HCHO）と発
がん性を示すジアゾメタン（$CH_2=N^+=N^-$）に代謝
される。なお，ソテツは熱帯〜亜熱帯地域ではデンプ

$$H_3C-N^+=N\diagup O-\text{D-Glu}$$
$$\underset{O^-}{|}$$

|図5-28|サイカシンの構造

ン原料に用いられているが，サイカシンの大部分は水さらしの過程で除かれている。

〈その他の毒成分〉

その他の有毒植物と毒成分・中毒症状などは表5-7にまとめて示す。

表5-7│その他の有毒植物と毒成分・中毒症状など

| 有毒植物 | 毒成分 | 中毒症状など |
|---|---|---|
| ドクゼリ<br>（セリ科） | シクトキシン | セリと誤食される。中毒症状：嘔吐，下痢，腹痛，めまい，けいれんなど |
| シキミ<br>（モクレン科） | アニサチン | 果実は甘いが猛毒で，子どもが食べて中毒する。中毒症状：めまい，嘔吐，けいれん，虚脱など |
| クワズイモ<br>（サトイモ科） | シュウ酸カルシウム | 茎や根茎を食べて中毒する。最近，中毒事件が増加している（表5-2参照）。中毒症状：口中のしびれ・痛み，悪心，嘔吐，下痢など |
| オゴノリ<br>（紅藻） | プロスタグランジン$E_2$ | 生の藻体を食べて中毒した例がある（事件数：3件，患者数：8人，死者数：3人）。中毒症状：吐き気，下痢，腹痛，血圧低下 |

### ☑ POINT!

☐ 青梅やバラ科の未熟な果実には，青酸配糖体のアミグダリンが含まれている。

☐ キャッサバやアオイマメには，青酸配糖体のリナマリンが含まれている。

☐ 発がん性植物毒として，ワラビのプタキロシド，ソテツのサイカシンが知られている。

☐ その他の有毒植物と毒成分は次のとおりである。

ドクゼリ：シクトキシン，シキミ：アニサチン，クワズイモ：シュウ酸カルシウム，
オゴノリ：プロスタグランジン$E_2$

類題5-10  植物性自然毒に関する記述である。正しいものを1つ選べ。

① シキミの果実は猛毒で，アニサチンという毒成分を含む。

② キャッサバはリナマリンというアルカロイド毒を含み，致命的なことがある。

③ 紅藻オゴノリによる中毒はワックスエステルが原因である。

④ ワラビに含まれるサイカシンは発がん性を示す。

⑤ アミグダリンは酵素作用を受けて有害なホルムアルデヒドを発生する。

【例題5-9】の解答①　【類題5-9(1)】の解答③　【類題5-9(2)】の解答⑤

# 5-11　総合問題

---

**総合問題5-1**　動物性自然毒に関する記述である。正しいものを1つ選べ。

① 養殖フグの肝臓は無毒であるので，販売が認められている。

② 国内のシガテラ魚については，販売が禁止されているものはない。

③ アブラソコムツは肝臓に多量のビタミンAを含んでいるので，販売が禁止されている。

④ 麻痺性貝毒および下痢性貝毒のいずれに対しても，出荷規制値が定められている。

⑤ エゾバイ科巻貝は唾液腺にテトラミンを含んでいるので，販売が禁止されている。

---

**総合問題5-2**　動物性自然毒に関する記述である。正しいものを1つ選べ。

① フグ毒テトロドトキシンは，カリウムチャネルをブロックする神経毒である。

② バラムツは筋肉にワックスエステルを高濃度に含んでいるので，食べると下痢をする。

③ コイ類は卵巣にジノグネリンという毒成分を含むことがある。

④ 下痢性貝毒の主成分は，ペクテノトキシン類とイェソトキシン類である。

⑤ ボウシュウボラやキンシバイは，唾液腺にテトロドトキシンを蓄積することがある。

---

**総合問題5-3**　植物性自然毒に関する記述である。正しいものを1つ選べ。

① 虫が食べているキノコは食用キノコである。

② キノコ中毒は，事件数，死者数ともにドクツルタケによるものが最も多い。

③ 青梅に含まれるアミグダリンは，酵素作用を受けると青酸を生成する。

④ チョウセンアサガオとハシリドコロは，いずれもアコニチンという毒成分を含む。

⑤ ソテツに含まれる発がん物質はプタキロシドである。

---

**総合問題5-4**　植物性自然毒に関する記述である。正しいものを2つ選べ。

① 高等植物に多いアルカロイド毒は，分子中に硫黄を必ず含む。

② 生あんの原料として輸入されているアオイマメ類は，有毒な青酸配糖体をもつ。

③ トリカブトの毒成分はペプチドである。

④ ホテイシメジは食用キノコであるが，飲酒を伴うと中毒症状が現れる。

⑤ ツキヨタケに含まれる主な毒成分はタンパク質である。

---

**総合問題5-5**　自然毒に関する記述である。誤っているものを1つ選べ。

① フグ毒テトロドトキシンは耐熱性であるので，加熱調理しても中毒は防止できない。

② 麻痺性貝毒をつくる有毒プランクトンは渦鞭毛藻の仲間である。

③ 下痢性貝毒の本体は水溶性のオカダ酸類である。

④ ジャガイモの新芽にはソラニンが高濃度に含まれている。

⑤ 紅藻オゴノリによる中毒の原因物質はプロスタグランジン$E_2$である。

## 総合問題5-6　自然毒に関する記述である。正しいものを1つ選べ。

① キノコ毒は一般に耐熱性であるので，加熱調理では中毒を防止できない。

② ナガズカの卵巣を多量に摂取すると，ビタミンA過剰症が起こる。

③ シガテラ魚はシガトキシン類を体内で合成している。

④ ニラと間違えて中毒することが多いスイセンは，毒成分を葉にのみ含む。

⑤ ソテツおよびワラビの発がん物質は，いずれもステロイド配糖体である。

## 総合問題5-7　自然毒に関する記述である。正しいものを1つ選べ。

① フグは，細菌からはじまる食物連鎖によってテトロドトキシンを蓄積する。

② イシナギは筋肉にワックスエステルを多量に含み，食べると下痢を起こす。

③ 麻痺性貝毒および下痢性貝毒の分析の公定法はマウス試験法である。

④ ヒトヨタケを食べると幻覚症状を引き起こすので，麻薬植物として規制されている。

⑤ ジャガイモの新芽や緑色部分に含まれるソラニンは，青酸を生成して毒性を示す。

## 総合問題5-8　有毒生物と特徴的な中毒症状との組み合わせである。正しいものを1つ選べ。

① オニカマス……………………横紋筋融解症

② アオブダイ……………………ドライアイスセンセーション

③ ドクササコ……………………末端紅痛症

④ ドクツルタケ…………………瞳孔散大

⑤ チョウセンアサガオ………コレラ様症状

## 総合問題5-9　自然毒と化学構造との組み合わせである。正しいものを2つ選べ。

① シガトキシン…………タンパク質

② アマニチン……………ポリエーテル化合物

③ ムスカリン……………ペプチド

④ ソラニン………………ステロイド配糖体

⑤ リナマリン……………青酸配糖体

## 総合問題5-10　有毒生物と毒成分との組み合わせである。正しいものを1つ選べ。

① ドクウツボ…………パリトキシン様毒

② ヒメエゾボラ………テトロドトキシン

③ ツキヨタケ…………アクロメリン酸

④ ソテツ………………アミグダリン

⑤ ジャガイモ…………チャコニン

【例題5-10】の解答 ②

【類題5-10】の解答 ①

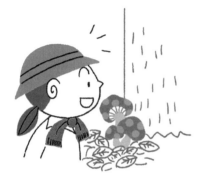

## Chapter 6

# 化学性食中毒

### このChapterで学ぶこと

　化学性食中毒は，食品原料あるいは食品に本来含まれていないはずの有害化学
物質の汚染，混入，生成などにより引き起こされる中毒である。ここでは，まず
化学性食中毒の発生状況と有害化学物質の安全性評価指標，特にADI（一日許容
摂取量）について学び，次いで化学性食中毒の原因となる各種有害化学物質の性
状，中毒症状，中毒対策などの要点を学ぶ。

### 対 策

　ADIの定義と求め方は必須事項である。有害化学物質のなかでは変敗脂質に関
する出題が多いので，脂質の酸化機構や酸化指標，トランス脂肪酸の定
義や生成などはよく理解しておきたい。その他，有害化学物質と公害の
組み合わせ（水銀と水俣病，PCBとカネミ油症事件など），農薬のポジ
ティブリスト制度，アレルギー様食中毒の発症機構，カビ毒（特にアフ
ラトキシン）の性状や規制値もときどき出題されている。

**例題6-1** 食中毒に関する記述である。正しいものを1つ選べ。

① 水俣病は化学性食中毒の一種である。

② カビ毒による中毒は，自然毒食中毒の一種である。

③ アレルギー様食中毒は，原因物質のヒスタミンが細菌の作用を受けて生成するが，化学性食中毒に分類されている。

④ 脂質の酸化物は食中毒の原因にはならない。

⑤ 消毒剤の溶液を誤って飲料水として提供して起こった中毒は，食中毒ではなく事故とみなす。

**解説**

〈化学性食中毒とは〉

　食品原料あるいは食品に本来含まれていないはずの有害化学物質の汚染，混入，生成などにより引き起こされる中毒を，化学性食中毒と呼んでいる。具体的には，有害元素や農薬，カビ毒などの食品への汚染・混入，赤身魚肉におけるヒスタミンの蓄積，変敗に伴う油脂酸化物の生成などのほか，洗剤や消毒剤などの食品との誤用といった単純な人為的ミスが化学性食中毒の原因となる。

〈化学性食中毒の発生状況〉

　化学性食中毒は，最近10年間（2013〜2022年）では事件数119件（全食中毒事件数の1.2%），患者数2,122人（全食中毒患者数の1.3%）と少なく，死亡例もない（表2-1参照）。しかし日本では，これまでにヒ素ミルク中毒事件やPCBによるカネミ油症事件のような大規模な食中毒事件が起こっているし，食中毒ではないとはいえ，メチル水銀による水俣病やカドミウムによるイタイイタイ病のような悲惨な公害事件も経験している。化学性食中毒に関与する有害化学物質のなかには，公害を引き起こしたメチル水銀やカドミウムのような有害元素をはじめ，農薬やPCB，ダイオキシン，カビ毒など，長期間摂取による慢性中毒や発がん性の点でも問題になるものが多く，消費者の関心も高い。

　化学性食中毒のなかではヒスタミンによる中毒（アレルギー様食中毒）が圧倒的に多く，最近10年間（2013〜2022年）では事件数の82%，患者数の96%を占めている。ヒスタミン以外の化学性食中毒28件を表6-1にまとめて示す。銅を原因とする1件（やかんの内側に蓄積し，スポーツドリンク中に溶出した銅が原因）と亜硝酸態窒素を原因とする1件（空調用配管と水道管をつなぐ逆止弁の経年劣化により，防食剤の亜硝酸塩を含む空調用温水が水道水に混入したことが原因）を除くと，漂白剤，洗剤，消毒剤などの混入や誤用，あるいは飲料と誤っての提供が原因で，いずれも人為的な

表**6**-1 **ヒスタミン中毒以外の化学性食中毒の原因物質別発生状況**(2013〜2022年)

| 原因物質 | 中毒原因 | 事件数(件) | 患者数(人) |
|---|---|---|---|
| 漂白剤 | 混入 | 7 | 10 |
| | 溶液の提供 | 2 | 9 |
| 洗剤 | 混入 | 3 | 5 |
| | 誤用 | 1 | 12 |
| | 溶液の提供 | 1 | 2 |
| 消毒剤 | 混入 | 3 | 10 |
| 銅 | 容器からの溶出 | 1 | 13 |
| 亜硝酸態窒素 | 水道水の汚染 | 1 | 10 |
| 界面活性剤 | 混入 | 1 | 5 |
| 除菌剤 | 溶液の誤飲 | 1 | 1 |
| 不明 | 不明 | 1 | 1 |
| 合計 | | 22 | 78 |

単純ミスによる食中毒である。なお，戦後間もない頃の日本で多発したメチルアルコール中毒（1945年には患者569人，死者403人，1946年には患者2,453人，死者1,841人，1947年には患者288人，死者143人を出している）は，1977年に発生した1件の後は2005年に1件発生したのみで，ほぼ根絶したといってもよい状況である。

**☑ POINT!**

□ 化学性食中毒とは，食品原料あるいは食品に本来含まれていないはずの有害化学物質の汚染，混入，生成などにより発生する食中毒のことをいう。

□ 化学性食中毒の事件数および患者数は全食中毒の1％程度と少なく，最近30年間では死亡例もない。

□ 化学性食中毒の約80％はアレルギー様食中毒である。

□ 有害化学物質は，過去に大規模な食中毒または公害（ヒ素ミルク中毒事件，水俣病，イタイイタイ病，カネミ油症事件）を引き起こしている。

□ 有害化学物質の多くは，急性毒性のほか，慢性毒性や発がん性の点でも問題になる。

**類題6-1　化学性食中毒に関する記述である。誤っているものを2つ選べ。**

① 化学性食中毒の発生件数は全食中毒の1％程度である。

② 化学性食中毒の死者は全食中毒死者の約半分を占める。

③ 化学性食中毒の半分以上はアレルギー様食中毒である。

④ アレルギー様食中毒による死者はいない。

⑤ 化学性食中毒のうち，アレルギー様食中毒に次いで多いのはメタノール中毒である。

例題**6-2** 化学物質の安全性評価指標に関する記述である。誤っているものを1つ選べ。

① 実験動物に対する急性毒性は$LD_{50}$で表される。

② 実験動物を用いた毒性試験結果において，有害影響が認められなかった最高の投与量を NOAEL という。

③ 実験動物を用いた毒性試験結果において，いかなる影響も認められなかった最高の投与量を NOEL という。

④ ヒトが生涯にわたって毎日摂取しても健康影響が出ない一日当たりの摂取量を ADI という。

⑤ ADI は NOAEL と等しい。

**解説**

　化学物質の安全性評価指標は略記されることが多い。表6-2には略記名，略記しない英語名および日本語名をまとめておく。

〈$LD_{50}$と$LC_{50}$〉

　$LD_{50}$は，化学物質を実験動物に投与（経口投与や静脈投与など）して半数の動物が死亡する量で，急性毒性を表すときに用いられる。実験動物の体重1 kg当たり（または1 g当たり）の投与量（例えば50 µg/kg）で表し，実験動物名と投与経路を必ず付記する。また，ガス状の化学物質に曝露した実験動物や水に溶解した化学物質に曝露した水生動物に対する急性毒性は，$LD_{50}$ではなく$LC_{50}$で表す。

〈NOAELとNOEL〉

　実験動物を用いて慢性毒性試験，生殖発生毒性試験，発がん試験などの各種毒性試験を行い，それぞれの試験について生物学的なすべての有害影響が対照群に対して統計学的に有意な変化を示さなかった最大の投与量を求める（図6-1）。各試験において有害影響がみられなかった最大の投与量を比較し，最も小さい値がNOAELになる。

表**6-2**｜化学物質の安全性評価指標

| 略記名 | 略記しない英語名 | 日本語名 |
|---|---|---|
| $LD_{50}$ | Lethal Dose Fifty | 半数致死量（または50％致死量） |
| $LC_{50}$ | Lethal Concentration Fifty | 半数致死濃度（または50％致死濃度） |
| NOAEL | No Observed Adverse Effect Level | 無毒性量（または最大無毒性量，無有害作用量） |
| NOEL | No Observed Effect Level | 無影響量（または最大無影響量） |
| ADI | Acceptable Daily Intake | 一日許容摂取量 |
| TDI | Tolerable Daily Intake | 耐容一日摂取量 |
| ARfD | Acute Reference Dose | 急性参照用量 |

NOELは毒性試験で何の影響もみられ
なかった量であるので，当然NOEL
≦NOAELとなる。

〈**ADI, TDIおよびARfD**〉

ADIは「当該化学物質についてヒト
が一生涯にわたり摂取しても健康へ有
害な影響が認められないと判断される
体重1 kg当たりの一日当たりの摂取量」
と定義され，単位はmg/kg/日のよう

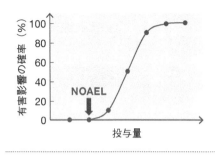

| 図**6**-1 | **毒性試験の結果**（模式図）

に表される。ADIはNOAELを安全係数で割って求める。通常，ヒトと実験動物の感受
性の差を最大10倍，ヒトの個人差を最大10倍と見積もり，安全係数は100（＝10×
10）が採用されている。ADIは，農薬や食品添加物などのように食品に意図的に使用
される物質に対して用いられる。それに対してTDIは，食品に意図的に使用されない
が食品に存在する物質（重金属，ダイオキシン，カビ毒など）に用いられる用語で，求
め方はADIと同じである。

ARfDは「当該化学物質についてヒトが24時間またはそれより短時間の間の摂取
によって，健康に悪影響が生じないと推定される一日当たりの摂取量」で，短期毒性
試験によって得られたNOAELを安全係数で割って求める。

---

✅ **POINT!**

□ 実験動物に対する急性毒性は**LD$_{50}$**（半数致死量）または**LC$_{50}$**（半数致死濃度）で表す。

□ 実験動物を用いた毒性試験結果において，有害影響が認められなかった最高の投与量を
**NOAEL**（無毒性量または最大無毒性量）という。

□ 実験動物を用いた毒性試験結果において，いかなる影響も認められなかった最高の投与
量を**NOEL**（無影響量または最大無影響量）という。

□ ヒトが生涯にわたって毎日摂取しても健康影響が出ない一日当たりの摂取量を**ADI**（一
日許容摂取量）といい，NOAELを安全係数（通常100）で割って求める。

□ 食品に意図的に使用されないが食品に存在する物質については，ADIの代わりに**TDI**
（耐容一日摂取量）を用いる。

---

**類題6-2**　化学物質の安全性評価指標に関する記述である。正しいものを1つ選べ。

① 水に溶解した化学物質の魚に対する急性毒性はLD$_{50}$で表される。

② 複数の投与量を用いて毒性試験を行ったとき，いかなる有害影響も認められなかった最
高の投与量をNOELという。

③ NOAELとNOELの数値の関係は，NOAEL≦NOELとなる。

④ ADIはNOAELを安全係数で割って求める。

⑤ TDIはADIを10で割って求める。

【例題6-1】の解答 ③

【類題6-1】の解答 ②・⑤

## Section 6-3　有害元素① ——水銀(Hg)

例題6-3　水銀に関する記述である。正しいものを1つ選べ。

① 水銀は常温，常圧で凝固しない唯一の金属元素である。
② 水俣病の原因となったのは無機水銀である。
③ 水俣病の特徴的な症状は，腎障害と骨軟化症である。
④ 魚介類の水銀の暫定的規制値は，無機水銀0.4 ppm，メチル水銀0.3 ppmである。
⑤ 水銀の暫定的規制値は，すべての魚介類を対象として設定されている。

### 解説 ▶

〈水銀の性質と利用〉

　水銀は常温，常圧で液体の唯一の金属元素で，比重は13.6と非常に大きい。金とアマルガム（水銀と他の金属との合金の総称）をつくる性質があり，この性質を利用して金を採取するために現在でも世界各地で用いられている。身のまわりでは体温計や血圧計に使われてきた（2021年1月1日以降，水銀体温計・血圧計の製造・輸出入が禁止されている）。無機水銀（塩化第二水銀）や有機水銀化合物（アルキル水銀およびフェニル水銀）は強い殺菌作用を示し，医薬品や農薬として広く用いられてきたが，毒性が強いため先進国ではほとんど使用されなくなっている。

〈水俣病および第二水俣病〉

　水銀による大規模な公害事件として，熊本県・鹿児島県にまたがって発生した水俣病（1956年に公式確認）と新潟県阿賀野川下流域で発生した第二水俣病（新潟水俣病とか阿賀野川水銀中毒とも呼ばれ，1965年に公式確認）がある。四日市ぜんそく（原因は亜硫酸ガスによる大気汚染），イタイイタイ病（原因はカドミウムによる米などの汚染，Section 6-5参照）と合わせて日本における四大公害と呼ばれている。水俣病および第二水俣病では，いずれも工場廃液に含まれていたメチル水銀が食物連鎖を通して魚介類に濃縮され，汚染魚介類を食べた沿岸住民が大きな被害を受けた。中毒症状は中枢神経系障害で，初期には口のまわりや手足のしびれ感が，進行すると歩行障害，視野狭窄，難聴，嚥下障害などが現われた。重症の場合は死に至り，軽症でも後遺症が残っている。これら有機水銀中毒症状は，1937年にイギリスの農薬工場で起こった神経症がメチル水銀中毒であることを報告したハンター博士とラッセル博士にちなんで，ハンター・ラッセル症候群と呼ばれている。水俣病は世界最初の水銀中毒であるが，その原因をめぐって長期にわたり論争がつづき，被害者救済が遅れて大きな社会問題となった。

| 表**6**-3 | 魚介類の水銀の暫定的規制値

| 水銀の種類 | 規制値 (ppm) | 備考 |
|---|---|---|
| 総水銀 | 0.4 | ただし，マグロ類（マグロ，カジキおよびカツオ），内水面水域の河川産の魚介類（湖沼産の魚介類は含まない），深海性魚介類（メヌケ類，キンメダイ，ギンダラ，ベニズワイガニ，エッチュウバイガイおよびサメ類）については適用しない。 |
| メチル水銀 | 0.3（水銀として） | |

〈魚介類の水銀の暫定的規制値〉

　1973年に厚生省（現厚生労働省）は，魚介類の水銀の暫定的規制値を表6-3に示すように総水銀0.4 ppm，メチル水銀0.3 ppm（水銀として）と定めている。総水銀の規制値，メチル水銀の規制値の両方を超えた場合に規制値を超えたとみなすことにしている。すなわち，総水銀が規制値以下（例えば0.35 ppm）の場合，メチル水銀が規制値以上（例えば0.32 ppm）であっても規制値を超えたとは判定しない。そこで日常的な監視では，まず定量方法が簡単な総水銀濃度を測定し，規制値を超えた検体についてのみメチル水銀濃度を測定している。なお，一部魚介類には規制値を適用しないことになっているが，そのなかではマグロ類は消費量が多く，経済的に特に重要である。マグロ類にはセレンも多く含まれているが，最近の研究では，有機セレン化合物（セレノネイン，図6-4参照）が水銀の毒性を緩和することが明らかにされている。

### ☑ POINT!

- □ 水銀は常温，常圧で液体の唯一の金属元素である。
- □ 水銀（メチル水銀）による公害事件としては，熊本県・鹿児島県にまたがって発生した水俣病と，新潟県阿賀野川下流域で発生した第二水俣病がある。
- □ 水俣病と第二水俣病は，四日市ぜんそく，イタイイタイ病と合わせて四大公害と呼ばれている。
- □ 水俣病の症状は中枢神経系障害で，ハンター・ラッセル症候群と呼ばれている。
- □ 魚介類に含まれる水銀については，総水銀0.4 ppm，メチル水銀0.3 ppm（水銀として）という暫定的規制値が設けられている。

### 類題**6**-3　水銀に関する記述である。正しいものを1つ選べ。

① 水俣病は，魚介類に蓄積されたメチル水銀が原因である。
② 水俣病の特徴的な症状はファンコニー症候群である。
③ 第二水俣病は富山県神通川流域で発生した。
④ 第二水俣病は米類に蓄積されたメチル水銀が原因である。
⑤ 魚介類の水銀の暫定的規制値は，マグロ類のみは適用しないことになっている。

〔例題6-2の解答〕⑤

〔類題6-2の解答〕④

## Section 6-4　有害元素②──ヒ素(As)

**例題6-4**　ヒ素に関する記述である。正しいものを1つ選べ。

① ヒ素化合物は毒性が高いので，有効利用されているものはない。
② ヒ素による中毒事件としてはイタイイタイ病が知られている。
③ ヒ素化合物の毒性は，一般に無機態より有機態のほうが高い。
④ 無機ヒ素化合物は発がん性を示す。
⑤ 海藻の主要なヒ素化合物はヒ酸である。

### 解説 ▶

〈ヒ素の利用〉

　ヒ素は殺そ剤（亜ヒ酸）や農薬（有機ヒ素化合物），梅毒治療薬（サルバルサン）としてかつては広く利用されていた。薬剤としては現在では，亜ヒ酸が白血病の一種である急性前骨髄球性白血病の特効薬（商品名：トリセノックス）として用いられている程度である。工業的にはヒ化ガリウム（ガリウムヒ素とも呼ばれる）が，半導体材料として活用されている。

〈ヒ素の急性毒性と中毒事件〉

　ヒ素は古くから毒物の代表とされ，自殺や他殺にしばしば用いられてきたし，食品を介した急性のヒ素中毒事件も知られている。日本におけるヒ素による食中毒事件を表6-4に示す。いずれも多数の患者を出しているが，特にヒ素ミルク中毒事件では患者はすべて乳幼児で，しかも死者は131人にものぼり，日本における最大の食中毒事件といってよい。原料乳に安定剤として添加した第二リン酸ナトリウムがヒ素（亜ヒ酸と推定されている）によって汚染されていたことが原因で，製品の粉ミルク中のヒ素含量は20〜60 ppmと高かった。急性中毒症状として，咽頭部乾燥感，腹痛，悪心，嘔吐，ショック症状，心筋障害などがみられた。

〈ヒ素の慢性毒性と中毒事件〉

　日本では1920年以降，宮崎県の土呂久鉱山，松尾鉱山，島根県の笹ヶ谷鉱山など，硫砒鉄鉱を焼いて亜ヒ酸を製造していた鉱山の労働者および周辺住民の間で，慢性ヒ

**表6-4｜ヒ素による主な食中毒事件**

| 発生年 | 発生場所 | 原因食品 | ヒ素濃度 (ppm) | 患者数 (人) | 死者数 (人) |
|---|---|---|---|---|---|
| 1948 | 三重県津市 | 醤油 | 16〜18 | 2,019 | 0 |
| 1955 | 岡山県を中心とする西日本 | 粉ミルク | 20〜60 | 12,159 | 131 |
| 1955〜1956 | 山口県宇部市 | 醤油 | 90 | 390 | 0 |

素中毒が多発した。中国，インド，バングラデシュ，ベトナムなどのアジア諸国では，1980年以降，飲料水（地下水）の無機ヒ素汚染による慢性ヒ素中毒が深刻な問題になっている。世界銀行の報告書（2005年）によれば，地下水ヒ素汚染地域の住民は6,000万人で，70万人のヒ素中毒患者が確認されている。慢性中毒では，黒皮症（腹部などの色素沈着）や手足の角化症のほかに，種々のがん（皮膚がん，肺がんなど）の発生もみられる。

〈魚介類に含まれるヒ素の安全性〉

　食品中のヒ素含量は，農産物，畜産物では通常ppbのオーダーであるが，魚介類ではppmのオーダーと非常に高く，ヒ素ミルク中毒事件を招いた粉ミルク中の含量を超えるものも珍しくない。魚介類に含まれるヒ素の大部分は水溶性の低分子有機態として存在し，動物ではアルセノベタイン，海藻ではアルセノシュガーが主要なヒ素化合物であることが明らかにされている（図6-2）。一般的に有機ヒ素化合物の毒性は無機ヒ素化合物（ヒ酸，亜ヒ酸）より低いことが知られているが，アルセノベタインやアルセノシュガーは急性毒性を示さないこと，たとえ体内にとり込まれても短時間で尿中に排泄され蓄積性がないことが明らかにされている。無機ヒ素（ヒ酸）の濃度が高いヒジキのような一部海藻を除くと，魚介類に含まれるヒ素については食品衛生上の問題はない。

$$H_3C-\overset{\overset{\displaystyle CH_3}{|}}{\underset{\underset{\displaystyle CH_3}{|}}{As}}{}^+-CH_2COO^-$$

R=CH$_2$CH(OH)CH$_2$OH，CH$_2$CH(OH)CH$_2$SO$_3$H など

│図**6-2**│ **アルセノベタイン**(左) **およびアルセノシュガー**(右) **の構造**

**☑ POINT!**

☐ 無機ヒ素化合物は発がん性を示す。

☐ ヒ素化合物の毒性は，一般的に無機態のほうが有機態より高い。

☐ ヒ素濃度の高い魚介類に含まれるヒ素化合物は，大部分が水溶性の有機態である。

☐ 主要なヒ素化合物は，海産動物ではアルセノベタイン，海藻ではアルセノシュガーであり，これらヒ素化合物は急性毒性を示さないし体内蓄積性もない。

**類題6-4**　ヒ素に関する記述である。誤っているものを1つ選べ。

① ヒ素は半導体の材料として有効利用されている。

② ヒ素ミルク中毒事件は，使用した添加物のヒ素汚染が原因で発生した。

③ ヒ素化合物の毒性は，一般に有機態より無機態のほうが高い。

④ 海洋動物の主要なヒ素化合物はアルセノベタインである。

⑤ 海藻の主要なヒ素化合物はアルセノコリンである。

〔例題6-3〕の解答 ①

〔類題6-3〕の解答 ①

# 6-5 有害元素 ③ ——カドミウム（Cd）

**例題6-5**　カドミウムに関する記述である。正しいものを1つ選べ。

① カドミウムによる中毒事件としては，カネミ油症事件が有名である。
② 体内にとり込まれたカドミウムは，主として甲状腺に蓄積する。
③ メタロチオネインはカドミウムとは結合性を示さない。
④ 食品中のカドミウムに対して，1.0 ppm 未満という規格基準が設定されている。
⑤ 貝類や甲殻類の内臓のカドミウム含量は，数 ppm から数十 ppm と非常に高い。

## 解説

〈**カドミウムの利用**〉

　カドミウムはポリ塩化ビニルの安定剤，プラスチック製品やガラス製品の着色料，電池の電極材料，種々の合金成分，顔料などとして利用されている。

〈**イタイイタイ病**〉

　カドミウムは亜鉛や鉛などの精練時の副産物として得られるので，亜鉛鉱山などの周辺ではカドミウムによる環境汚染，ひいては飲料水や穀物，野菜類を介したカドミウムの慢性中毒が問題となる。大規模な中毒事件としては，富山県神通川流域で発生したイタイイタイ病が有名である。1955年に原因不明の奇病として学会に報告されたが，その後，神通川上流の亜鉛・鉛精練所からの鉱滓，廃水中に多量に含まれていたカドミウムによることが究明された。慢性中毒での標的臓器は腎臓で，特に近位尿細管が影響を受けやすく，多尿，アミノ酸尿，糖尿，タンパク尿がみられる（ファンコニー症候群と呼ばれている）。腎障害が起こると骨の形成に重要なカルシウムの再吸収が低下するので，骨軟化症もみられる。骨軟化症に伴う疼痛（特に大腿部と腰部の痛み）が，イタイイタイ病の名前の由来である。

〈**メタロチオネイン**〉

　生体に吸収されたカドミウムはまず肝臓に移行し，メタロチオネインと呼ばれるタンパク質を誘導する。メタロチオネインは金属，特にカドミウムによって誘導される分子量6,000〜7,000の金属結合タンパク質で，有害元素の毒性緩和や必須微量元素の生体内における恒常性維持などの機能を担っていると考えられている。メタロチオネインと結合したカドミウムは血液中に放出され，腎糸球体でろ過後，尿細管で再吸収されて蓄積する。腎臓ではメタロチオネインの分解と再合成がくり返し行われているが，カドミウムが過剰に蓄積するとメタロチオネインの合成が間に合わなくなり，結果としてメタロチオネインと結合できないカドミウムが多くなる。このかたちのカドミウムが腎障害を引き起こすと考えられている。

## 〈食品のカドミウム含量〉

　日本人のカドミウム摂取に最も大きく寄与している米に関しては，玄米および精米中0.4 mg/kg以下という成分規格が設定されている。通常，米をはじめとした食品中のカドミウム含量はほとんどが0.1 ppm未満である。ただし，表6-5に示すように，カニ類の内臓や貝類の中腸腺，イカ類の肝臓などでは数十ppmと異常に高含量であることが知られ，食品衛生上あるいは廃棄物の有効利用にとって障害になっている。

| 表6-5 | ベニズワイガニ，ホタテガイおよびスルメイカのカドミウム含量

| 種類 | 組織 | 試料数 | カドミウム含量 (ppm) | | |
|---|---|---|---|---|---|
| | | | 最小値 | 最大値 | 平均値 |
| ベニズワイガニ | 筋肉 | 30 | 0.04 | 0.48 | 0.16 |
| | 内臓 | 15 | 2.30 | 23.00 | 11.74 |
| ホタテガイ | 筋肉（貝柱） | 57 | 0.01 | 0.51 | 0.12 |
| | 中腸腺（うろ） | 72 | 1.30 | 16.00 | 5.80 |
| スルメイカ | 筋肉 | 50 | 0.03 | 1.30 | 0.29 |
| | 肝臓 | 41 | 6.60 | 96.00 | 33.90 |

出典：国内農畜水産物に含まれるカドミウムの実態調査データ（農林水産省）から抜粋

### ☑ POINT!

- □ カドミウムによる慢性中毒事件として，富山県神通川流域で発生したイタイイタイ病が知られている。
- □ イタイイタイ病の症状は，腎障害，骨軟化症，骨軟化症に伴う疼痛である。
- □ カドミウムは，金属結合性タンパク質のメタロチオネインを誘導する。
- □ 米（玄米および精米）のカドミウムについては，0.4 mg/kg以下という成分規格が設定されている。
- □ 甲殻類や軟体動物の内臓のカドミウム含量は数ppmから数十ppmと非常に高い。

### 類題6-5　カドミウムに関する記述である。誤っているものを1つ選べ。

① カドミウムによる中毒事件としてはイタイイタイ病が有名である。

② カドミウムによる慢性中毒では，腎臓が標的臓器になる。

③ カドミウムによる中毒症状はハンター・ラッセル症候群と呼ばれる。

④ 実験動物にカドミウムを投与すると，メタロチオネインと呼ばれる金属結合性タンパク質が誘導される。

⑤ 米（玄米および精米）のカドミウムについては，0.4 mg/kg以下という成分規格が設定されている。

【例題6-4】の解答　④

【類題6-4】の解答　⑤

# 有害元素④——その他

**例題6-6**　有害元素に関する記述である。正しいものを1つ選べ。

① 銅のサビを緑青（ろくしょう）といい，カネミ油症事件の原因となった。
② 無機スズによる典型的な中毒症状は重度の貧血である。
③ 鉛の欠乏症として克山病が知られている。
④ マグロに含まれる有機セレン化合物は，水銀の毒性を高める。
⑤ クロム化合物の毒性は6価が特に高い。

**解説**

　水銀，ヒ素，カドミウム以外の主な有害元素について，以下に簡単に説明する。

〈銅（**Cu**）〉

　銅は調理器具として広い用途があり，電線や農薬にも利用されている。必須元素のひとつで，チトクロムc酸化酵素，スーパーオキシドディスムターゼなど生体内で重要なはたらきをする金属酵素の構成成分である。欠乏症としては貧血をはじめ，心筋症，神経障害などがある。一方，高濃度になると嘔吐，下痢，頭痛などの中毒症状を引き起こす。Section 6-1で述べたように，焼酎の保存容器から溶出した銅や，やかんからスポーツドリンクに溶出した銅による食中毒が知られている。なお，緑青といわれる銅のさびは，以前は猛毒と考えられていたが，その主成分である塩基性炭酸銅 $CuCO_3 \cdot Cu(OH)_2$ の毒性は非常に弱いことが明らかにされているので，緑青により中毒することはまずないと思われる。

〈スズ（**Sn**）〉

　無機スズはブリキ，ハンダ，メッキなどの用途がある。食品中のスズ含量は缶詰（特に野菜や果物といった酸性食品の缶詰）で高い。これは缶のメッキに用いられているスズが溶出するためである。無機スズの毒性はそれほど強くはないが，スズ含量2,000 ppmのフルーツポンチの缶詰やスズ含量300～500 ppmの缶ジュースで，嘔吐，吐き気，腹痛などの胃腸障害を引き起こしたことがある。現在，スズの溶出を押さえるために，缶内面を樹脂でコーティングした塗装缶が一般に使用されている。なお，清涼飲料水および粉末清涼飲料水のスズの成分規格として，金属製容器包装入りのものについては150 ppmという規制値が設けられている。

　有機スズのトリブチルスズ化合物およびトリフェニルスズ化合物（図6-3）は，貝類や藻類の付着を防ぐために船底や漁網の防汚剤として以前は用いられていた。しかし，海水中に溶け出した有機スズが内分泌攪乱化学物質のひとつとして海洋生物に悪影響を与えるだけではなく，汚染魚介類を通して人への健康影響が懸念されたので，

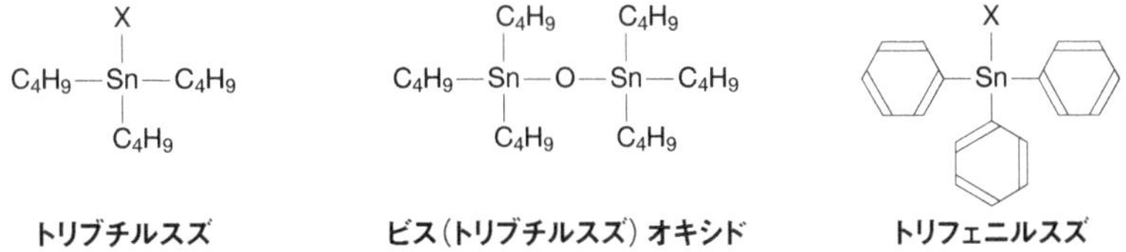

トリブチルスズ　　　　ビス（トリブチルスズ）オキシド　　　　トリフェニルスズ

**図6-3｜トリブチルスズおよびトリフェニルスズの構造**

X＝Cl，F，CH$_3$COOなど

国際的に使用が禁止されている。

〈鉛（Pb）〉

　鉛は融点の低い加工しやすい金属で，鉛管やハンダ，鉛蓄電池，無機薬品（顔料など）など広い用途がある。鉛による中毒量は1～5 mg／70 kgとされている。鉛中毒における典型的な症状は，ヘモグロビンの合成阻害による重度の貧血（鉛貧血）である。その他，神経系障害として上肢の伸筋麻痺や鉛脳症（嘔吐，昏睡，けいれん発作など），消化器系障害として大腸の強い痛み（鉛疝痛）もみられる。

　食品中の鉛濃度は，野菜類で＜0.05～0.41 ppm，穀類で＜0.05～0.07 ppm，魚介類で＜0.05～1.75 ppmと低く（田中之雄ら，1973），中毒を引き起こすことはない。ヨーロッパではワイン，パプリカ，小麦粉などによる鉛中毒事件がいくつか報告されているが，いずれの事件も何らかの原因で食品が鉛に汚染されたものである。例えば1996年にアルバニアで発生した小麦粉による鉛中毒事件は，製粉機の金属部分の固定化に使用した金属鉛が摩耗して小麦粉に混入したことが原因である。このときの小麦粉の鉛濃度は550～800 ppmで，患者5人，死者2人を出した。

〈セレン（Se）〉

　セレンは整流器，光電池，顔料，塗料などの用途がある。必須元素で，肝臓や赤血球に含まれるグルタチオンペルオキシダーゼの構成成分である。欠乏症としては中国の三大風土病のひとつである克山病が有名である。中国北東部から南西の雲南省に至る帯状地域で発生している心筋症で，黒竜江省克山県で多発したことが病名の由来である。患者は小児や妊娠中の女性が多い。

　セレンの有用性に関しては，水銀の毒性緩和があげられる。マグロ類は水銀濃度が高く暫定的規制値（総水銀0.4 ppm，メチル水銀0.3 ppm）を超える個体も多いが，同時にセレン濃度も高い（表6-6）。クロマグロからセレン化合物が精製され，図6-4に示すセレノネインであることが明らかにされている。セレノネインはマグロ類以外の魚類にも存在すること，さらにメチル水銀の毒性を緩和することが実験的に証明されている。セレンはこのように有用な反面，濃度が高くなれば毒性も現れる。日本

【例題6-5】の解答⑤

【類題6-5】の解答③

ではセレンによる中毒の報告はないが、中国湖北省恩施では、1961～1964年に石炭由来のセレンを高濃度（～44ppm）に蓄積したトウモロコシや野菜の摂食により、住民248人の約半分に急性～慢性のセレン中毒が引き起こされている。また、アメリカでは、健康薬品として市販されていた高セレン酵母錠剤（記載は150 $\mu$g-Se/錠であったが、一部に31 mg-Se/錠という高濃度の錠剤が含まれていた）を服用していた女性に、亜急性のセレン中毒症状が引き起こされている。セレンの中毒症状は脱毛、爪の変色・変形、胃腸障害、倦怠感などである。

表6-6 **魚類筋肉の水銀およびセレンの含量**

| 魚種 | 水銀含量 (ppm) | セレン含量 (ppm) |
|---|---|---|
| マイワシ | 0.02 | 0.33 |
| サンマ | 0.06 | 0.21 |
| キンメダイ | 1.28 | 1.44 |
| マダイ | 0.03 | 0.29 |
| マアジ | 0.03 | 0.40 |
| マサバ | 0.02 | 0.27 |
| カツオ | 0.13 | 0.49 |
| キハダ | 0.39 | 0.76 |
| ビンナガ | 0.23 | 1.51 |
| クロマグロ | 0.17 | 0.60 |
| メバチ | 0.45 | 1.13 |
| メカジキ | 1.03 | 0.53 |

Yamashitaら（2011）のデータから一部抜粋

〈クロム（**Cr**）〉

　金属クロムは延性、展性があり、クロムメッキとして用途がある。光沢があること、硬く耐食性があること、溶出しないことから食器や調理機器などに広く用いられている。クロムは酸化状態によって2価から6価まであり、3価が最も普通の形である。3価クロムにインシュリン様作用があること、すなわち耐糖能回復効果があることが確認され、クロムは必須元素とされている。一方、6価クロム（三酸化クロム$CrO_3$や二クロム酸カリウム$K_2Cr_2O_7$など）は有害性を示す。飲料水の規制値は他の金属の場合は総量で示されているが、クロムの場合は6価クロム0.05 mg/L以下というように化学形が明示されている。飲食を介してのクロム中毒の例はないが、クロム酸工場の労働者では皮膚障害、呼吸器障害のほか、鼻中隔穿孔（鼻中隔に孔があく疾患）が多発したことが知られている。6価クロムについては発がん性も動物実験で示され、疫学調

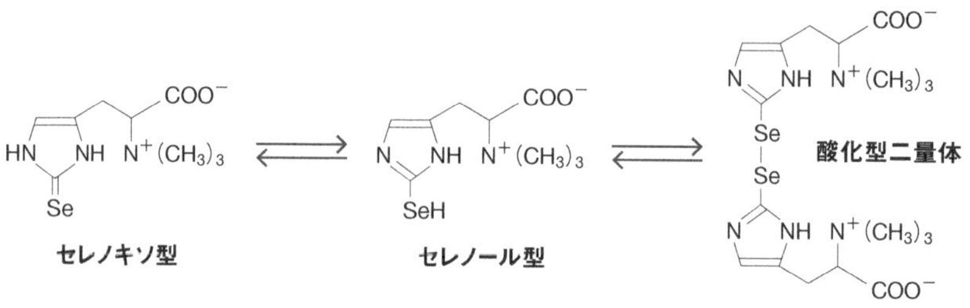

図6-4 **セレノネインの構造**

査から肺がん，胃がんとの関連が指摘されている。1975年には，東京都でクロム製造工場の残さい処理が不完全のまま埋め立てに用いられ，6価クロム公害として住民の健康への影響が問題になったことがある。

---

**☑ POINT!**

- □ 銅は必須元素で，銅のさび（緑青）は有害性を示さない。
- □ 缶詰では，無機スズが溶出して中毒を起こしたことがある。貝類や藻類の付着を防ぐために船底や漁網の防汚剤として用いられていたトリブチルスズ化合物およびトリフェニルスズ化合物は，内分泌撹乱化学物質として使用が禁止されている。
- □ 鉛中毒の典型的な症状は重度の貧血で，その他に鉛脳症や鉛疝痛がみられる。
- □ セレンは必須元素で，欠乏症として中国の風土病である克山病が知られている。また，マグロに含まれる有機セレン化合物（セレノネイン）はメチル水銀の毒性を緩和する。
- □ クロムは必須元素であるが，6価の毒性は高く，クロム酸工場の労働者に鼻中隔穿孔が多発した。

---

**類題6-6(1)**　有害元素に関する記述である。誤っているものを1つ選べ。

① 銅のさび（緑青）の本体は塩基性炭酸銅などである。
② 有機スズ化合物は船底防汚剤として用いられたことがある。
③ 鉛中毒の典型的な症状は重度の貧血である。
④ セレンの過剰症として克山病が知られている。
⑤ クロムは必須元素である。

---

**類題6-6(2)**　有害元素とそれに関連の深い疾病との組み合わせである。誤っているものを1つ選べ。

① 水銀……………ハンター・ラッセル症候群
② カドミウム………イタイイタイ病
③ 鉛………………………肺がん
④ セレン……………克山病
⑤ クロム……………鼻中隔穿孔

# 6-7 農薬 ① ── 農薬の種類

例題 6-7　農薬に関する記述である。正しいものを 1 つ選べ。

① 農薬の製造，輸入，販売，使用は，食品衛生法に基づいて規制されている。
② 有機塩素系農薬は毒性が強いので，日本ではすべて禁止されている。
③ 農作物の生理機能の増進または抑制に用いる植物成長調整剤は農薬に含まれない。
④ 昆虫や生物由来のフェロモンも農薬に含まれない。
⑤ 防かび用のポストハーベスト農薬の使用は認められていない。

**解説**

〈登録制度〉

　農薬の製造，輸入，販売，使用は，『農薬取締法』に基づき，原則として国（農林水産省）に登録された農薬に限られている。

〈化学農薬〉

　表 6-7 に示すように，農薬は化学農薬と生物農薬に大別される。

　殺虫剤，殺ダニ剤，殺線虫剤，殺菌剤，殺虫殺菌剤，除草剤および殺そ剤が化学農薬であることは容易に理解できる。その他に，農作物の生理機能の増進または抑制に用いる植物成長調整剤，他の農薬の補助剤（溶剤や乳化剤など）として用いる展着剤，収穫した農作物の保管のために用いるくん蒸剤も化学農薬である。くん蒸剤は収穫後の農作物に使用されるので，ポストハーベスト農薬の一種である。ポストハーベスト農薬は一般に高濃度に残留しやすいので，日本ではくん蒸剤以外は使用が禁止されている。ただし，防かび剤および防虫剤が収穫後のかんきつ類やバナナに対して食品添加物としての使用が認められている（Section 7-6 参照）。

　ヒトへの健康危害の点で過去に特に問題となったのは DDT，BHC，ドリン系農薬（アルドリン，ディルドリン，エンドリン）などの有機塩素系農薬である。これら農薬は環境中で分解されにくく，しかも生体内にとり込まれると脂肪組織に蓄積しやすい。このため 1970 年代に日本をはじめ欧米諸国では使用が中止されている。

〈生物農薬〉

　生物農薬は天敵と誘引剤に分けられる。天敵とは，昆虫などを生きた状態で製品化したもので，天敵昆虫，天敵線虫および微生物の 3 種類がある。誘引剤は，昆虫の性フェロモン（昆虫が外部に放出し同種の異性に対して誘引などの作用を示す物質）を製剤化したものである。誘引剤そのものには殺虫効果はないが，害虫の行動を撹乱し，交尾や産卵などを妨害することで効果を発揮する。

　生物農薬は，人の健康影響や環境汚染という点においては化学農薬よりはるかに優

れている。ただし，生物農薬は高価である，長期保存が難しい，効果は環境条件に左右されやすいなどの欠点もあるので，農薬としては化学農薬の使用量が圧倒的に多い。

| 表**6-7** | 農薬の用途別分類

| 用途名 | | 用途の内容 |
|---|---|---|
| 化学農薬 | 殺虫剤 | 農作物に有害な昆虫類を防除する。 |
| | 殺ダニ剤 | 農作物に有害なダニ類を防除する。 |
| | 殺線虫剤 | 農作物に有害な線虫類を防除する。 |
| | 殺菌剤 | 農作物に有害な病原菌を防除する。 |
| | 殺虫殺菌剤 | 殺虫成分と殺菌成分を混合し，農作物に有害な昆虫類と病原菌を同時に防除する。 |
| | 除草剤 | 雑草類を防除する。 |
| | 殺そ剤 | 農作物に有害なネズミ類を駆除する。 |
| | 植物成長調整剤 | 農作物の生理機能を増進または抑制する。 |
| | 展着剤 | 薬剤が害虫の体や作物の表面に付着しやすくする。 |
| | くん蒸剤 | 収穫後の農作物の保管のために害虫を駆除する。 |
| 生物農薬 | 天敵 | 農作物に有害な昆虫類や病原菌を防除する。 |
| | 誘引剤 | 昆虫類を性フェロモンにより一定の場所に引き寄せる。 |

### ✔ POINT!

- □ 『農薬取締法』に基づき，原則として国（農林水産省）に登録された農薬だけを製造，輸入，販売，使用できる。
- □ 農薬は，化学農薬と生物農薬に大別される。
- □ 化学農薬は，殺虫剤，殺菌剤，除草剤，殺そ剤などのほか，植物成長調整剤，展着剤およびくん蒸剤（ポストハーベスト農薬）を含む。
- □ 収穫後に用いられている防かび剤および防虫剤は，食品添加物として扱われている。
- □ 生物農薬は，天敵（天敵昆虫，天敵線虫，微生物）と誘引剤（性フェロモン）を含む。

### 類題**6-7**　農薬に関する記述である。誤っているものを1つ選べ。

① 農薬取締法に基づき，国（農林水産省）に登録されていない農薬は使用できない。
② 農薬を散布する際，散布対象への付着を容易にするために用いる展着剤は農薬に含まれない。
③ 殺虫剤の代わりに散布する害虫に対する天敵は，農薬の一種である。
④ 収穫後の貯蔵・輸送の際に用いられる防かび剤は，農薬ではなく食品添加物として扱われている。
⑤ 収穫後に倉庫などで害虫駆除に用いられるくん蒸剤は，農薬に含まれる。

【例題6-6】の解答 ⑤　【類題6-6(1)】の解答 ④　【類題6-6(2)】の解答 ③

## Section 6-8 農薬② ── 農薬等の残留基準

**例題6-8** 農薬のポジティブリスト制度に関する記述である。正しいものを1つ選べ。

① ポジティブリスト制度とは，原則として自由ななかでしてはいけないことだけを定めた制度である。

② 農薬の残留基準は，農薬取締法に基づいて定められている。

③ 農薬の残留基準は，ADI（一日許容摂取量）を超えないように決められている。

④ 動物用医薬品はポジティブリスト制度の対象になっているが，飼料添加物は対象外である。

⑤ ポジティブリスト制度の対象は生鮮食品のみで，加工食品は対象外である。

### 解説

〈農薬等の残留基準〉

　食品中に残留する農薬等（農薬のほかに，飼料の品質保持や栄養補助などを目的とした飼料添加物および動物の病気の診断・治療・予防を目的とした動物用医薬品を含む）については，食品衛生法に基づいて残留基準が定められている。残留農薬基準とは，食品に残留する農薬等の限度値を定め，これを超える食品は市場に流通しないように規制する基準である。農薬等の残留基準は，慢性毒性に基づくADI（一日許容摂取量）を指標とした以下の式1および急性毒性に基づくARfD（急性参照用量）を指標とした式2の両方をみたすように定められている（式2の考え方は2014年度から導入）。

$$0.8 \times ADI \geqq \sum Fn \cdot Sn \ \cdots\cdots 式1 \qquad ARfD \geqq Fnmax \cdot Sn \ \cdots\cdots 式2$$

　ここで，Fnは食品nの一日平均摂取量，Snは食品nにおけるある農薬の残留基準，Fnmaxは食品nの最大一日摂取量である。式1は，すべての食品に基準値まで農薬が残留していても，一日当たりに摂取する農薬の総量はADIの80%を超えないことを意味している。ADIを超えないではなくADIの80%を超えないとしているのは，水や環境からの農薬摂取を最大20%と仮定しているためである。式2は，いずれの食品においても基準値まで農薬が残留していても，最大一日摂取量がARfDを超えないことを意味している。

〈ネガティブリスト制度とポジティブリスト制度〉

　ネガティブリスト制度は「原則として自由ななかでしてはいけないことだけを定めたもの」，ポジティブリスト制度は「原則として自由がないなかでしてよいことだけを定めたもの」である。従来，農薬等についてはネガティブリスト制度をとっており，残留基準が設定されていなかった農薬は基本的に規制の対象外で自由に使用できた。しかし，基準がない農薬等も人の健康被害を招くおそれがあるので，2006年5月29

日から食品中に残留する農薬等に対してポジティブリスト制度が施行されている。

〈農薬等のポジティブリスト制度の概要〉

　農薬等のポジティブリスト制度の概要を図6-5に示す。残留基準が定められている農薬等および一律基準（0,01 ppm）が告知されているその他の大部分の農薬等がポジティブリスト制度の規制対象である。人の健康を損なうおそれのないことが明らかである農薬等（食品添加物としても使用が認められているオレイン酸やレシチン，普通に食品に用いられている重曹など74品目）については，食品中に残留していても基本的に流通の規制はない。なお，発がん性などのためADIを設定できない20品目については不検出とされている。また，残留基準が設定されていない抗生物質および合成抗菌剤には，「抗生物質または化学的合成品たる抗菌性物質を含有してはならない」という食品一般の成分規格が適用される。

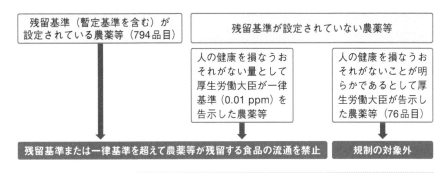

| 図**6-5** | **農薬等のポジティブリスト制度の概要**（品目数は2023年1月1日現在）

---

## ✅ POINT!

- □ ポジティブリスト制度とは，原則として自由がないなかでしてよいことだけを定めた制度である。
- □ ポジティブリスト制度の対象は，農薬，飼料添加物および動物用医薬品である。
- □ 一律基準は0.01 ppmである。

---

**類題6-8** 農薬等のポジティブリスト制度に関する記述である。誤っているものを1つ選べ。

① ポジティブリスト制度が導入されるまでは，残留基準が設定されている農薬等しか使用できなかった。

② 食品中の農薬等の残留基準は，食品衛生法に基づいて決められている。

③ 残留基準が定められていない農薬等に対しては，0.01 ppmという一律基準を設定している。

④ ポジティブリスト制度の対象は，農薬，飼料添加物および動物用医薬品である。

⑤ 抗生物質は，残留基準が設定されているもの以外は食品に残留してはならない。

【例題6-7】の解答 ⑤　【類題6-7】の解答 ②

## Section 6-9　有機塩素系化合物①——PCB

> **例題6-9**　PCB（ポリ塩化ビフェニル）に関する記述である。正しいものを1つ選べ。
>
> ① PCBは有機フッ素系化合物の一種である。
> ② PCBには200以上の異性体が存在する。
> ③ PCBによる中毒事件としてイタイイタイ病が知られている。
> ④ PCBは体内にとり込まれても早く排泄される。
> ⑤ PCBの暫定的規制値は，魚介類に対してのみ定められている。

**解説**

〈**PCBとは**〉

　PCB（polychlorinated biphenyl）は，図6-6に示す構造のポリ塩化ビフェニルの総称である。置換した塩素の数（1〜10）によって10種類の同族体があり，さらに塩素数10以外の同族体には置換位置によってそれぞれ複数の異性体が存在する（異性体の合計は209種に

Clx　　　Cly
x+y=1〜10

|**図6-6**｜**PCBの構造**

なる）。PCBは水に難溶な脂溶性化合物で，塩素数が少ないと液体として，塩素数が多くなると粘性が増した液体または結晶性の固体として存在する。耐酸性，耐アルカリ性，耐熱性，絶縁性，接着性，伸展性などに富む優れた物理化学的性質を有するので，1930年代からトランスなどの絶縁油，熱媒体，塗料，可塑剤，複写紙などとして世界的に大量に使用された。しかし，1968年に発生した米ぬか油によるカネミ油症事件（後述）でその毒性が注目されたばかりではなく，生物への蓄積性があるため環境汚染の面でも問題になり，1972年に生産および使用が中止になっている。なお，環境汚染は現在に至るまでつづいている。

〈**PCBの毒性**〉

　PCBの急性毒性は弱く，$LD_{50}$（経口投与）はマウスに対して800 mg/kg，ラットに対して1,010〜4,250 mg/kgである。しかし，体内に入ると脂肪が多い組織に蓄積しやすいので，問題になるのは長期的な影響（慢性毒性）である。ラットを用いた長期投与実験では，肝臓の肥大や脂肪変性，体重増加の抑制がみられている。また，免疫抑制作用が臨床的に認められているし，発がんプロモーター作用の可能性も示唆されている。

〈**カネミ油症事件**〉

　1968年に，PCBが混入した食用油（米ぬか油）の摂取により，被害者約14,000人（ただし，認定患者は2023年3月末現在で2,370人である）にものぼるカネミ油症事

件（米ぬか油中毒事件とかライスオイル中毒事件ともいわれている）が発生した。米ぬか油の加熱脱臭工程で，熱媒体として使用していたPCBがパイプの腐食により油中に漏れたことが原因である。中毒の主な原因物質はPCBそのものではなく，PCBの加熱により生成したポリ塩化ジベンゾフラン（ダイオキシンの一種，図6-7参照）である。代表的な中毒症状は塩素にきび（クロールアクネ）といわれる顔などの皮膚への色素の異常沈着で，その他，眼瞼の腫脹，視力減退，関節痛，四肢のしびれ，全身倦怠感などもみられた。類似のPCB中毒事件は1979年に台湾でも発生し，2,000人以上の患者を出している。この中毒事件（台湾油症事件）も，米ぬか油中に熱媒体のPCBが混入したことが原因である。

〈**食品中のPCB規制値**〉

1972年に厚生省（現厚生労働省）は，食品および容器包装中のPCBの暫定的規制値を表6-8のように定めた。ヒトの暫定的ADI（5 $\mu$g/kg体重/日）とPCBによる各種食品の汚染の実態を考慮して定められたものである。

| 表6-8 | **PCBの暫定的規制値**

| 対象食品など | 規制値 (ppm) |
|---|---|
| **魚介類** | |
| 　遠洋沖合魚介類（可食部） | 0.5 |
| 　内海内湾（内水面を含む）魚介類（可食部） | 3.0 |
| **牛乳（全乳中）** | 0.1 |
| **乳製品（全量中）** | 1.0 |
| **育児用粉乳（全量中）** | 0.2 |
| **肉類（全量中）** | 0.5 |
| **卵類（全量中）** | 0.2 |
| **容器包装** | 5.0 |

☑ **POINT!**

□ **PCBはポリ塩化ビフェニルの総称で，塩素の置換数・置換位置の違いにより209種の異性体が存在する。**

□ **PCBは脂溶性の難分解物質で，環境汚染を招きやすい。**

□ **環境汚染問題だけではなく，大規模な食中毒事件（カネミ油症事件）を起こしたため，PCBは1972年に生産・使用が中止になっている。**

□ **PCBの暫定的規制値が，各種食品および容器包装に対して定められている。**

類題**6-9** PCB（ポリ塩化ビフェニル）に関する記述である。誤っているものを1つ選べ。

① **PCBは有機塩素系化合物の一種である。**

② **PCBは耐熱性，耐酸性に富む。**

③ **PCBによる中毒事件としてはカネミ油症事件が知られている。**

④ **体内にとり込まれたPCBは，主として腎臓に蓄積される。**

⑤ **PCBの暫定的規制値は，食品だけではなく容器包装に対しても定められている。**

【例題6-8】の解答 ③

【類題6-8】の解答 ①

# Section 6-10 有機塩素系化合物② ——ダイオキシン

**例題6-10** ダイオキシンに関する記述である。正しいものを1つ選べ。

① ダイオキシンは天然物由来である。

② ダイオキシンについては食品中の残留基準値が設定されている。

③ ダイオキシンは発がん性を示す。

④ ダイオキシンのTDI（耐容一日摂取量）は設定されていない。

⑤ 日本人の場合，ダイオキシンの主な摂取源は米・米加工品である。

### 解説

〈ダイオキシンとは〉

　ダイオキシンは，ポリ塩化ジベンゾ-*p*-ジオキシン，ポリ塩化ジベンゾフランおよびコプラナー PCB（2つのベンゼン環が同じ平面上にあるPCBのことで，メタ位とパラ位が選択的に塩素化されているPCBに相当する）の総称である（図6-7）。ダイオキシンは人工産物で，主としてゴミおよび産業廃棄物の焼却時に生成する。PCB同様に難分解性で，排出されたものが環境中に長期間残留している。

〈ダイオキシンの毒性〉

　ダイオキシンは強い抗エストロゲン作用を示す内分泌攪乱化学物質のひとつで，生殖毒性，発達毒性，発がん性，免疫毒性などを示す。PCB同様にダイオキシンは，置換している塩素の位置や数によって多数の同族体および異性体があり，毒性も異性体によってかなり違う。毒性が最も強いのは2,3,7,8-テトラクロロジベンゾ-*p*-ジオキシン（2,3,7,8-TCDD，図6-7）で，2,3,7,8-TCDDは人工産物のなかで最強の毒性物質といわれている。ダイオキシンの毒性は2,3,7,8-TCDDの毒性を1とし，他の異性体の毒性は2,3,7,8-TCDDの毒性に対する係数（毒性等価係数）で示す。また，ダイオキシンの量は，各異性体の濃度に毒性等価係数を掛けた値の合計（TEQ，毒性等

│図**6-7**│**ダイオキシン類の構造**

A：ポリ塩化ジベンゾ-*p*-ジオキシン，B：ポリ塩化ジベンゾフラン，C：2, 3, 7, 8-四塩化ジベンゾ-*p*-ジオキシン，D～F：コプラナー PCB

量という）として表している。日本でのダイオキシンのTDI（耐容一日摂取量）は4 pg-TEQ/kg体重/日と設定されている。

〈食品からのダイオキシン摂取量〉

ダイオキシンの摂取源は環境（大気，土壌）と食品（飲料水を含む）であるが，摂取量の大部分（約98％）は食品由来である。ダイオキシンの食品からの一日摂取量は厚生労働省が毎年調査しているが，TDIを上回った年はないし，全体的に減少傾向がみられる（2022年度の一日摂取量は0.42 pg-TEQ/kg体重）。ダイオキシン類の一日摂取量（体重50 kgの成人一人当たり）を食品別にみると，90％近くを魚介類から摂取している（表6-9）。魚介類につづいて肉類・卵類からの摂取量が多いが，その他の食品からの摂取量はごくわずかである。

表6-9 **食品別のダイオキシン類の一日摂取量**（2022年度）

| 食品 | 摂取量 (pg-TEQ/日) | 比率 (％) |
|---|---|---|
| 米，米加工品 | 0.00 | 0.00 |
| 米以外の穀類，種実類，いも類 | 0.02 | 0.11 |
| 砂糖類，菓子類 | 0.03 | 0.15 |
| 油脂類 | 0.01 | 0.05 |
| 豆，豆加工品 | 0.00 | 0.01 |
| 果実，果汁 | 0.00 | 0.00 |
| 緑黄色野菜 | 0.00 | 0.00 |
| 他の野菜類，キノコ類，海藻類 | 0.14 | 0.69 |
| 酒類，嗜好飲料 | 0.00 | 0.00 |
| 魚介類 | 17.65 | 85.00 |
| 肉類，卵類 | 2.82 | 13.59 |
| 乳，乳製品 | 0.04 | 0.18 |
| 調味料 | 0.04 | 0.21 |
| 飲料水 | 0.00 | 0.00 |
| 合計 | 20.76 | 100 |

☑ **POINT!**

☐ ダイオキシンは，ポリ塩化ジベンゾ-*p*-ジオキシン，ポリ塩化ジベンゾフランおよびコプラナーPCBの総称である。

☐ ダイオキシンは，主として廃棄物の焼却の際に生成する。

☐ ダイオキシンは，生殖毒性，発達毒性，発がん性，免疫毒性などを示す。

☐ ダイオキシンのTDI（耐容一日摂取量）は4 pg-TEQ/kg/日である。

☐ ダイオキシンの最も主要な摂取源は魚介類である。

**類題6-10** ダイオキシンに関する記述である。誤っているものを1つ選べ。

① ダイオキシンは主として廃棄物の焼却の際に生成する。

② ダイオキシンは水溶性の有機塩素系化合物である。

③ ダイオキシンは発がん性や催奇形性を示す。

④ ダイオキシンのTDI（耐容一日摂取量）は4 pg-TEQ/kg/日に設定されている。

⑤ ダイオキシンの主な摂取源は魚介類である。

【例題6-9】の解答 ②

【類題6-9】の解答 ④

# アレルギー様食中毒

## 例題6-11　アレルギー様食中毒に関する記述である。正しいものを1つ選べ。

① アレルギー様食中毒はサバやマグロなどの赤身魚が原因となる。
② アレルギー様食中毒は魚の内臓を食べたときに起こる。
③ アレルギー様食中毒の原因物質は，ヒスタミンから生成したヒスチジンである。
④ アレルギー様食中毒の原因物質は，魚がもつ酵素作用によって生成する。
⑤ アレルギー様食中毒はアレルギー体質の人にだけ起こる。

### 解説

〈アレルギー様食中毒とは〉

　マグロ，カツオ，サバ，サンマ，イワシなどの赤身魚類を食べると，数分〜30分後くらいに顔面，特に口のまわりや耳たぶが紅潮し，頭痛，じんましん，発熱などのアレルギーに類似した症状が現れることがある。中毒原因物質はヒスタミン（図6-8）で，中毒はアレルギー様食中毒と呼ばれている（IgE抗体が関与している魚アレルギーとの違いはSection 11-3を参照のこと）。通常，6〜10時間で回復し，死亡することはない。アレルギー様食中毒は化学性食中毒の中で最も重要で，最近10年間（2011〜2020年）では事件数の79%，患者数の96%を占めている。

〈原因魚とヒスタミン生成〉

　アレルギー様食中毒は赤身魚のみが原因になり，タイやヒラメなどの白身魚の摂取によって中毒することはない。これはヒスタミンの前駆物質である遊離ヒスチジンが，白身魚の筋肉では非常に少ないのに対し，赤身魚の筋肉には高濃度に含まれているためである（表6-10）。

　遊離ヒスチジン濃度の高い赤身魚類の貯蔵や流通の過程で，とり扱いが不適切であると細菌（ヒスタミン生成菌）が増殖し，ヒスチジンは細菌がもつヒスチジン脱炭酸酵素の作用を受けてヒスタミンに変化する（図6-8）。発症に必要なヒスタミン濃度は100 mg/100g以上と推定されているが，実際には摂取量が問題である。食中毒事例から計算した発症者のヒスタミン摂取量に基づき，大人一人当たり22〜320 mgの

表6-10 | 白身魚と赤身魚の筋肉中の遊離ヒスチジン含量 (mg/100 g)

| 白身魚 | | | | 赤身魚 | | | |
|---|---|---|---|---|---|---|---|
| マダイ | マフグ | メバル | ヒラメ | マサバ | メバチ | カツオ | マカジキ |
| 4 | 1 | 2.8 | 1 | 781 | 745 | 1110 | 831 |

（須山，1976）

摂取で発症すると見積もられている（「ヒスタミン（ファクトシート）」，食品安全委員会，2013年2月）。ヒスタミン生成菌としては，モルガン菌（*Morganella morganii*, 旧 *Proteus morganii*）などの腸内細菌やフォトバクテリウム属（*Photobacterium phosphoreum*, *P. damselae* など）の海洋細菌が知られている。一般的には5℃前後の低温流通は中毒防止に効果的であるが，*P. phosphoreum* は低温でもヒスタミンを産生するので注意を要する。

　ヒスタミンは加熱に対して安定であるので，アレルギー様食中毒は刺身だけではなく，干物，照り焼き，フライ，缶詰などの乾燥品や加熱品でも起きている。鮮度が低下したおそれのある魚は食べないことが重要である。また，ヒスタミンには辛みがあるので，赤身魚またはその加工品を食べたときに辛みがしたり舌がピリピリしたりという通常とは異なる刺激を感じたら，相当量のヒスタミンが存在しているのでそれ以上食べてはいけない。

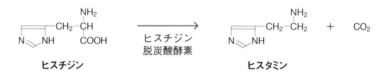

|図**6-8**| **ヒスチジンからのヒスタミンの生成**

---

### ✔ POINT!

□ アレルギー様食中毒は，赤身魚に蓄積されたヒスタミンが原因で起こる。
□ 赤身魚の筋肉中に多量に含まれている遊離ヒスチジンは，貯蔵中などに細菌の脱炭酸酵素作用を受けるとヒスタミンに変わる。
□ ヒスタミンは加熱に対して安定である。

---

**類題6-11**　アレルギー様食中毒に関する文章である。A〜Dに入る語句の正しい組み合わせは，①〜⑤のうちから一つ選べ。

(A)の筋肉には遊離(B)が高濃度に含まれている。(A)の流通過程においてとり扱いが不適切であると細菌が増殖し，細菌がもつ酵素の(C)作用を受けて(B)から(D)が生成する。(D)が蓄積した(A)の筋肉を食べると，顔面の紅潮，じんましんなどのアレルギーに類似した症状が現れることがあり，アレルギー様食中毒と呼ばれている。

|   | (A) | (B) | (C) | (D) |
|---|-----|-----|-----|-----|
| ① | 赤身魚 | ヒスタミン | 脱アミノ | ヒスチジン |
| ② | 赤身魚 | ヒスチジン | 脱炭酸 | ヒスタミン |
| ③ | 赤身魚 | ヒスチジン | 脱アミノ | ヒスタミン |
| ④ | 白身魚 | ヒスタミン | 脱炭酸 | ヒスチジン |
| ⑤ | 白身魚 | ヒスタミン | 脱アミノ | ヒスチジン |

【例題6-10の解答】③

【類題6-10の解答】②

Section
# 6-12 油脂の変敗 ① ——酸化機構

**例題6-12**　油脂に関する記述である。正しいものを1つ選べ。

① 新鮮な動植物油の主成分は遊離脂肪酸である。

② 油脂は酸化されると味やにおいが悪くなるが、このような油脂の劣化を油脂の腐敗という。

③ 魚油は陸上動植物油と比べて不飽和脂肪酸含量が少なく、酸化を受けにくい。

④ 油脂の酸化は、鉄や銅などの金属イオンにより抑制される。

⑤ 油脂の酸化生成物は有毒で、食中毒の原因となる。

**解説**

〈油脂の変敗〉

　食用油脂を空気中に放置すると空気中の酸素により酸化され（自動酸化）、味やにおいが悪くなるとともに粘度も高くなる。このような油脂の劣化を変敗（または酸敗）というが、有毒成分が生成され食品衛生上問題となる。

〈油脂の酸化機構〉

　新鮮な動植物の油脂の主成分はトリグリセリド（1分子のグリセロールに3分子の脂肪酸がエステル結合した化合物）であるが、油脂を放置しておくと水分による加水分解あるいは食品や腐敗菌のリパーゼによる加水分解により遊離脂肪酸が増加する。脂肪酸のなかで二重結合（C＝C）をもつものを不飽和脂肪酸というが、不飽和脂肪酸が空気中の酸素により酸化されて過酸化物を生ずるのが自動酸化である。水産物の油脂は陸上動植物油と比べて高度不飽和脂肪酸の含量が高く、自動酸化を受けやすい。

　油脂の自動酸化機構を図6-9に示すが、4つの反応が複雑に絡み合って進行する。まず、脂肪酸（RH）中の二重結合に隣接した炭素に結合している水素が引き抜かれ、フリーラジカル（R・）が生成される（開始反応）。フリーラジカルの生成は酸素、光、熱、金属イオン（鉄イオン、銅イオンなど）などにより促進される。次いでフリーラジカルは空気中の酸素と反応してパーオキシラジカル（ROO・）になり、さらに他の

(1) **開始反応**

$$RH + O_2 \longrightarrow R\cdot + H\cdot$$

(2) **連鎖反応**

$$R\cdot + O_2 \longrightarrow ROO\cdot$$
$$ROO\cdot + RH \longrightarrow ROOH + R\cdot$$

(3) **分解反応**

$$ROOH \longrightarrow RO\cdot + \cdot OH$$
$$2\,ROOH \longrightarrow ROO\cdot + RO\cdot H_2O$$

(4) **停止反応**

$$R\cdot + R\cdot \longrightarrow R\text{-}R$$
$$R\cdot + ROO\cdot \longrightarrow ROOR$$
$$ROO\cdot + ROO\cdot \longrightarrow ROOR + O_2$$

**図6-9** 油脂の自動酸化機構

脂肪酸分子から水素を引き抜きハイドロパーオキシド（ROOH）が生成される（連鎖反応）。この際同時にR・が生成され，酸化反応は連続的に進行することになる。油脂の酸化の一次生成物はハイドロパーオキシドであるが，ハイドロパーオキシドは不安定で，容易にアルデヒド，ケトン，低級脂肪酸などといった二次生成物に変化する（分解反応）。アルデヒドは不快臭の原因となる。一方，ラジカルどうしの反応により重合体も生成し，油脂の粘度を高めることになる（停止反応）。

〈変敗油脂の毒性と中毒事例〉

　油脂の酸化生成物は一般に有毒であるが，ハイドロパーオキシドより短鎖の二次生成物のほうが毒性は強い。これら短鎖化合物の消化管からの吸収率がハイドロパーオキシドより高いためと考えられる。過酸化物を実験動物に経口投与すると障害は腸管に現われ，出血，上皮細胞の剥離，壊死が観察される。大量投与すると腸管だけではなく，肝臓をはじめとした各種臓器にも障害が認められる。少量の長期投与では，免疫担当系のリンパ系組織に対する選択毒性がみられる。

　変敗油脂による最初の大規模な食中毒事件（患者数69人）は，1964年6月21日〜8月26日に2府3県（大阪府，京都府，岐阜県，静岡県，長野県）で発生したもので，同一メーカーの即席焼きそばが原因食品であった。潜伏期間は3時間未満が多く，主な症状は下痢，吐き気，嘔吐，腹痛で，倦怠感，脱力感，頭痛を訴える例もあった。その後も即席ラーメン，揚げせんべい，ポテトチップスなどによる中毒例がしばしばみられたが，脱酸素剤の普及や包装技術の進歩に伴って大幅に減少し，最近10年間（2011〜2020年）は発生していない。

---

### ✅ POINT!

- □ 新鮮な動植物油の主成分はトリグリセリドである。
- □ 油脂は酸化されると味やにおいが悪くなるが，このような油脂の劣化を変敗（または酸敗）という。
- □ 魚油は陸上動植物油と比べると高度不飽和脂肪酸の含量が高く，酸化を受けやすい。
- □ 油脂の酸化は，酸素，光，熱，金属などにより促進される。
- □ 油脂の酸化生成物は有毒で，摂取すると下痢，嘔吐，腹痛などが引き起こされる。

---

**類題6-12** 油脂に関する記述である。正しいものを1つ選べ。

① 新鮮な動植物油の主成分はリン脂質である。

② 油脂の酸化の開始反応では，飽和脂肪酸からフリーラジカルが生成する。

③ 油脂の酸化は金属イオンによって促進される。

④ 油脂の酸化は光によって抑制される。

⑤ 油脂は変敗すると粘度が低くなる。

【例題6-11】の解答①

【類題6-11】の解答②

# 6-13 油脂の変敗② ──酸化指標

**例題6-13** 油脂に関する記述である。正しいものを1つ選べ。

① 酸価は，遊離脂肪酸ではなく，トリグリセリドを構成している脂肪酸の量を反映する。
② ヨウ素価は遊離脂肪酸の量を反映する。
③ 過酸化物価は不飽和脂肪酸の炭素-炭素二重結合の量を反映する。
④ カルボニル価はカルボニル化合物（アルデヒドおよびケトン）の量を反映する。
⑤ 食品中の油脂に対する規格基準は設定されていない。

**解説**

〈酸化指標〉

　油脂の酸化指標としては，酸価（AV；acid value），ヨウ素価（IV；iodine value），過酸化物価（POV；peroxide value）およびカルボニル価（CV；carbonyl value）の組み合わせが用いられる。これらの定義と測定対象物質を表6-11に示す。

〈酸化指標値の時間変化〉

　酸化指標値と時間経過との関連を図6-10に模式的に示す。

**酸価**：酸化の初期段階では，油脂の主成分であるトリグリセリドの加水分解により遊離脂肪酸は増加する。つづいて不飽和脂肪酸の酸化・分解が起こるが，その一方で短鎖の脂肪酸が増加するので，遊離脂肪酸の量は平衡状態になる。したがって，遊離脂肪酸含量を反映する酸価は酸化の初期段階で増加し，その後はほぼ一定になる。

**ヨウ素価**：不飽和脂肪酸は当初は多いが，酸化の進行とともにC=C結合が減少する。ヨウ素価はC=C結合の数を反映するので，一貫して減少傾向をたどる。

**過酸化物価**：過酸化物は酸化とともに増加するが，その後の分解反応により減少するので，過酸化物価は山型のカーブを描く。

表6-11 油脂の酸化指標の定義と測定対象物質

| 酸化指標 | 定義 | 測定対象物質 |
|---|---|---|
| 酸価 | 油脂1 g中に含まれている遊離脂肪酸を中和するのに要する水酸化カリウムのmg数 | 遊離脂肪酸 |
| ヨウ素価 | 油脂100 gと反応するヨウ素のg数 | 不飽和脂肪酸（C=C結合を含む脂肪酸） |
| 過酸化物価 | 油脂1 kg中の過酸化物によりヨウ化カリウムから遊離されるヨウ素量のmg数 | 過酸化物（パーオキシド構造-O-O-を含む化合物） |
| カルボニル価 | 規定の方法に基づき試料に2, 4-ジニトロフェニルヒドラジンを作用させた場合の440 nmの吸光度を試料1 g当たりに換算したもの | カルボニル化合物（アルデヒド，ケトン） |

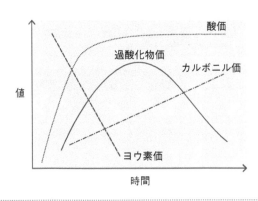

図6-10 脂質の酸化指標値と時間経過との関係

**カルボニル価**：カルボニル化合物（アルデヒド，ケトン）は分解反応の過程で増加するので，カルボニル価は酸化の進行とともに増加傾向を示す。

〈即席めん類の規格基準〉

即席めん類（めんを油脂で処理したものに限る）の含有油脂について，酸価3以下，または過酸化物価30以下であることという成分規格，直射日光を避けて保存しなければならないという保存基準が設けられている。

## ☑ POINT!

- □ 油脂の酸化は，酸価，ヨウ素価，過酸化物価およびカルボニル価から総合的に判断する。
- □ 遊離脂肪酸含量を反映する酸価は，酸化の初期段階で増加し，その後はほぼ一定になる。
- □ C=C結合の数を反映するヨウ素価は，一貫して減少傾向をたどる
- □ 過酸化物は酸化とともに増加し，その後の分解反応により減少するので，過酸化物価は山型のカーブを描く
- □ カルボニル価は酸化の進行とともに増加傾向を示す。
- □ 即席めん類に含まれる油脂については，酸価3以下または過酸化物価30以下という成分規格が定められている。

**類題6-13** 油脂に関する記述である。正しいものを1つ選べ。

① 酸価は酸化の進行とともに減少する。
② ヨウ素価は酸化の進行とともに増加する。
③ 過酸化物価は酸化の初期段階で増加し，その後はほぼ一定になる。
④ カルボニル価は酸化の進行とともに増加し，その後減少傾向を示す。
⑤ 食品に含まれる油脂の成分規格は，即席めん類についてのみ定められている。

## 油脂の変敗③ ——トランス脂肪酸

**例題6-14**　トランス脂肪酸に関する記述である。正しいものを1つ選べ。

① トランス脂肪酸は共役炭素–炭素二重結合を必ず含む。
② 動植物油の脂肪酸の大部分はシス型である。
③ トランス脂肪酸は硬化油の製造過程で分解する。
④ トランス脂肪酸は酸化の過程で増加する。
⑤ トランス脂肪酸は血中のLDL-コレステロールの濃度を減少させる。

**解説**

〈トランス脂肪酸とは〉

　コーデックス委員会において，「トランス脂肪酸は，少なくとも1つ以上のメチレン基（$-CH_2-$）で隔てられたトランス型の非共役炭素–炭素二重結合（C=C）をもつ単価不飽和脂肪酸および多価不飽和脂肪酸のすべての幾何異性体」と定義されている。図6-11に示す脂肪酸A〜Fのうち，B，EおよびFがトランス脂肪酸であることを理解しておきたい。

〈トランス脂肪酸の生成〉

　天然の動植物油の脂肪酸は大部分がシス型である。融点が低い不飽和脂肪酸を多く含む植物油などは常温で液体であるが，水素添加を行うと融点が高い飽和脂肪酸の割合が増えて固形化する（固形化した油脂を硬化油という）。硬化油はマーガリンやファットスプレッドなどの原料として利用されるが，硬化油の製造過程でトランス脂肪酸が生成する。トランス脂肪酸は，植物油の高温での脱臭工程や高温での加熱調理の過程でも，シス型不飽和脂肪酸から生成する。また，ウシ，ヒツジ，ヤギなどの反すう動物の胃内でも，トランス脂肪酸は微生物のはたらきによって生成することが知られているので，これら動物の肉や乳製品（乳，バター，チーズ）にも含まれる。

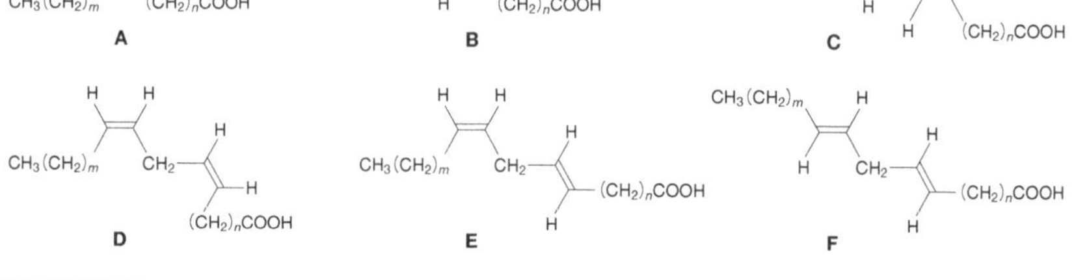

**図6-11｜シス脂肪酸** (A, C, D) **およびトランス脂肪酸** (B, E, F) **の構造**

| 表6-12 | **日本人のトランス脂肪酸摂取量**（総エネルギー摂取量に対する割合） |

| 性別 | 平均値(%) | | | | 95パーセンタイル値*(%) | | | |
|------|---------|---|---|---|---------------------|---|---|---|
|      | 1〜6歳 | 20〜29歳 | 60〜69歳 | 全年齢 | 1〜6歳 | 20〜29歳 | 60〜69歳 | 全年齢 |
| 男性 | 0.47 | 0.31 | 0.23 | 0.30 | 1.02 | 0.74 | 0.59 | 0.70 |
| 女性 | 0.46 | 0.37 | 0.27 | 0.33 | 0.99 | 0.85 | 0.64 | 0.75 |

＊95パーセンタイル値：摂取量の多い方から上位5%の位置にある人の摂取量
出典：食品安全委員会の評価書（抜粋）

## 〈トランス脂肪酸の有害性〉

　トランス脂肪酸は，血液中のLDL-コレステロール（悪玉コレステロール）を増加させるだけではなく，HDL-コレステロール（善玉コレステロール）を減少させる。そのため，動脈硬化などによる心疾患のリスクを高める。

## 〈トランス脂肪酸の規制〉

　アメリカ，カナダ，オーストラリア，南米諸国（ブラジル，アルゼンチンなど），アジア諸国（中国，韓国など）では，トランス脂肪酸の食品における含有量の表示が義務化されている（日本では義務化されていない）。また，アメリカは「部分水素添加油」を2018年6月以降は食品に加えることを原則禁止している。WHOは，トランス脂肪酸の摂取を総エネルギー摂取量の1%未満にするように勧告しているが，表6-12に示すように日本人の大多数はWHOの勧告値を下回っている。

### ✓ POINT!

- □ 天然の動植物油の脂肪酸は大部分がシス型である。
- □ トランス脂肪酸は，油脂の水素添加，高温での脱臭過程，高温での加熱調理過程で生成する。
- □ トランス脂肪酸は，反すう動物の胃内で微生物の作用により生成する。
- □ トランス脂肪酸は，血液中のLDL-コレステロール（悪玉コレステロール）を増加させ，動脈硬化などによる心疾患のリスクを高める。
- □ 日本ではトランス脂肪酸に関する規制はない。

### 類題6-14　トランス脂肪酸に関する記述である。誤っているものを1つ選べ*。

① トランス脂肪酸は植物油などの水素添加の過程で生成する。
② トランス脂肪酸は高温での加熱調理中に生成する。
③ トランス脂肪酸は反すう動物の胃内で微生物のはたらきによって生成する。
④ トランス脂肪酸は血中のHDL-コレステロールの濃度を増加させる。
⑤ 日本では，食品中のトランス脂肪酸に関する規制値は設けられていない。

【例題6-13】の解答 ④

【類題6-13】の解答 ⑤

Section
6-15 # カビ毒① ──アフラトキシン

**例題6-15**　アフラトキシンに関する記述である。正しいものを1つ選べ。

① アフラトキシンは七面鳥X病を契機として発見された。
② アフラトキシンは*Penicillium*属のカビが産生する。
③ アフラトキシンは通常の加熱調理の過程で分解する。
④ アフラトキシンは急性毒性を示すが，発がん性はない。
⑤ アフラトキシンは食品中で検出されてはならないとされている。

## 解説

### 〈アフラトキシン発見の経緯〉

　アフラトキシンの発見は，1960年にロンドン近郊で10万羽以上の七面鳥の雛が突然斃死するという事件が端緒である。この事件は，当初は原因がわからなかったので，"七面鳥X病"と呼ばれた。その後の調査で，ブラジルから輸入された飼料用ピーナッツを*Aspergillus flavus*というカビが汚染しており，このカビがつくる毒成分（アフラトキシンと命名）に起因することが判明した。

### 〈アフラトキシンを産生するカビ〉

　*Aspergillus flavus*のほか，*Aspergillus*属の*A. parasiticus*や*A. nomius*などもアフラトキシンを産生することが認められている。アフラトキシンを産生する*Aspergillus*属のカビは熱帯〜亜熱帯地域の土壌に生息しており，収穫した農作物の貯蔵，輸送などの過程で汚染の拡大を招きやすく，世界的に問題となっている。日本では，アフラトキシン生産菌の分布は九州南部から沖縄にかけてのごく一部であり，しかも国内で生産された農作物のアフラトキシン汚染はまれにしか見つかっていない。したがって，アフラトキシン汚染の監視対象は主として輸入食品である。

### 〈アフラトキシンの種類と毒性〉

　アフラトキシンは$B_1$，$B_2$，$G_1$，$G_2$，$M_1$，$M_2$など十数種の同族体が知られている（図6-12）。$B_1$，$B_2$，$G_1$，$G_2$はカビが産生する毒成分であるが，$M_1$，$M_2$はそれぞれ$B_1$，$B_2$からウシなどの動物体内で代謝された産物で，主として乳中に検出される。毒性が最も強いのはアフラトキシン$B_1$で，ふつうにアフラトキシンといえば$B_1$のことをさしている。アフラトキシンは耐熱性で270〜280℃以上に加熱しないと分解されないので，通常の加熱調理で毒性が失われることはまずない。アフラトキシンは急性毒性を示し，1974年にインドで発生した中毒事件（患者397人，死者106人）や2004年にケニアで発生した中毒事件（患者317人，死者125人）では多くの死者を出している。主な中毒症状は嘔吐，腹痛，黄だん，肝肥大，昏睡などであった。急性毒性だけ

**B₁: R=H**
**M₁: R=OH**

**B₂: R=H**
**M₂: R=OH**

**G₁**

**G₂**

| 図**6-12** | 代表的なアフラトキシンの構造

ではなく，アフラトキシンは強力な経口発がん性（標的臓器は肝臓）を有することが動物実験で明らかにされているし，熱帯〜亜熱帯地域（ケニア，ウガンダ，タイ，フィリピンなど）で行われた疫学調査によっても，アフラトキシンの摂取量と肝臓がん発生との間の密接な相関が示されている。今のところ，アフラトキシン$B_1$は「地上最強の発がん物質」とされている。

〈アフラトキシンの規制値〉

　食品中の総アフラトキシン（アフラトキシン$B_1$，$B_2$，$G_1$，$G_2$の総和）については$10 \mu g/kg$を，さらに乳中のアフラトキシン$M_1$については$0.5 \mu g/kg$を超えてはならないと定められている。各種輸入食品（ナッツ類，トウモロコシ，麦類など）では，規制値を超えるアフラトキシンがしばしば検出されている。

### ✓ POINT!

- □ アフラトキシンは七面鳥X病を契機に発見された。
- □ アフラトキシンを産生するカビは，*Aspergillus* 属の *A. flavus*, *A. parasiticus*, *A. nomius* などである。
- □ アフラトキシンは耐熱性である。
- □ アフラトキシンは急性毒性だけではなく，強力な経口発がん性（肝臓がん）を示す。
- □ 食品中の総アフラトキシン（$B_1$，$B_2$，$G_1$，$G_2$の総和）については$10 \mu g/kg$，乳中のアフラトキシン$M_1$については$0.5 \mu g/kg$という規制値が定められている。

### 類題**6-15**　アフラトキシンに関する記述である。誤っているものを1つ選べ。

① アフラトキシンを産生するカビは，熱帯〜亜熱帯地域の土壌に生息している。
② アフラトキシンのうち，毒性が最も強いのは$B_1$である。
③ アフラトキシンは加熱に対して非常に安定である。
④ アフラトキシンは肝臓がんを引き起こす。
⑤ アフラトキシンの規制値は，ナッツ類に対してのみ定められている。

例題 6-14 の解答 ②

類題 6-14 の解答 ④

Section
**6-16** ## カビ毒 ② ——アフラトキシン以外

**例題6-16** カビ毒に関する記述である。正しいものを1つ選べ。

① 赤カビは *Fusarium* 属に属する。
② 黄変米は *Aspergillus* 属のカビによって引き起こされた。
③ 小麦については，ニバレノールの暫定基準値が設けられている。
④ パツリンの基準値は，オレンジジュースにおいて0.05 ppmとされている。
⑤ オクラトキシンは発がん性を示さない。

**解説**▶

〈赤カビ毒〉

　赤カビ（*Fusarium*属のうち，赤色綿毛状の集落をつくる *F. culmorum, F. graminearum, F. nivale*など）は土壌中に広く分布し，各種農作物，特に麦類，豆類の病原菌として知られている。赤カビ毒としてはT-2トキシン，フザレノンX，ニバレノール，デオキシニバレノール，ゼアラレノンなどがある。食中毒事件としては，1941〜1947年にロシアのオーレンバーグ地方で発生したATA症（食中毒性無白血球症）が有名である。汚染穀物（キビ，ライ麦，小麦）が原因で，嘔吐，下痢，腹痛，造血機能障害，免疫不全などの中毒症状がみられ，多くの死者（患者の30〜80％が死亡）を出した。日本でも戦後の食糧事情が悪い時期に，汚染小麦粉を原料としたすいとん，うどん，パンなどの摂取による赤カビ毒中毒が多発したが，1958年以降の中毒例はない。小麦に含まれるデオキシニバレノールに対しては1.1 ppmという暫定的な基準値が設定されている。

〈黄変米の毒〉

　*Penicillium*属のカビのなかには黄色の毒成分を産生するものがあり，このような毒成分に汚染されて黄色に変色した米を黄変米と総称している。戦中，戦後の食糧事情の悪い頃に社会問題になったが，幸い中毒例は記録されていない。黄変米の種類，原因菌および毒成分を表6-13にまとめておく。

表**6-13** 黄変米の種類，原因菌および毒成分

| 黄変米の種類 | 原因菌 | 毒成分 |
|---|---|---|
| 台湾産黄変米<br>（トキシカリウム黄変米） | *Penicillium toxicum*（＝ *P. citreoviride*） | シトレオビリジン |
| タイ国黄変米<br>（シトリナム変米） | *Penicillium citrinum* | シトリニン |
| イスランジ黄変米 | *Penicillium islandicum* | ルテオスカイリン<br>シクロクロロチン |

〈パツリン〉

　パツリンは，*Penicillium patulum*，*P. claviforme*，*P. expansum*，*Aspergillus clavatus* などのカビが産生する。これらカビは，主として損傷あるいは腐敗したリンゴに付着する。日本ではりんご果汁（濃縮果汁を含む）および清涼飲料水原料用りんご果汁のパツリンに対して0.05 ppmという成分規格が設けられている。

〈オクラトキシン〉

　オクラトキシンは，主に穀類や豆類を汚染する *Aspergillus ochraceus*，*A. niger*，*Penicillium viridicatum* などが産生する毒成分である。バルカン腎症（ルーマニアやブルガリアなどのバルカン半島諸国で流行していた腎不全と尿路がん）の原因物質のひとつと考えられている。ヨーロッパを中心とした世界の多くの国で規制の対象になっているが，日本では規制値は設けられていない。

〈麦角アルカロイド〉

　麦角菌（*Claviceps purpurea* などバッカクキン属 *Claviceps* に属するカビの総称）は小麦，大麦，ライ麦などに寄生する。麦角菌が麦類に寄生してつくった黒い角状または爪状の菌核（菌糸が集まってできるかたい塊）を麦角と呼んでいる。麦角には麦角菌が産生するエルゴタミン，エルゴメトリンなどのアルカロイドが蓄積されており，ヨーロッパでは古くから麦角中毒が知られている。中毒すると，けいれんや感覚異常などの神経症状がみられる。

---

### ☑ POINT!

- □ 赤カビの毒成分としては，T-2トキシン，フザレノンX，ニバレノール，デオキシニバレノール，ゼアラレノンなどがあり，このうち小麦に含まれるデオキシニバレノールに対しては1.1 ppmという暫定的な基準値が定められている。
- □ *Penicillium* 属のカビのなかには黄色の毒成分を産生するものがあり，黄変米の原因となる。
- □ リンゴに付着する *Penicillium patulum* などは，パツリンという毒成分を産生する。
- □ りんご果汁のパツリンに対して，0.05 ppmという成分規格が設けられている。
- □ その他のカビ毒として，*Aspergillus ochraceus* が産生するオクラトキシン，麦角菌が産生する麦角アルカロイドがある。

---

### 類題6-16　カビ毒に関する記述である。正しいものを2つ選べ。

① アフラトキシンは赤カビがつくる毒成分である。
② 黄変米の原因となるカビ類は毒成分を産生しない
③ 小麦中のデオキシニバレノールの暫定基準値は1.1 ppmである。
④ リンゴに付着する *Penicillium patulum* は，オクラトキシンという毒成分を産生する。
⑤ 麦角アルカロイドに対する規制値は定められていない。

【例題6-15の解答】①

【類題6-15の解答】⑤

Section
6-17 総合問題

---

**総合問題6-1**　有毒・有害化学物質による食中毒に関する記述である。正しいものを1つ選べ。

① 化学性食中毒の事件数は，自然毒食中毒よりはるかに多い。

② 食中毒死者の大半は，自然毒または化学物質が原因である。

③ カビ毒は，食中毒統計では植物性自然毒として扱われている。

④ 水俣病およびイタイイタイ病は，いずれも化学性食中毒として扱われている。

⑤ アレルギー様食中毒は化学性食中毒の一種である。

---

**総合問題6-2**　脂質に関する記述である。誤っているものを1つ選べ。

① ワックスは，高級脂肪酸と高級アルコールのエステルである。

② アブラボウズは脂質含量が非常に高いので，食べると下痢をする。

③ 飽和脂肪酸の多い油脂は酸化しやすい。

④ 油脂の酸化は金属イオンによって促進される。

⑤ トランス脂肪酸は，血中LDL-コレステロール濃度を増加させる。

---

**総合問題6-3**　発がん物質に関する記述である。正しいものを1つ選べ。

① ワラビの発がん物質であるプタキロシドは，加熱に対して不安定である。

② サイカシンの発がん性は，酵素分解により生成するホルムアルデヒドが示す。

③ 魚介類に含まれる有機ヒ素化合物は発がん性を示す。

④ 発がん性を示すクロム化合物は3価である。

⑤ アフラトキシンは胃がんの原因になる。

---

**総合問題6-4**　有毒・有害化学物質の規制値等に関する記述である。正しいものを1つ選べ。

① 下痢性貝毒の規制値は，オカダ酸のみが対象である。

② 魚介類に含まれる水銀の暫定的規制値は，メチル水銀に対してのみ定められている。

③ カドミウムについては，小麦中0.4 ppmという成分規格が設けられている。

④ PCBの暫定的規制値は，各種食品および容器包装に対して定められている。

⑤ 食品中のアフラトキシンの基準値は，アフラトキシン$B_1$について10 ppbと定められている。

---

**総合問題6-5**　有毒・有害化学物質に関する記述である。誤っているものを1つ選べ。

① 高等植物に含まれる毒成分の多くは，アルカロイドと呼ばれる窒素を含んだ化合物である。

② 有機リン系農薬であるDDTおよびBHCは，いずれも使用禁止になっている。

③ PCBおよびダイオキシンは，いずれも有機塩素系化合物である。

④ パリトキシンおよびシガトキシンは，いずれもポリエーテル化合物である。

⑤ ドクツルタケに含まれる毒成分は環状ペプチドである。

**総合問題6-6** 有毒・有害化学物質に関する記述である。正しいものを1つ選べ。

① 赤身魚類に高濃度に含まれているヒスチジンは，微生物がもつ脱アミノ酵素作用を受けるとヒスタミンに変わる。

② ポジティブリスト制度では，すべての農薬に対して一律基準を適用することになっている。

③ 日本で中毒例が最も多いキノコであるツキヨタケは，アトロピンという毒成分をもつ。

④ カドミウムを原因とするイタイイタイ病は，新潟県阿賀野川流域で発生した。

⑤ 黄変米事件は，*Penicillium* 属のカビが産生する毒成分が原因で発生した。

**総合問題6-7** 有毒・有害化学物質とそれに関連が深い食品との組み合わせである。正しいものを1つ選べ。

① デオキシニバレノール………小麦

② ヒスタミン………………………ヒラメ

③ サキシトキシン…………………ヒメエゾボラ

④ ワックス…………………………イシナギ

⑤ パツリン…………………………オレンジ

**総合問題6-8** 有毒・有害化学物質とそれに関連が深い食品との組み合わせである。誤っているものを1つ選べ。

① テトロドトキシン………フグ

② パリトキシン様毒………アオブダイ

③ サイカシン………………ワラビ

④ ダイオキシン……………魚介類

⑤ アミグダリン……………青梅

**総合問題6-9** 有毒・有害化学物質とそれに関係が深い言葉との組み合わせである。正しいものを1つ選べ。

① PCB……………………船底塗料

② シガトキシン…………麻痺性貝毒

③ トランス脂肪酸………過酸化物

④ ヒ素……………………内分泌攪乱化学物質

⑤ アフラトキシン………七面鳥X病

**総合問題6-10** 有毒・有害化学物質とそれに関係が深い疾病との組み合わせである。誤っているものを1つ選べ。

① アクロメリン酸………末端紅痛症

② メチル水銀……………ハンター・ラッセル症候群

③ 鉛…………………………貧血

④ オカダ酸………………記憶障害

⑤ オクラトキシン………バルカン腎症

【例題6-16】の解答 ①

【類題6-16】の解答 ③・⑤

【総合問題6―6】の解答 ⑤

【総合問題6―1】の解答 ⑤

【総合問題6―7】の解答 ①

【総合問題6―2】の解答 ③

【総合問題6―8】の解答 ③

【総合問題6―3】の解答 ①

【総合問題6―9】の解答 ⑤

【総合問題6―4】の解答 ④

【総合問題6―10】の解答 ④

【総合問題6―5】の解答 ②

## Chapter 7

# 食品添加物

## このChapterで学ぶこと

　食品添加物は「人の健康を損なうおそれがなく，かつその使用が消費者に何らかの利点を与えるものでなければならない」という大前提のもとに，食品安全委員会における安全性評価および薬事・食品衛生審議会における審議を経て厚生労働大臣が指定している。添加物の成分については規格が，添加物の製造，加工，使用，調理または保存の方法については基準が定められている。ここでは，食品添加物の分類，規格基準，種類と用途，表示方法などを学ぶ。

## 対策

　食品添加物に関する出題，特に添加物の種類と用途に関する出題は頻度が非常に高い。その他，指定添加物，既存添加物，天然香料および一般飲食物添加物の違い，添加物の指定者（厚生労働大臣），添加物の表示方法（物質名表示，用途名併記表示，一括名表示，表示免除）はよく出題される。また，食品添加物と絡めてADIに関する出題もある。

# 7-1 食品添加物の分類
## ——指定添加物，既存添加物など

**例題7-1** 食品添加物に関する記述である。正しいものを1つ選べ。

① 食品の製造の過程において使用されても，最終食品に残らないものは添加物とみなさない。
② 天然物は添加物として自由に使用してもよい。
③ 添加物は，指定添加物と既存添加物に分類されている。
④ 指定添加物はすべて化学的合成品である。
⑤ 既存添加物はすべて天然品である。

**解説**

〈食品添加物とは〉

　1995年に大幅改正された食品衛生法において，食品添加物とは「食品の製造の過程において又は食品の加工若しくは保存の目的で，食品に添加，混和，浸潤その他の方法によって使用する物をいう」と定義されている。それまでは化学的合成品である添加物は厳しく規制されていたのに対して天然添加物は自由に使用されていたが，記載されている目的ないしは方法で食品に使用される物質は，化学的合成品であるか天然品であるかにかかわらず，すべて食品添加物として扱うことになった。また，食品添加物というと最終食品に残っているもののみを連想しがちであるが，最終食品に残っていなくても製造の過程において使用されたもの（例えば，エキス製造の際の加水分解に使用される塩酸，食用油の抽出のために使用されるヘキサンなど）はすべて食品添加物である。

〈食品添加物の分類〉

　1995年の食品衛生法改正により，表7-1に示すように食品添加物は指定添加物，既存添加物，天然香料，一般飲食物添加物（一般に食品として飲食に供されているものであって添加物として使用される品目）の4つに分類されている。

表7-1 食品添加物の分類

| 分類 | 厚生労働大臣の指定の必要性 | 含まれる添加物の内容 | | 品目数* |
|---|---|---|---|---|
| | | 合成品 | 天然品 | |
| 指定添加物 | ○ | ○ | ○ | 475 |
| 既存添加物 | × | × | ○ | 357 |
| 天然香料 | × | × | ○ | 614 |
| 一般飲食物添加物 | × | × | ○ | 106 |

＊2023年7月26日現在

**指定添加物**：厚生労働大臣が指定した添加物で, 食品衛生法施行規則別表第1にリストされている。指定の対象には化学的合成品と天然品の両方が含まれる。指定添加物は必要に応じて新たに指定される一方で, 安全性に問題が認められたり使用されなくなったりすると削除される。

**既存添加物**：1995年の食品衛生法改正の際,「この法律の公布の時点で現に流通し, 使用されている添加物については指定制度を適用しない」旨が附則に明記された。この附則に該当する添加物（すべて天然添加物）が既存添加物で, それまで広く使用され長い食経験があるという理由で, 指定制度の対象外として使用などが認められたものであり, 既存添加物名簿に収載されている。既存添加物のうち, 安全性に問題があるもの, あるいは長年使用の実績が認められないものは名簿から外すことになっており, 当初489品目あった既存添加物のうち132品目はすでにとり消され, 357品目（2021年1月15日現在）になっている。

**天然香料**：天然香料とは食品の着香の目的で使用される天然添加物で, 天然香料基原物質リストに収載されている。基本的にその使用量はごくわずかであり, 長年の食経験で健康影響がないことが確認されているので, 指定制度の対象にはなっていない。

**一般飲食物添加物**：一般飲食物添加物は一般に食品として飲食に供されているものであるので, 当然すべて天然物である。例えば, ストロベリー果汁やオレンジ果汁はそのまま飲めば食品のジュースであるが, 赤色をつけるためとかオレンジ色をつけるために使用すれば添加物（着色料）とみなされ, 添加物としての表示が必要になる。

---

### ☑ POINT!

- [ ] 食品添加物は指定添加物, 既存添加物, 天然香料, 一般飲食物添加物の4つに分類されている。
- [ ] 指定添加物は厚生労働大臣が指定した添加物で, 化学的合成品と天然品の両方が含まれる。
- [ ] 既存添加物は, 1995年の食品衛生法改正の際,「それまで使用されてきた天然添加物は指定制度を適用しない」とされたものに該当する添加物である。
- [ ] 天然香料は食品の着香の目的で使用される天然添加物で, 指定制度の対象にはなっていない。
- [ ] 一般飲食物添加物はすべて天然物で, 指定制度の対象にはなっていない。

---

**類題7-1** 食品添加物に関する記述である。誤っているものを1つ選べ。

① 食品製造の過程で脱色のために用いられる活性炭は, 最終食品に残らないが添加物とみなされる。

② 指定添加物は化学的合成品と天然品の両方を含む。

③ 指定添加物は, 長年の使用実績があれば既存添加物に移行する。

④ 天然香料と一般飲食物添加物はすべて天然品である。

⑤ いちごジュースを, 赤い色をつける目的で食品に使用すると添加物とみなされる。

食品添加物指定の基本的考え方と手続き

**例題7-2**　食品添加物の指定に関する記述である。正しいものを1つ選べ。

① 食品添加物の指定は消費者庁が行う。

② 食品添加物の指定を申請する業者は，安全性と有効性に関する資料を添える必要がある。

③ 食品添加物のADI（一日許容摂取量）は，厚生労働省が設定する。

④ 食品添加物の使用は，製造業者に何らかの利点を与えるものでなければならない。

⑤ 食品添加物の指定にあたっては，パブリックコメントを求める必要はない。

**解説**

食品添加物は，人の健康を損なうおそれがないとして厚生労働大臣が定めるものを除いては使用できない。すなわち，食品添加物は原則として使用してはいけないが，例外的に使用が認められたものだけがリストされているという点で，食品添加物に対する規制は農薬同様にポジティブリスト制度であるといえる。

〈**食品添加物指定にあたっての基本的考え方**〉

食品添加物の指定にあたっての基本的考え方は，「食品添加物の指定および使用基準改正に関する指針」（衛化第29号，1996年3月22日）において示されている。まず，食品添加物は人の健康を損なうおそれがなく，かつその使用が消費者に何らかの利点を与えるものでなければならないというのが大前提である。その大前提のもとに，食品添加物の指定（および使用基準改正）にあたっては次の点が必要であるとされている。

(1) **安全性**：食品添加物の安全性が，要請された使用方法において実証または確認されること

(2) **有効性**：食品添加物の使用が，次のいずれかに該当することが実証または確認されること

　① 食品の栄養価を保持するもの

　② 特定の食事を必要とする消費者のための食品の製造に必要な原料または成分を供給するもの

　③ 食品の品質を保持しもしくは安定性を向上するもの，または味覚，視覚等の感覚刺激特性を改善するもの

　④ 食品の製造，加工，調理，処理，包装，運搬または貯蔵過程で補助的役割を果たすもの

〈食品添加物指定の手続き〉

　食品添加物指定の手続き（模式図）を図7-1に示す。業者が添加物の指定を申請するにあたっては，当該添加物の発見の経緯，外国における使用状況，物理化学的性状，食品中の分析方法，成分規格案，使用基準案，添加物としての有効性・安全性に関する資料などが必要である。これら資料とともに厚生労働省に指定申請があった場合，まず食品安全委員会に安全性評価を諮問する。食品安全委員会では，安全性に関する各種試験（反復投与毒性試験，繁殖試験，催奇形性試験，発がん性試験，抗原性試験，変異原性試験，一般薬理試験，体内動態に関する試験）の科学的なデータに基づき，当該添加物のADI（一日許容摂取量）を設定する。食品安全委員会からADIの答申を受けると，厚生労働省は次に薬事・食品衛生審議会に諮問する。薬事・食品衛生審議会で指定してもよいという結論が出ると，パブリックコメントを経て最終的に厚生労働大臣が指定する。

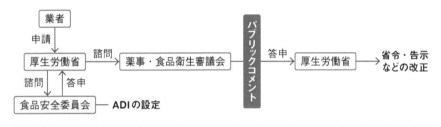

| 図**7-1** | **食品添加物指定の手続き**（模式図）

---

**☑ POINT!**

☐ 食品添加物の指定にあたっては，安全性と有効性（消費者にとっての利点）が大前提である。

☐ 厚生労働省に食品添加物の指定申請があった場合，食品安全委員会に安全性評価を諮問する。

☐ 食品添加物は，薬事・食品衛生審議会の意見を聞いて厚生労働大臣が指定する。

**類題7-2** 　食品添加物の指定に関する記述である。誤っているものを2つ選べ。

① 天然添加物は指定申請の必要はない。

② 食品添加物の指定は，薬事・食品衛生審議会の意見を聞いて厚生労働大臣が行う。

③ 食品添加物の指定申請があった場合，厚生労働省は当該添加物の安全性に関する資料を収集する。

④ 食品添加物の安全性評価は食品安全委員会が行う。

⑤ 食品添加物の使用は，消費者に何らかの利点を与えるものでなければならない。

【例題7-1】の解答 ⑤

【類題7-1】の解答 ③

# 7-3 食品および食品添加物の規格基準

例題7-3　食品および添加物の規格基準に関する記述である。正しいものを1つ選べ。

① 食品の規格基準は消費者庁が定める。
② 添加物の規格基準は食品安全委員会が定める。
③ 食品および添加物の規格は, 成分について定められている。
④ 食品の基準としては製造基準のみが定められている。
⑤ 指定添加物はすべてに使用基準が定められている。

### 解説

　食品や食品添加物は, よい品質で安全であることが求められる。特に添加物の場合は, よい品質であっても過剰に摂取することは健康に好ましくないものも多い。そこで食品衛生法第13条では, 厚生労働大臣は薬事・食品衛生審議会の意見を聴いて, 食品および添加物の成分について規格を, 食品および添加物の製造, 加工, 使用, 調理または保存の方法について基準を定めることを規定している。

〈食品の規格基準〉

　食品一般および個別の各種食品（清涼飲料水, 食鳥卵, 食肉製品, 生食用鮮魚介類, 穀類, 豆類, 即席めん類など）について, 成分規格や製造基準, 使用基準, 保存基準

表7-2 ｜ 食品の規格基準の例

| 区分 | | 規格基準 |
|---|---|---|
| 食品一般 | 成分規格 | 食品は抗生物質（または抗菌性物質）および放射性物質を含有してはならない。<br>遺伝子組換え食品は, 安全性審査を受けたものでなければならない。 |
| | 製造・加工・調理基準 | 食品の製造, 加工においては放射線を照射してはならない。 |
| | 保存基準 | 食品を保存する場合, 抗生物質を使用しないこと。<br>食品保存の目的で食品に放射線を照射しないこと。 |
| 食肉製品 | 成分規格 | 亜硝酸根は0.07 g/kg以下であること。 |
| 生食用鮮魚介類 | 成分規格 | 腸炎ビブリオ最確数は100/g以下であること。 |
| | 保存基準 | 清潔で衛生的な容器包装に入れ, 10℃以下で保存すること。 |
| 米（玄米および精米） | 成分規格 | カドミウムおよびその化合物は0.4 ppm（Cdとして）以下であること。 |
| 豆類 | 使用基準 | シアン化合物を検出する豆類の使用は生あんの原料に限る。 |
| 即席めん類 | 成分規格 | 含有油脂は, 酸価3以下または過酸化物価30以下であること。 |
| | 保存基準 | 直射日光を避けて保存すること。 |

などが定められている。規格基準の例を表7-2に示す。

### 〈添加物の規格基準〉

食品添加物の成分規格は，添加物の品質，純度を保証する。基準には，① 使用できる食品の種類，使用量，使用制限などの使用基準，② 添加物の製造時の原料などを制限する製造基準，③ 添加物の効果を保持するための保存基準などがある。これらの規格基準は「食品添加物公定書」に収載されている（食品衛生法第21条）。

添加物の規格基準のうち最も重要なのは使用基準で，農薬の残留基準の場合と同じ考えで決められている（Section 6-8参照）。すなわち，まず個々の添加物について各種毒性試験の結果からNOAEL（無毒性量）を求め，安全係数（通常100）で割ってADI（一日許容摂取量）を算出する。次いで国民栄養調査や食品の生産量，輸入量，消費量，家計調査などから食品ごとの摂取量を調べ，それに基づいて添加物の摂取量を推定する。推定摂取量がADIを大幅に下回るように考慮して添加物ごとに対象食品，使用量，使用制限が定められる。使用基準はすべての添加物に設定されているわけではない。安全性が極めて高く，日常広く食用に供されている添加物には使用基準はなく，食品に必要量を使用できる。使用基準は指定添加物の多くに設定されているが，既存添加物の場合は一部に，一般飲食物添加物の場合は着色料のみに設定されている。天然香料については使用基準が設定されているものはない。個々の添加物の使用基準については，必要に応じてSection 7-4〜7-7で述べる。

### ☑ POINT!

- □ 食品および添加物の規格基準は，薬事・食品衛生審議会の意見を聴いて厚生労働大臣が定める。
- □ 食品および添加物の規格は成分について定められ，添加物の品質，純度を保証する。
- □ 食品および添加物の基準としては，製造基準，使用基準，保存基準などがある。
- □ 添加物の規格基準は「食品添加物公定書」に収載されている。
- □ 添加物の使用基準は，摂取量がADIを下回るように定められている。

### 類題7-3 食品および添加物の規格基準に関する記述である。誤っているものを1つ選べ。

① 食品および添加物の規格基準は，厚生労働大臣が定める。
② 食品には抗生物質を含有してはならないという成分規格がある。
③ 食品保存の目的で放射線を照射してはならないという保存基準がある。
④ 食品添加物の規格基準は「食品添加物公定書」に収載されている。
⑤ 使用基準が定められている既存添加物はない。

【例題7-2】の解答 ②

【類題7-2】の解答 ① ・③

# 7-4 食品添加物の用途と種類①
## ——着色料, 発色剤, 漂白剤

**例題7-4** 食品の色をよくする添加物に関する記述である。正しいものを1つ選べ。

① タール色素は脂溶性, タール色素のアルミニウムレーキは水溶性である。
② タール色素は, 食肉製品の鮮紅色を維持するために使われる。
③ 発色剤はそれ自体は無色である。
④ 亜硝酸塩は食品の漂白を目的として使われる。
⑤ 亜塩素酸ナトリウムは還元型漂白剤である。

**解説▶**

　食品の色をよくする添加物としては, 着色料, 発色剤および漂白剤がある。それぞれの種類を表7-3に示す。

〈**着色料**〉

　着色料はそれ自体が着色物質で, 食品に色をつけて嗜好性を向上させる。着色料には指定添加物, 既存添加物, 一般飲食物添加物があるが, 指定添加物のリボフラビン類以外はすべて使用基準が設けられている。主な着色料は次のとおりである。

**β-カロテン**：果実, 野菜など天然に広く見出される黄橙色のカロテノイド系色素で, ビタミンAの前駆物質である。

**タール色素およびそのアルミニウムレーキ**：コールタールから得られるベンゼン, トルエン, ナフタリンなどの芳香族炭化水素を原料として製造されてきたのでその名がある。タール色素はすべて水溶性のナトリウム塩であるが, その溶液に塩基性アルミニウム塩を加えると不溶性のアルミニウム塩となる。これをアルミニウムレーキといい, 水や有機溶媒にはほとんど溶けない。もとの水溶性色素と比べて耐熱性, 耐光性

| 表7-3 食品の色をよくする添加物の種類 | | |
|---|---|---|
| 用途名 | 添加物の種類 | |
| 着色料 | 指定添加物(33品目)：β-カロテン, 三二酸化鉄, タール色素（食用赤色2号, 赤色3号, 赤色40号, 赤色102号, 赤色104号, 赤色105号, 赤色106号, 黄色4号, 黄色5号, 緑色3号, 青色1号, 青色2号）, タール色素（食用赤色2号など8種類）のアルミニウムレーキ, 二酸化チタン, 水溶性アナトー, リボフラビンなど | |
| | 既存添加物(47品目)：アナトー色素, カラメル, クチナシ黄色素, コチニール色素, ベニバナ色素など | |
| 発色剤 | 指定添加物(3品目)：亜硝酸ナトリウム, 硝酸カリウム, 硝酸ナトリウム | |
| 漂白剤 | 指定添加物(7品目)：亜塩素酸ナトリウム, 亜硫酸ナトリウム, 高度サラシ粉, 次亜硫酸ナトリウム, 二酸化硫黄, ピロ亜硫酸カリウム, ピロ亜硫酸ナトリウム | |

があるので, 油脂食品, 糖衣錠, 粉末食品などに使用される。

**カラメル**：デンプン加水分解物を熱処理して得られる褐色の物質で, 炭酸飲料, アルコール飲料, 菓子, ソース, 醤油などに広く使われている。着色料のなかで最も使用量が多く, 日本では80％以上を占めている。

〈発色剤〉

　発色剤はそれ自体は無色であるが, 食品に加えたときに色を出現させる添加物で, 指定添加物3品目のみが認められている。亜硝酸ナトリウム（$NaNO_2$）を生肉に加えると, 還元されて酸化窒素（NO）となり, これが肉中のミオグロビン（Mb）と反応して桃色のニトロソミオグロビン（MbNO）をつくる。加熱すると, MbNOはタンパク質部分のグロビンが熱変性を起こしてニトロソミオクロモーゲンになる。これも桃色を保持しており, ハムやソーセージなどの赤色色素の本体である。硝酸ナトリウム（$NaNO_3$）と硝酸カリウム（$KNO_3$）も, 肉に加えると$NaNO_3(KNO_3) \rightarrow NaNO_2$($KNO_2$)$\rightarrow NO$の変化をするので, 亜硝酸ナトリウム同様に発色効果がある。なお, 亜硝酸は二級アミン類と反応して発がん性のある$N$-ニトロソアミンを生成するので(Section 11-9参照), 食肉への発色剤の使用には疑問も投げかけられている。

〈漂白剤〉

　食品に含まれる有色物質を酸化漂白または還元漂白して商品価値を高めるために用いられる添加物で, 指定添加物7品目のみが認められている。塩素系の亜塩素酸ナトリウムおよび高度サラシ粉は酸化型漂白剤で, 殺菌料としても用いられる。その他の5品目はすべて還元型漂白剤で, いずれも酸化防止剤, 保存料としても用いられる。

---

**☑ POINT!**

□ 着色料はそれ自体が着色物質で, 食品に色をつけて嗜好性を向上させる。
□ 発色剤はそれ自体は無色であるが, 食肉や魚卵などに加えて桃色を出現させる。
□ 漂白剤は有色物質を酸化漂白または還元漂白して商品価値を高める。

---

**類題7-4**　食品の色をよくする添加物に関する記述である。誤っているものを1つ選べ。

① タール色素は水溶性である。
② タール色素はすべて使用基準が定められている。
③ 亜硝酸ナトリウムは, 食肉の色を保持する目的で使われている着色料である。
④ 亜硝酸が二級アミンと反応すると, 発がん性のある$N$-ニトロソアミンが生成する。
⑤ 二酸化硫黄は還元型漂白剤である。

【例題7-3】の解答③
【類題7-3】の解答⑤

## Section 7-5 食品添加物の用途と種類②
### ——甘味料，苦味料，酸味料，調味料

---

**例題7-5** 食品の味をよくする添加物に関する記述である。正しいものを1つ選べ。

① 甘味料のアスパルテームは，フェニルアラニンとグルタミン酸からなるジペプチドのメチルエステルである。

② サッカリンは甘味料として用いられていたが，苦みを伴うので使用禁止になっている。

③ グルタミン酸ナトリウムは調味料として用いられていたが，中華料理店症候群と呼ばれる中毒症状を引き起こすので使用禁止になっている。

④ 調味料として用いられている5′-イノシン酸二ナトリウムは，昆布のうま味成分である。

⑤ 調味料として用いられているコハク酸は，貝類のうま味成分である。

---

**解説** ▶

　食品の味をよくする添加物として，甘味料，苦味料，酸味料，調味料がある。それぞれの種類を表7-4に示す。

〈**甘味料**〉

　甘味料は食品に甘味をつける添加物である。主な甘味料について以下に説明を加える。

**アスパルテーム**：フェニルアラニンとアスパラギン酸からなるジペプチドのメチルエステルである。フェニルケトン尿症（フェニルアラニンからチロシンを生成する酵素が欠損している遺伝的疾患）の新生児や乳児に脳障害を起こすので，アスパルテームを使用した食品には「フェニルアラニン化合物である旨」の表示が義務化されている。

**キシリトール**：口のなかで溶けると清涼感があり，チューインガムや錠菓（タブレット）に使用されている。虫歯予防効果（ミュータンス菌の活動抑制作用）があるので，歯によい甘味料として知られている。

**サッカリン類**：サッカリンは発がん性の疑いがもたれ，一般食品への使用が一時禁止になったことがある。店頭販売のバラ売りの場合，食品添加物の表示は原則として免除されているが，甘味料のサッカリン類は売り場に表示するように指導されている。

〈**苦味料**〉

　苦味料は食品に適度な苦味をつけて味にしまりを与えるとともに，おいしさを増す添加物である。既存添加物の12品目が使用を認められている。

〈**酸味料**〉

　酸味料は食品に酸味をつける添加物で，二酸化炭素とリン酸以外はすべて有機酸またはその塩類である。酸味料の多くは調味料やpH調整剤としても用いられる。

| 表7-4 | 食品の味をよくする添加物

| 用途名 | 添加物の種類 |
|---|---|
| 甘味料 | 指定添加物 (11品目)：アスパルテーム，キシリトール，サッカリンなど |
|  | 既存添加物 (12品目)：L-アラビノース，ステビア抽出物，D-リボースなど |
| 苦味料 | 既存添加物 (12品目)：カフェイン（抽出物），キナ抽出物，ニガヨモギ抽出物など |
| 酸味料 | 指定添加物 (26品目)：クエン酸，コハク酸，二酸化炭素，氷酢酸，リン酸など |
|  | 既存添加物 (1品目)：フィチン酸 |
| 調味料 | 指定添加物 (56品目)：［アミノ酸 (25品目)］グリシン，L-グルタミン酸ナトリウム，L-テアニンなど，［核酸 (6品目)］5′-イノシン酸二ナトリウム，5′-グアニル酸二ナトリウムなど，［有機酸 (17品目)］コハク酸，酢酸ナトリウムなど，［無機塩 (8品目)］塩化カリウム，リン酸水素二カリウムなど |
|  | 既存添加物 (17品目)：L-アスパラギン酸，L-アラニン，タウリン，ベタインなど |

〈調味料〉

　調味料は食品の味を調整する添加物で，化学構造の点からアミノ酸，核酸，有機酸，無機塩の4グループに分けられる。このうちアミノ酸は栄養強化剤，有機酸は酸味料やpH調整剤など，無機塩はかんすいや乳化剤などとしても使用されている。

　調味料のなかには食品中のうま味成分として同定されたものが多い。昆布のL-グルタミン酸ナトリウム，かつお節の5′-イノシン酸二ナトリウム，シイタケの5′-グアニル酸二ナトリウム，貝類のコハク酸，緑茶のL-テアニンがそうである。なお，L-グルタミン酸ナトリウムは，過剰摂取により頭痛，吐き気，動悸，顔面圧痛などの健康危害（中華料理店症候群）を起こしたことがあるが，その後の研究において，L-グルタミン酸ナトリウムの摂取と中華料理店症候群との間に明確な関係は認められていない。

### ✓ POINT!

- □ 食品の味をよくする添加物として，甘味料，苦味料，酸味料，調味料がある。
- □ 甘味料は食品に甘味をつける添加物である。
- □ 苦味料は食品に適度な苦味をつけて味にしまりを与える添加物である。
- □ 酸味料は食品に酸味をつける添加物である。
- □ 調味料は食品の味を調整する添加物で，アミノ酸，核酸，有機酸，無機塩に分けられる。

### 類題7-5 食品の味をよくする添加物に関する記述である。正しいものを1つ選べ。

① 虫歯予防効果のあるキシリトールは，酸味料として用いられている。
② 調味料として用いられているL-テアニンは，貝類のうま味成分である。
③ 調味料として用いられているグルタミン酸ナトリウムは，緑茶のうま味成分である。
④ 5′-イノシン酸二ナトリウムは，アミノ酸系の調味料である
⑤ 酸味料の多くは，調味料やpH調整剤としても用いられている。

例題7-4の解答 ③

【類題7-4の解答 ③

# 食品添加物の用途と種類③
## ——殺菌料，酸化防止剤，防かび剤，防虫剤，保存料

**例題7-6** 食品の腐敗・変敗を防止する添加物に関する記述である。正しいものを1つ選べ。

① 酸化防止剤のL-アスコルビン酸は，酸味料としても用いられる。
② 収穫後の農作物に用いられる防かび剤は，ポストハーベスト農薬として扱われている。
③ 収穫後の農作物に用いられる防虫剤も，ポストハーベスト農薬として扱われている。
④ 保存料は，食品中の微生物の増殖を抑制するために使われる。
⑤ ソルビン酸およびエリソルビン酸は，いずれも保存料として用いられる。

**解説**

　食品の腐敗・変敗を防止する添加物として，殺菌料，酸化防止剤，防かび剤，防虫剤および保存料がある。それぞれの種類を表7-5に示す。

〈殺菌料〉

　殺菌料は，食品中の腐敗細菌を死滅させるための添加物である。指定添加物12品目が使用を認められており，既存添加物には該当するものはない。高度サラシ粉（有

**表7-5** 食品の腐敗・変敗を防止する添加物

| 用途名 | 添加物の種類 |
|---|---|
| 殺菌料 | 指定添加物（12品目）：亜塩素酸水，亜塩素酸ナトリウム（漂白剤としても使用），過酸化水素，高度サラシ粉，次亜塩素酸水，次亜塩素酸ナトリウムなど |
| 酸化防止剤 | 指定添加物（20品目）：還元型漂白剤（5品目），L-アスコルビン酸，L-アスコルビン酸ナトリウム，L-アスコルビン酸ステアリン酸エステル，エチレンジアミン四酢酸カルシウム二ナトリウム（EDTA・CaNa$_2$），エチレンジアミン四酢酸二ナトリウム（EDTA・Na$_2$），エリソルビン酸，クエン酸イソプロピル，ジブチルヒドロキシトルエン（BHT），$dl$-$\alpha$-トコフェロール，ブチルヒドロキシアニソール（BHA），没食子酸プロピルなど<br><br>既存添加物（36品目）：$\gamma$-オリザノール，カテキン，グアヤク脂，$d$-$\alpha$-トコフェロール，没食子酸など |
| 防かび剤 | 指定添加物（10品目）：アゾキシストロビン，イマザリル，オルトフェニルフェノール，オルトフェニルフェノールナトリウム，ジフェニル，ジフェノコナゾール，チアベンダゾール，ピリメタニル，フルジオキソニル，プロピコナゾール |
| 防虫剤 | 指定添加物（1品目）：ピペロニルブトキシド |
| 保存料 | 指定添加物（21品目）：還元型漂白剤（5品目），安息香酸，安息香酸ナトリウム，ソルビン酸，ソルビン酸カリウム，ソルビン酸カルシウム，デヒドロ酢酸ナトリウム，ナイシン，パラオキシ安息香酸エチル，パラオキシ安息香酸ブチル，パラオキシ安息香酸プロピル，プロピオン酸，プロピオン酸ナトリウムなど<br><br>既存添加物（5品目）：カワラヨモギ抽出物，しらこたん白抽出物，ツヤプリシン（抽出物），ペクチン分解物，$\varepsilon$-ポリリシン |

効塩素が多く, 不溶性残渣が少なく長期保存も可能) 以外の11品目には使用基準が設定されている。例えば, 次亜塩素酸ナトリウム (NaClO) はゴマには使用してはならないという使用制限があり, 亜塩素酸水など4品目は最終食品の完成前に分解または除去することになっている。

〈酸化防止剤〉

　酸化防止剤の主な使用目的は食品中の油脂の酸化防止であるが, 天然色素の酸化防止 (退色防止) や他の食品添加物 (ビタミンAやビタミンDなどの脂溶性ビタミン, 不飽和脂肪酸を含む乳化剤など) の酸化防止のためにも使われる。漂白剤としても使用される5品目についてはすでにとり上げたので, 以下にはその他の指定添加物について説明を加える。

**L-アスコルビン酸類**：L-アスコルビン酸 (ビタミンC) およびその塩類, エステル類は, いずれも栄養強化剤としても使用される。L-アスコルビン酸の立体異性体であるエリソルビン酸 (イソアスコルビン酸とも呼ばれる) は, ビタミンC効果はL-アスコルビン酸の1/20であるが, 酸化されやすいので酸化防止効果はより優れている。なお, エリソルビン酸は酸化防止の目的のみで使われる。

**EDTA・CaNa$_2$およびEDTA・Na$_2$**：EDTA類は, 油脂の酸化を触媒する金属イオンを封鎖することによって酸化防止効果を示す。缶詰食品やびん詰食品での遊離金属イオンを捕捉し, その活動を封鎖する金属封鎖剤としてのみ使用が認められている。

**クエン酸イソプロピル**：クエン酸は油脂の酸化防止効果を示すが, その効果を維持し, かつ油脂に対する溶解度を高めたのがクエン酸イソプロピルである。

**ジブチルヒドロキシトルエン (BHT) およびブチルヒドロキシアニソール (BHA)**：BHTとBHAの酸化防止効果は同程度で, 併用されることも多い。BHAは発がん性が問題になったことがあるが, 低用量では逆に抗がん作用を示す。

**α-トコフェロール**：既存添加物の*d*-体は天然品で, 指定添加物の*dl*-体は合成品である。酸化防止効果はBHTやBHAよりは劣る。*d*-体の使用基準はないが, *dl*-体については酸化防止の目的に限るという使用制限がある。

**没食子酸ピロピル**：没食子酸 (トリヒドロキシ安息香酸) とプロピルアルコールとのエステル化反応で得られる没食子酸プロピルの酸化防止作用は強いが, それ自身が酸化されて着色するので大量には使用できない。BHT, BHA, クエン酸と混合して用いられることが多い。

〈防かび剤〉

　収穫後 (ポストハーベスト) の農作物を倉庫で貯蔵したり, 船で輸送したりするときに使用する防かび剤や防虫剤, くん蒸剤などはポストハーベスト農薬と呼ばれている。ポストハーベスト農薬は収穫後に散布するので高濃度に残留しやすいという懸念

【例題7‐5】の解答 ⑤

【類題7‐5】の解答 ⑤

があり，日本ではくん蒸剤を除いて使用が禁止されている。ただし，防かび剤と次に述べる防虫剤は，食品を保存する目的で添加物としての使用が認められている。

　防かび剤としては指定添加物10品目が使用を認められている。いずれも使用対象食品はレモンなどのかんきつ類やバナナなどに限定されており，使用量（残存量）の制限も設けられている。また，ジフェニルについては，グレープフルーツ，レモン，オレンジ類の貯蔵または運搬の用に供する容器のなかに入れる紙片に浸潤させて使用する場合に限るという使用制限もある。なお，店頭でバラ売りされる食品に含まれる添加物については，一般には表示をしなくてもよいとされているが，防かび剤の場合は表示が義務化されている。

〈**防虫剤**〉

　防虫剤としては，指定添加物のピペロニルブトキシド1品目が使用を認められている。対象食品は穀類のみで，使用量は0.024 g/kg以下という制限が設けられている。

〈**保存料**〉

　保存料は微生物（細菌，カビ，酵母）に対して発育阻止作用を示す。食品の保存中における微生物による腐敗・変敗を防止し，保存性を向上する目的で使用する添加物である。漂白剤，酸化防止剤としても使用される添加物（5品目）を除く指定添加物について，以下に簡単に説明する。

**安息香酸類**：安息香酸は脂溶性，ナトリウム塩は水溶性である。細菌と酵母に有効で，カビに対する作用はやや弱い。安息香酸類は，次に述べるソルビン酸類，デヒドロ酢酸ナトリウム，プロピオン酸類と同様に酸型保存料といわれ，酸性側で効果を示す。例えば安息香酸の場合，$C_6H_5COOH \rightleftarrows C_6H_5COO^- + H^+$のように解離することができるが，pHが低くなるほど平衡状態は左に片寄り，非解離の分子が多くなる。非解離の分子はイオンより疎水性が高いので，微生物の細胞膜（主成分は脂質）を通過して作用部位に到達しやすくなる。したがって酸型保存料は，食品の風味に影響を与えない範囲で酸味料を加え，pHを下げて使用する。

**ソルビン酸類**：ソルビン酸は脂溶性，カリウム塩は水溶性，カルシウム塩は両者の中間的な溶解性を示す。酸型保存料で，細菌，カビ，酵母に対して幅広く効果を示す。カビと酵母に対しては他の添加物では対応が難しいため，ソルビン酸類は世界で最も広く用いられている保存料である。

**デヒドロ酢酸ナトリウム**：デヒドロ酢酸ナトリウムは水溶性である。酸型保存料で，カビ，酵母，グラム陽性菌に対して一様に作用する。しかし，乳酸菌，偏性嫌気性菌およびグラム陰性菌に対する作用はやや弱い。

**ナイシン**：ナイシンはチーズ製造に用いられる*Lactococcus lactis*という乳酸菌が産生するアミノ酸34残基の抗菌ペプチドである。

**パラオキシ安息香酸エステル類**：パラオキシ安息香酸エステル類は水に溶けにくいが，エチルアルコール，酢酸などには溶ける。細菌，カビ，酵母に対して有効であるが，グラム陰性菌，乳酸菌に対して効力がやや低下する。酸型保存料と違って解離できないので，pHが変動（pH 3〜9）しても保存料としての効果（抗菌効果）はほとんど変わらない。

**プロピオン酸類**：プロピオン酸類は酸型保存料で，カビや胞子形成細菌（*Bacillus*属細菌など）に対して効果を示すが酵母には無効である。そのため酵母を利用してつくられるパンによく使われる。

---

**✓ POINT!**

☐ 食品の腐敗・変敗を防止する添加物として，殺菌料，酸化防止剤，防かび剤，防虫剤および保存料がある。

☐ 殺菌料は，食品中の腐敗細菌を死滅させるための添加物である。

☐ 酸化防止剤の主な使用目的は，食品中の油脂の酸化防止である。

☐ 防かび剤および防虫剤はポストハーベスト農薬に相当するが，添加物としての使用が認められている。

☐ 保存料は，微生物の増殖を抑制して食品の腐敗・変敗を防止し，保存性を向上するための添加物である。

---

**類題7-6 (1)**　食品の腐敗・変敗を防止する添加物に関する記述である。正しいものを2つ選べ。

① 殺菌料として用いられる過酸化水素は，最終食品の完成前に分解または除去しなければならない。

② *dl*-α-トコフェロールは，酸化防止剤のほか，栄養強化剤としても用いられる。

③ 防かび剤は，店頭販売のバラ売りであっても表示をしなければならない。

④ 食品添加物として認められている防虫剤はない。

⑤ 保存料のパラオキシ安息香酸エステルは，酸性側で効果を発揮する。

---

**類題7-6 (2)**　添加物とその用途名との組み合わせである。正しいものを1つ選べ。

① 次亜塩素酸ナトリウム……………酸化防止剤

② ブチルヒドロキシアニソール………防虫剤

③ ジフェニル………………………漂白剤

④ ピペロニルブトキシド……………防かび剤

⑤ ソルビン酸ナトリウム……………保存料

## Section 7-7 食品添加物の用途と種類④ ——製造用剤, 増粘剤, 栄養強化剤など

### 例題7-7　食品添加物に関する記述である。正しいものを1つ選べ。

① 製造用剤のヘキサンは, 最終食品の完成前に除去しなければならない。

② 水の硬度調整や製造工程中の不純物の除去などに用いられているイオン交換樹脂は, 添加物とはみなさない。

③ 食品の製造過程中に色やにおいを除去するために用いられる活性炭は, 添加物とはみなさない。

④ 栄養強化剤には, 使用基準が定められているものはない。

⑤ 増粘剤のアルギン酸は, 紅藻類から調製している。

### 解説

〈食品の製造・加工工程中に使用される添加物〉

　各種食品の製造・加工工程中に使用される主な添加物を表7-6にまとめて示す。このうち, 製造用剤および増粘剤について以下に説明を加えておく。

**製造用剤**：指定添加物39品目中26品目, 既存添加物93品目中13品目に使用基準が定められている。例えば, 塩酸, シュウ酸, 水酸化ナトリウム, 硫酸などは最終食品の完成前に中和または除去すること, ヘキサンは食用油脂製造の際の油脂の抽出に限って用いられ最終食品の完成前に除去すること, 珪藻土や酸性白土などは食品の製造または加工上必要不可欠の場合に限るといった使用制限がある。

**増粘剤**：増粘剤は, 水に溶解（または分散）して粘性を高める高分子化合物の添加物である。食品に粘りやとろみをつける場合には増粘剤（糊料とも呼ばれる）, 食品を接着して形崩れをしないようにする場合は安定剤, ゲル化（液体をゼリー状に固めること）を目的とする場合はゲル化剤という。いずれも舌ざわりや歯ざわりなどの食感を向上させるので, アイスクリームやゼリー, スープ, ソース, ジャム, めん類, ねり製品など幅広い食品に使用されている。増粘剤は多様な生物由来の物質（またはその誘導体）である。アルギン酸は褐藻類（カジメ, アラメ, コンブなど）, セルロースは綿やパルプ, アラビアガムはアフリカやインドなどに生育するアラビアゴムの木, カラギナンは紅藻（イバラノリ, スギノリ, ツノマタなど）, キチンとキトサン（キチンを部分的に脱アセチル化した物質）はエビ・カニの殻, ジェランガムはグラム陰性菌の培養液, ペクチンはかんきつ類やリンゴの果実から分離調製したものである。

〈栄養強化剤〉

　食品に不足している栄養成分を補うための添加物であり, ビタミン類, アミノ酸類,

ミネラル類など, 指定添加物93品目 (うち25品目は使用基準あり), 既存添加物31品目 (うち4品目は使用基準あり) が認められている。使用基準は, 対象食品, 使用量, 使用目的 (栄養の目的で使用する場合に限る) である。

---

表7-6 │ 食品の製造・加工工程中に使用される主な添加物

| 用途名 | 指定添加物 | 既存添加物 |
|---|---|---|
| かんすい | 炭酸ナトリウム, リン酸三カリウムなど | 該当なし |
| 酵素 | 該当なし | α-アミラーゼ, キチナーゼ, トリプシン, リゾチームなど |
| 小麦粉処理剤 | 過酸化ベンゾイル, 過硫酸アンモニウム, 希釈過酸化ベンゾイル, 二酸化塩素 | 該当なし |
| 消泡剤 | シリコーン樹脂 | 該当なし |
| 製造用剤 | アスパラギナーゼ, アセトン, イオン交換樹脂, 塩酸, 水酸化ナトリウム, 硫酸, ケイ酸マグネシウム, 酢酸エチル, シュウ酸, 炭酸カルシウム, 二酸化ケイ素, プロピレングリコールなど | 活性炭, カラメル, キトサン, 金, くん液, 珪藻土, 酸性白土, 生石灰, タルク, タンニン, ヒアルロン酸, パーライト, ベントナイト, ヘキサンなど |
| 増粘剤 | アルギン酸ナトリウム, デンプングリコール酸ナトリウム, メチルセルロース, ポリアクリル酸ナトリウムなど | アラビアガム, アルギン酸, カラギナン, キチン, キトサン, ジェランガム, ペクチンなど |
| 豆腐用凝固剤 | 塩化カルシウム, 塩化マグネシウム, 硫酸カルシウム, 硫酸マグネシウムなど | 粗製海水塩化マグネシウム |
| 乳化剤 | ステアロイル乳酸カルシウム, ポリソルベート20, クエン酸カルシウムなど | 植物性ステロール, 植物レシチン, ダイズサポニン, 卵黄レシチンなど |

---

### ✓ POINT!

- ☐ 食品の製造・加工工程中に使用される添加物としては, かんすい, 酵素, 小麦粉処理剤, 製造用剤, 増粘剤, 豆腐用凝固剤, 乳化剤などがある。
- ☐ 製造用剤のなかには, 最終食品の完成前に中和または除去することが義務づけられているものがある (塩酸, 水酸化ナトリウム, ヘキサンなど)。
- ☐ 栄養強化剤は食品に不足している栄養成分を補うための添加物であり, ビタミン類, アミノ酸類, ミネラル類などがある。

---

### 類題7-7    食品添加物に関する記述である。誤っているものを1つ選べ。

① 製造用剤の塩酸は, 最終食品の完成前に中和または除去しなければならない。

② 増粘剤のキトサンは, エビやカニの殻から調製している。

③ 栄養強化剤は, ビタミン類とミネラル類に限られている。

④ かんすいは, 中華麺特有の風味をもたせるために用いられる添加物である。

⑤ 豆腐の製造に古くから用いられてきたにがりは, 添加物の一種である。

【例題7-6】の解答 ④

【類題7-6(1)】の解答 ① ・ ③

【類題7-6(2)】の解答 ⑤

# 食品添加物の表示方法

**例題7-8** 食品添加物の表示に関する記述である。正しいものを1つ選べ。

① 添加物を使用した場合，原則として物質名を表示しなければならない。
② 天然色素は表示しなくてもよい。
③ 調味料は，物質名のほかに用途名を併記しなければならない。
④ 複数の保存料は一括して「保存料」として表示してもよい。
⑤ 製造工程で使用された添加物は，最終食品に残存していなくても表示しなければならない。

**解説**▶

　食品添加物を使用した場合，原則としてすべての物質名を表示しなければならない。添加物によっては用途名併記による表示が必要なもの，一括名による表示でよいもの，表示が免除されているものがある（表7-7）。

〈**物質名による表示**〉

　添加物は物質名で表示するのが原則であるが，一般の消費者にはわかりにくい名称が多いので，簡略名や類別名で表示してもよいことになっている。例えば，食用赤色2号は赤色2号または赤2，L-アスコルビン酸ナトリウムはアスコルビン酸Na，ビタミンCまたはV. C，炭酸水素ナトリウムは炭酸水素Na，重炭酸Naまたは重曹などである。

〈**用途名併記による表示**〉

　安全性の点で消費者の関心が高い8種類の添加物（表7-7）については，物質名だけではなくその用途名も併せて表示することになっている。例えば，着色料の水溶性アナトーは着色料（アナトー），甘味料のキシリトールは甘味料（キシリトール）のように記載する。ただし，着色料のうち物質名に「色」が入っているものは着色料であることが明らかであるので，用途名の併記は省略することも認められている。例えばクチナシ色素の場合，着色料（クチナシ色素）と記載しても単にクチナシ色素と記載してもよい。

表**7-7** | **食品添加物の表示方法**

| 表示方法 | 食品添加物の種類 |
|---|---|
| 物質名による表示 | 原則としてすべての添加物 |
| 用途名併記による表示 | 甘味料，着色料，保存料，酸化防止剤，増粘剤，漂白剤，発色剤，防かび剤 |
| 一括名による表示 | イーストフード，ガムベース，かんすい，苦味料，酵素，光沢剤，香料，酸味料，調味料，豆腐用凝固剤，軟化剤，乳化剤，pH調整剤，膨張剤 |
| 表示の免除 | 加工助剤，キャリーオーバー，栄養強化剤 |

〈**一括名による表示**〉

　14種類の添加物（表7-7）については一括名による表示が認められている。これら添加物は，複数の配合により効果を発揮することが多く個々の成分を表示する必要性が低いと考えられるもの，あるいは食品中にも常在する成分（有機酸やアミノ酸など）であるので，一括名で表示しても表示の目的を達成できるものである。ただし，調味料の場合には，調味料という一括名とグループ名（アミノ酸，核酸，有機酸または無機塩）を記載することになっている。例えば，L-グルタミン酸ナトリウムであれば調味料（アミノ酸）のように記載する。

〈**表示の免除**〉

　加工助剤，キャリーオーバーおよび栄養強化剤については表示が免除されている。

　加工助剤は食品の製造工程で使用されるが，除去，分解，中和，失活などにより最終食品中には残存しないもので，アセトン，塩酸，水酸化ナトリウム，活性炭などが相当する。加工助剤を表示すると，かえって消費者の不安をあおることになる。キャリーオーバーとは，原材料の加工の際に使用されるが，次にその原材料を用いて製造される食品には使用されず，その食品中には原材料からもちこされた添加物が効果を発揮することができる量より少ない量しか含まれていないものをいう。栄養強化剤は，栄養強化の目的で使用されたビタミン，ミネラル，アミノ酸などである。天然の食品中に常在する成分であり，国際的には食品添加物として扱っていない国も多いという事情を考慮して表示免除となっている。

---

## ☑ POINT!

- □ 食品添加物は，原則としてすべての物質名（簡略名も可）を表示する。
- □ 8種類の添加物（甘味料，着色料，保存料など）は，物質名のほかに用途名を併記しなければならない。
- □ 14種類の添加物（酵素，香料，調味料など）は，一括名による表示が認められている。
- □ 加工助剤，キャリーオーバーおよび栄養強化剤は，表示が免除されている。

---

**類題7-8**　食品添加物の表示に関する記述である。誤っているものを1つ選べ。

① 香料は一括名による表示が認められている。

② 甘味料は，物質名のほかに用途名を併記しなければならない。

③ 加工助剤は表示が免除されている。

④ キャリーオーバーは表示が免除されている

⑤ ビタミンCを酸化防止の目的で使用した場合は表示しなくてもよい。

【例題7-7】の解答　①

【類題7-7】の解答　③

# 違反食品添加物

**例題7-9**　食品添加物に関する記述である。正しいものを1つ選べ。

① サイクラミン酸塩（通称チクロ）は，甘味料として使用が認められている。

② TBHQ（tert-ブチルヒドロキノン）は，酸化防止剤として使用が認められている

③ これまでに指定されたタール色素は，約半数が指定とり消しになっている。

④ 2-(2-フリル)-3-(5-ニトロ-2-フリル)アクリル酸アミド（商品名AF-2）は着色料として用いられたが，発がん性が指摘され使用禁止になった。

⑤ ズルチンは酸化防止剤として用いられたが，発がん性が指摘され使用禁止になった。

**解説**

〈食品添加物に関する違反例〉

　食品添加物に関する食品衛生法上の違反としては，次の①〜④のケースがある。

① **使用基準が定められている添加物の過量使用**：使用量（または残存量）が決められている添加物が多いが，誤って過剰に使ってしまうことがある（効果を期待して意図的に過量使用する悪質な場合もある）。

② **使用が認められていない食品に対する添加物の使用**：添加物のなかには使用してもよい食品が決められているものも多いが，使用が認められていない食品に誤って使ってしまうことがある。

③ **使用が認められていない添加物の使用**：添加物に関する法律は国によって異なるので，日本で指定されていない添加物の使用は輸入食品で特に問題になる。輸入食品でよく検出される指定外添加物を表7-8に示す。

④ **表示違反**：使用した添加物の表示忘れや表示方法の誤りがみられる。

〈指定とり消しになった食品添加物〉

　添加物として指定されたが，その後，実験動物における発がん性など安全性に問題があるとか，安全性データが不十分である，あるいは使用実績がないという理由で指定とり消しになったものも多い。指定とり消しになった主な食品添加物を表7-9に示す。

　指定とり消しになった添加物のなかでは，着色料のタール色素が非常に多いことが目立つ。24種類のタール色素が1948年に添加物として指定されたが，表7-9に示す13種が指定とり消しになっている。現在，添加物として使用が許可されているタール色素は，1948年に指定された11種（赤色2号，赤色3号，赤色102号，赤色104号，赤色105号，赤色106号，黄色4号，黄色5号，緑色3号，青色1号，青色2号）と1991年に追加指定された赤色40号で，合計12種である。なお，タール色素のほかに8種類のアルミニウムレーキも使用が認められている（表7-3参照）。

| 表**7-8** | 輸入食品で検出される主な指定外食品添加物

| 添加物名 | 用途名 | 備考 |
|---|---|---|
| キノリンイエロー | 着色料 | タール色素の一種で，黄色203号ともいわれる。EU，香港，マレーシア，オーストラリア，ニュージーランド，インドネシアでは着色料として認可されている |
| アゾルビン | 着色料 | 赤色の色素で，香港，オーストラリア，ニュージーランド，インド，EU では着色料として認可されている。 |
| サイクラミン酸 | 甘味料 | 発がん性が認められ，日本では1969年に使用禁止になっている（表7-9参照）。中国やヨーロッパでは使用が認められている。中国からの輸入加工食品での検出例が多い。 |
| tert-ブチルヒドロキノン（TBHQ） | 酸化防止剤 | アメリカ，オーストラリア，中国などの十数か国で使用が認められている。 |

| 表**7-9** | 指定とり消しになった主な食品添加物

| 添加物名 | 用途名 | とり消し年 | とり消し理由など |
|---|---|---|---|
| 赤色1号・4号・5号・101号・103号，橙色1号・2号，黄色1号・2号・3号，緑色1号・2号，紫色1号（緑色1号・2号および紫色1号はアルミニウムレーキを含む） | 着色料 | 1965〜1972 | 各種臓器に対する障害，発がん性，安全性データの不足など |
| ズルチン | 甘味料 | 1968 | 発がん性 |
| サイクラミン酸ナトリウム（チクロ） | 甘味料 | 1969 | 発がん性，胎児への影響 |
| 2-(2-フリル)-3-(5-ニトロ-2-フリル)アクリル酸アミド（AF-2） | 保存料 | 1974 | 遺伝子変異，発がん性 |
| コウジ酸 | 製造用剤 | 2003 | 発がん性 |
| アカネ色素 | 着色料 | 2004 | 発がん性 |

**☑ POINT!**

□ 輸入食品には，指定外添加物（アゾルビン，サイクラミン酸，TBHQなど）がしばしば検出される。

□ 添加物のなかには，発がん性などのために指定とり消しになったもの（各種タール色素，ズルチン，サイクラミン酸など）が多い。

**類題7-9** 次の食品添加物のうち，日本で使用が認められているものを1つ選べ。

① 黄色4号

② コウジ酸

③ アカネ色素

④ tert-ブチルヒドロキノン（TBHQ）

⑤ サイクラミン酸

【例題7-8】の解答①

【類題7-8】の解答⑤

# 総合問題

## 総合問題7-1　食品添加物に関する記述である。正しいものを1つ選べ。

① 食品の製造過程で使用されても，最終食品に残存しないものは食品添加物とみなさない。
② 食品添加物の指定は消費者庁長官が行う。
③ 指定添加物に対しては，すべて使用基準が設けられている。
④ 規格が定められた食品添加物の製造施設には，食品衛生管理者を置く必要がある。
⑤ 食品添加物は，すべて表示することが義務づけられている。

## 総合問題7-2　食品添加物に関する記述である。正しいものを1つ選べ。

① 食品添加物の規格基準は，薬事・食品衛生審議会の意見を聴いて厚生労働大臣が定めている。
② 食品添加物の使用量は，当該添加物の摂取量がADIを上回るように決められている。
③ 食品添加物のADIは，指定申請をする業者が決めることになっている。
④ 既存添加物の数は，毎年少しずつ増加している。
⑤ 一般飲食物添加物は表示しなくてもよい。

## 総合問題7-3　食品添加物に関する記述である。正しいものを1つ選べ。

① 栄養強化剤のうち，ビタミン類のみは表示が免除されている。
② 保存料は，脂質の酸化防止により食品の品質を維持する。
③ これまでに指定されたタール色素は，約半数が指定とり消しになっている。
④ 防かび剤は，食品添加物ではなく農薬として扱われている。
⑤ 香料は，天然品も合成品も指定制度の対象外である。

## 総合問題7-4　食品添加物に関する記述である。誤っているものを2つ選べ。

① 着色料のうち，使用基準が定められているのはタール色素だけである。
② 甘味料には使用基準が定められているものはない。
③ 高度サラシ粉を除く殺菌料については，使用基準が定められている。
④ 防かび剤はすべて使用基準が定められている。
⑤ 食品に抗生物質を使用してはならないが，保存料は例外的に認められている。

## 総合問題7-5　食品添加物に関する記述である。正しいものを1つ選べ。

① たらこの鮮紅色はタール色素によってつけられている。
② 酸化防止剤のL-アスコルビン酸は，栄養強化剤としては使用できない。
③ 保存料の安息香酸は，酸性よりアルカリ性のほうが効果を発揮する。
④ 甘味料のズルチンは，発がん性が懸念されたため使用禁止になっている。
⑤ 増粘剤のアルギン酸ナトリウムは，一括名で表示してもよい。

**総合問題7-6** 食品添加物に関する記述である。正しいものを1つ選べ。

① 着色料は鮮魚介類や野菜に使用してもよい。
② 漂白剤の二酸化硫黄は，防かび剤としても用いられている。
③ 調味料の5′-イノシン酸二ナトリウムは，かつお節のうま味成分である。
④ サッカリンは虫歯予防効果のある甘味料である。
⑤ 酸化防止剤のパラオキシ安息香酸エステルは，酸性側で効果が高い。

**総合問題7-7** 食品添加物とその用途名との組み合わせである。誤っているものを1つ選べ。

① 次亜塩素酸ナトリウム………………殺菌料
② ブチルヒドロキシアニソール………酸化防止剤
③ ジフェニル…………………………防かび剤
④ 二酸化硫黄…………………………漂白剤
⑤ ソルビン酸ナトリウム………………調味料

**総合問題7-8** 食品添加物とその用途名との組み合わせである。正しいものを1つ選べ。

① 亜硫酸ナトリウム……………………殺菌料
② L-アスコルビン酸…………………酸化防止剤
③ エリソルビン酸………………………保存料
④ アスパルテーム………………………苦味料
⑤ L-グルタミン酸ナトリウム………酸味料

**総合問題7-9** 食品添加物とその用途名との組み合わせである。正しいものを1つ選べ。

① β-カロテン……………………………発色剤
② α-トコフェロール…………………栄養強化剤
③ オルトフェニルフェノール………防虫剤
④ D-ソルビトール……………………甘味料
⑤ 亜硝酸ナトリウム…………………着色料

**総合問題7-10** 食品添加物とその役割に関する組み合わせである。誤っているものを1つ選べ。

① 酸化防止剤………脂質の変敗を防止するもの
② 活性炭……………食品の製造・加工に必要なもの
③ 発色剤……………食品の嗜好性を高めるもの
④ 乳化剤……………食品の保存性を向上させるもの
⑤ ミネラル…………栄養素を強化・補充するもの

【例題7-9】の解答 ③　【類題7-9】の解答 ①

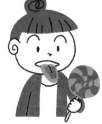

# Chapter 8

# 食品の汚染指標細菌

## このChapterで学ぶこと

　食品の安全性や品質を確保するためには，その原料をはじめ，加工流通段階での危害微生物の存在状況や挙動を把握することが重要となる。その際，危害微生物をひとつずつ調べることはできないので，ふつうは汚染指標細菌（衛生指標細菌）を検査する方法が用いられている。また品質の指標としては一般生菌数がよく用いられる。ここでは，汚染指標細菌の種類（大腸菌群や糞便系大腸菌群，大腸菌など）としての意義などについて学ぶ。

## 対策

　汚染指標細菌の意義，大腸菌群の定義，大腸菌と大腸菌群の違い，衛生分野における大腸菌と微生物分類学における大腸菌の違いを理解したい。また，生食用食肉の指標菌として最近採用された腸内細菌科菌群の意義もよく理解すること。腸球菌と冷凍食品の関係は，よく選択肢の一行となる。一般生菌数の適用範囲が限定されることの理解も重要である。

# 汚染指標細菌とは

**例題8-1**　食品の汚染指標細菌に関する記述である。誤っているものを1つ選べ。

① ヒトの腸内で最も優勢な菌群は大腸菌である。
② 総合的な品質確保のための指標として，一般生菌数が用いられる。
③ 安全性確保のための指標として，大腸菌群，大腸菌，腸内細菌科菌群などがある。
④ ヒトおよび動物の消化管内だけに存在する菌群が望ましい。
⑤ 糞便中に存在しうる病原菌よりも，外界環境に対する抵抗力が弱いことが望ましい。

**解説**

　食品の安全性や品質を確保するために，さまざまな病原菌の汚染の有無をいちいち調べることは，時間的にも，労力的にも，技術的にも難しいので，その代わりに衛生的または総合的品質を示す汚染指標細菌（前者を衛生指標細菌ともいう）を決めておき，それを検査する方法が行われている。

　一般的に，食品の安全性確保のための指標細菌としては，大腸菌群，大腸菌（*E. coli*），E. coli（糞便系大腸菌群），腸内細菌科菌群，腸球菌などが用いられ，総合的な品質確保のための指標としては一般生菌数が広く用いられている。その他，特別な目的のためには特定の病原菌を対象とすることもある。これらの各種汚染指標細菌の関係は図8-1のようになる。

　ヒトおよび動物の腸管内の常在菌である大腸菌を飲料水由来の病原菌の汚染指標として用いることを最初に提案したのはSchardinger (1892) である。当時流行していた

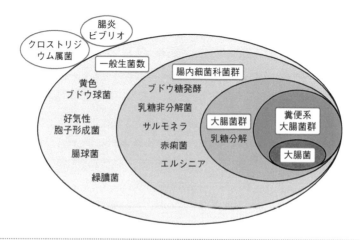

図**8-1**　**各種汚染指標菌の関係** (浅尾, 2012)

赤痢やコレラ，チフスなどの伝染病対策として，いかにして飲料水（井戸水など）の安全性を確保するかということから考えられたものである。すなわち，これらの病原菌はヒトや動物の腸内（糞便）にいるので，糞便と密接に関係のある菌群として，飲料水中の大腸菌を調べることでその汚染状況を知るという考え方である。

その後，この考え方は食品にも応用されるようになった。すなわち糞便由来の指標細菌が検出されるということは，直接または間接的にその食品がヒトまたは動物の糞便汚染を受けたということであり，腸管由来の食中毒細菌が存在している可能性が示唆されるわけである。しかし最近では，腸管由来の病原菌との関係よりも，食品からこれらの指標細菌が検出されるということは，食品の原料から消費に至るまでのどこかの段階で糞便汚染（不衛生なとり扱い）を受けたということであり，食品として不適当であると考えられるようになってきた。

糞便汚染の指標細菌としては，次のような条件を備えたものが望ましい。① ヒトおよび動物の消化管内だけに存在する，② 消化管から外界に出て非常に希釈されてもなお検出されるぐらい多数存在する，③ 外界環境に対する抵抗力が糞便中に含まれるかもしれない病原菌のどの種類よりも強い，④ 水や食品中の存在が極めて少数であっても，容易にかつ確実に検出できる。このような条件を完全に満たす汚染指標細菌は見当たらないが，これまで大腸菌群や大腸菌は飲料水や各種食品の汚染指標として世界的にも広く用いられてきた。

なお，汚染指標細菌でいう大腸菌とは，後述する44.5℃の増殖性やIMViCテストなど，一定の試験法で選別される菌群に対する名称で，細菌分類学でいう大腸菌（*E.coli*）を意味するとは限らない。それを区別するために，ふつう衛生指標細菌のほうは立体でE. coliと表記される。

## ✅ POINT!

- □ 大腸菌群，大腸菌，腸内細菌科菌群などは食品の安全性確保のための衛生指標である。
- □ 一般生菌数は，総合的な品質確保のための指標である。
- □ 食品衛生学でいう大腸菌は，細菌分類学でいう大腸菌（*E. coli*）とは限らない。
- □ 汚染指標細菌は，ヒトおよび動物の消化管内だけに存在する菌群が望ましい。

### 類題8-1　食品の汚染指標細菌に関する記述である。誤っているものを1つ選べ。

① 大腸菌群はヒトの腸内で最も菌数の多い細菌群ではない。

② 大腸菌は大腸菌群に含まれる。

③ 大腸菌は腸内細菌科菌群である。

④ 汚染指標菌の大腸菌は，細菌分類学でいう大腸菌を意味するとは限らない。

⑤ 一般生菌数には大腸菌やサルモネラ，ブドウ球菌は含まれない。

Section

# 8-2 一般生菌数

**例題8-2** 一般生菌数に関する記述である。誤っているものを1つ選べ。

① 標準寒天培地を用い，35℃・24〜48時間好気培養で得られる生菌数である。
② 一般生菌数には腸炎ビブリオやカンピロバクターは含まれない。
③ ボツリヌス菌やウエルシュ菌は計数されない。
④ 食中毒細菌以外の生菌数を一般生菌数という。
⑤ 総合的な品質管理の指標として，多くの食品で成分規格が決められている。

**解説**

　一般生菌数とは標準寒天培地を用い，通常35℃・24〜48時間好気培養で得られる生菌数で，食品やその製造，流通過程における細菌汚染の状態を反映し，品質管理のうえで重要な指標となる。また，一般生菌数は安全性とは直接的な関係はないが，食中毒細菌の多くが35℃前後でよく増殖することから，食品の安全性や衛生的とり扱いなどを総合的に評価する有力な手段となる。そのため生菌数は多くの食品で成分規格として汎用されている（表8-1）。

　さまざまな食品細菌のうちで非好塩性の好気性，中温細菌を主なターゲットにしているのが公定法である。したがって，低温細菌や嫌気性細菌，微好気性細菌，好塩細菌などが優占する食品には適用できない。

　一例として，要冷蔵食品の消費期限を決める場合を考えると，ふつう冷蔵庫温度

**表8-1** いくつかの食品の食品衛生法に基づく生菌数規格と測定のための培地，培養温度・時間

| 食品 | 生菌数規格 | 培地 | 培養温度 | 培養時間 |
|---|---|---|---|---|
| 粉末清涼飲料 | 3,000/g以下 | 標準寒天培地 | 35±1.0℃ | 24±2時間 |
| 氷雪 | 100/mL以下 | 標準寒天培地 | 35±1.0℃ | 24±2時間 |
| 氷菓 | 10,000/mL以下 | 標準寒天培地 | 35±1.0℃ | 48±3時間 |
| アイスクリーム類 | 100,000/g以下 | 標準寒天培地 | 32〜35℃ | 48±3時間 |
| 加工乳など | 50,000/mL以下 | 標準寒天培地 | 32〜35℃ | 48±3時間 |
| 冷凍ゆでだこ，冷凍ゆでがに | 100,000/g以下 | 標準寒天培地 | 35±1.0℃ | 24±2時間 |
| 生食用冷凍鮮魚介類 | 100,000/g以下 | 標準寒天培地 | 35±1.0℃ | 24±2時間 |
| 生食用かき | 50,000/g以下 | 標準寒天培地 | 35±1.0℃ | 24±2時間 |
| 冷凍食品（凍結前非加熱） | 3,000,000/g以下* | 標準寒天培地 | 35±1.0℃ | 24±2時間 |
| ミネラルウォーターの原水 | 100/mL以下 | 標準寒天培地 | 35±1.0℃ | 24±2時間 |
| 未殺菌液卵 | 1,000,000/g以下 | 標準寒天培地 | 35±1.0℃ | 24±2時間 |

＊非加熱摂取冷凍食品および加熱後摂取冷凍食品（凍結前加熱）では100,000/g以下。

| 表**8-2** | 公定法と改変法による生菌数 (1g当たり) の比較 |

| 試料 | 公定法 (35℃培養)[*1] | 改変法 (20℃培養)[*2] |
|---|---|---|
| マイワシ (鮮魚) | $8.6 \times 10^3$ | $2.5 \times 10^4$ |
| マイワシ (5℃腐敗) | $5.7 \times 10^5$ | $1.2 \times 10^9$ |
| マイワシ (5℃腐敗後冷凍) | $2.9 \times 10^4$ | $1.7 \times 10^7$ |
| イカ (冷凍) | $1.4 \times 10^4$ | $1.1 \times 10^5$ |
| イカ (5℃腐敗) | $5.9 \times 10^4$ | $1.8 \times 10^8$ |
| ちくわ (室温腐敗) | $1.3 \times 10^8$ | $1.3 \times 10^8$ |

[*1] 標準寒天培地
[*2] 2.5%食塩添加BPG寒天培地 (BPG培地は魚肉エキス, ペプトン, グルコースからなる培地) (藤井, 1998)

(例えば10℃) で保存試験を行い, その際の生菌数変化を, 公定法 (標準寒天培地を用い, 35℃・24〜48時間培養) で求め, 自社基準値 (例えば$10^5$/g) に達するまでの日数をもとに消費期限を設定するのが一般的であろう。

　しかしこの方法は不適当である。なぜなら10℃保存中に腐敗を起こすのは主に低温細菌であるが, 前述の培養温度では低温細菌は測定できない (35℃では増殖しない) からである。事実, 低温で腐敗した魚介類の生菌数は, 20℃培養では$10^7 \sim 10^9$/gであるのに, 35℃培養では$10^4 \sim 10^5$/gにしかならず (表8-2), 実際には腐敗しているにもかかわらず, それを見落とすことになる。要冷蔵食品の生菌数は低温細菌の増殖できる20℃以下の培養温度で求めないと, 誤った結果を得ることになる。

　このような例だけではなく, 高温細菌が主な腐敗菌となる加温販売のコーヒー缶詰の検査には用いられないし, 魚醤油の腐敗菌も高度好塩菌であるので食塩無添加のこの培地では増殖しない。真空包装やガス置換包装食品で問題となる嫌気性菌の検出にも不適当である。

### ☑ POINT!

- [ ] 一般生菌数とは標準寒天培地, 35℃・24〜48時間好気培養で得られる生菌数である。
- [ ] 低温細菌や嫌気性細菌, 微好気性細菌, 好塩細菌などが優占する食品には適用できない。

### 類題**8-2**　次のうち, 公定法で得られた生菌数が適当なものを2つ選べ。

① 冷蔵庫で腐敗した食肉の生菌数。
② 冷蔵庫で2日間貯蔵した魚介類の生菌数。
③ 炊飯器に入れたまま, 常温で1日間放置した米飯の生菌数。
④ 常温で2日間放置した真空包装ハムの生菌数。
⑤ 常温で1日間放置したちくわの生菌数。

【例題 8-1】の解答 ⑤

【類題 8-1】の解答 ⑤

# Section 8-3 大腸菌群と大腸菌，糞便系大腸菌群

**例題8-3** 衛生指標細菌に関する記述である。誤っているものを1つ選べ。

① 大腸菌群とは，乳糖を分解して酸とガスを産生する好気性または通性嫌気性のグラム陰性無胞子桿菌である。

② 大腸菌群にはサルモネラや赤痢菌は含まれない。

③ 大腸菌はIMViC試験がすべて陽性である。

④ 大腸菌群は自然界にも分布しており，食品からこれが検出されても，必ずしも糞便汚染を意味しない。

⑤ 大腸菌は健康なヒトや動物の腸内に存在している通常は無害な菌種である。

## 解説

### 〈ヒト糞便の微生物叢〉

　ヒトや動物の腸内フローラを構成する菌種や菌数は健康なものでは動物種によってかなり一定している。健康成人の糞便では数十種類の細菌が1 g当たり$10^{11}$程度存在し，偏性嫌気性菌の *Bacteroides*, *Eubacterium*, *Bifidobacterium*, *Peptostreptococcus* などが優占している（図8-2）。*Escherichia*, *Klebsiella*, *Citrobacter* などの腸内細菌科菌

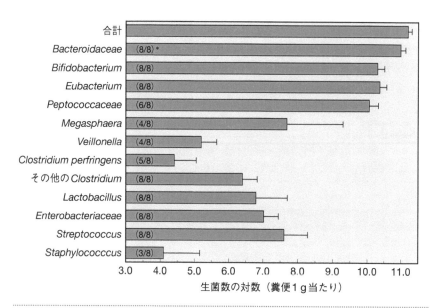

**図8-2 | 健常な成人男子8人**（25〜43歳）**の糞便微生物フローラ**（久田ら, 1994）

平均値±標準誤差，＊（検出検体数／総検体数）。大腸菌は *Enterobacteriaceae* に含まれる。

**表8-3** | IMViCテストによる大腸菌群の分類

| 区分 | | I | M | Vi | C | 44.5℃ |
|---|---|---|---|---|---|---|
| *Escherichia coli*（大腸菌） | I型 | + | + | − | − | + |
| | II型 | − | + | − | − | − |
| 中間型 | I型 | − | + | − | + | + |
| | II型 | + | + | − | + | − |
| *Entrobacter aerogenes* | I型 | − | − | + | + | − |
| | II型 | + | − | + | + | − |
| *Enterobacter cloacae*<br>［ゼラチン液化性：＋］ | | − | − | + | + | − |
| 不規則型 | I型 | + | + | − | − | + |
| | II型 | − | + | − | − | + |
| | IV型 | − | − | + | + | + |
| その他の不規則型 | | 各種の反応 | | | | |

I：インドール試験　　M：メチルレッド試験　　Vi：V-P試験　　C：クエン酸塩利用試験
44.5℃：44.5℃での増殖　　　　　　　　　　　　　　（国際食品微生物規格委員会（ICMSF），1978）

群や腸球菌の菌数はともに糞便1 g当たり$10^6 \sim 10^8$程度である。その他，*Lactobacillus*や*Clostridium*，酵母，ウイルスなども存在する。

〈**大腸菌群**〉

大腸菌群（coliforms）とは，定められた試験法により，48時間以内に乳糖を分解して酸とガスを産生する好気性または通性嫌気性のグラム陰性無胞子桿菌の総称である。IMViC試験（インドール産生，メチルレッド反応，Voges-Proskauer反応，クエン酸利用能）によって表8-3のようにパターン分けされる。大腸菌（*Escherichia coli*）のほかに多くの腸内細菌科菌群を含む。

食品衛生法に基づく大腸菌群の試験法（公定法）は，乳糖ブイヨン（lactose broth, LB）またはbrilliant green lactose broth（BGLB）を用いる液体培地法とデソキシコレート寒天培地（desoxycholate agar；DCA）を用いる寒天平板法がある。試験法の概要は図8-3のとおりである。この試験法は1947年の食品衛生法公布とともに導入されて以来，現在まで基本的な手順は変更されていない。

次で述べる大腸菌以外の大腸菌群はヒトの糞便にも存在するが，それ以外にも広く分布しており，ヒトの生活と無関係の山岳地の土壌や渓流にも存在している。したがって，食品から大腸菌が検出されれば糞便汚染の可能性が高いが，大腸菌以外の大腸菌群が検出された場合には，糞便とは無関係に自然界の土壌や植物からの汚染の可能性も考えられる。しかし，疑わしきは避けるべきとの考えから，これらが検出されれば原料の段階や製品の製造・流通の段階で不潔なとり扱いを受けた可能性があるとみなしている。

【例題8−1】の解答　④

【類題8−2】の解答　③・⑤

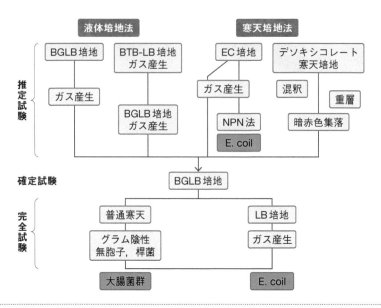

| 図8-3 | 日本の衛生指標菌試験（浅尾, 2011）

〈大腸菌〉

　大腸菌という用語は細菌分類学の分野では，*Escherichia coli*の和名として用いられ
ている。大腸菌はヒトや動物の腸内にふつうに存在している通常は無害な菌種で，通
性嫌気性のグラム染色陰性桿菌，周毛性鞭毛を有し，糖を分解してガスを出す。オキ
シダーゼ陰性，カタラーゼ陽性，メチルレッド反応陽性，Voges-Proskauer反応陰性，
クエン酸利用能陽性，硫化水素非産生，尿素非分解，リパーゼをもたないなどの性質
がある。

　大腸菌群は自然界にも分布しているため，食品からこれが検出されても，必ずしも
糞便汚染を意味しない。これに対して*E. coli*はヒトや動物の腸内の常在菌であり，体
外ではあまり長く生存できないので自然界にはほとんど分布しない。したがって，食
品などから*E. coli*が検出されれば糞便汚染の可能性が相当に高いといえる。

　食品衛生学の分野では，大腸菌群のうち，44.5℃で増殖し，乳糖を分解してガスを
産生し，IMViC試験のパターンが＋＋－－または－＋－－の菌群を大腸菌と呼んでい
る。この方法で検出された菌群のなかには，分類学上の大腸菌とは性質の一致しない
大腸菌群のメンバーが含まれることがあるが，これらを大腸菌と呼ぶのは，おそらく
試験法が導入された当初は，大腸菌群をIMViC試験まで行えばほぼ本来の意味での
大腸菌が特定されると考えていたためであろう。ただし，日本には大腸菌（*E. coli*）
に関連した食品の規格基準はない。

### 〈E. coli（糞便系大腸菌群）〉

　大腸菌群を特定する従来の試験は手間がかかるので，それに代わる簡便な試験法として，44.5℃での増殖と乳糖発酵・ガス産生能だけを調べて糞便系大腸菌群（fecal coliforms）を推定する方法（ECテスト）がある。ただしこれも細菌分類学でいう大腸菌を特定するものではなく，検査手順に多少の違いはあるが，前述の大腸菌群と同じと考えてよい。

　二枚貝には糞便汚染とは関係なく，はじめから大腸菌群が存在しているので，カキの汚染指標菌には米国の基準に準じてECテストによるE. coli-MPN法が用いられる。日本では，生食用カキのほか，加熱後摂取の冷凍食品，食肉製品などの成分規格にE. coliが採用されている（表8-4参照）。

---

### ✓ POINT!

- □ ヒト糞便中には$10^{11}$/gの細菌が存在し，偏性嫌気性の*Bacteroides*などが優占する。
- □ 大腸菌群とは，乳糖を分解して酸とガスを産生する好気性または通性嫌気性のグラム陰性無胞子桿菌である。
- □ 大腸菌群には，糞便とは無関係な大腸菌以外の菌が含まれる。
- □ 大腸菌群のうち，44.5℃で増殖し，IMViC試験のパターンが＋＋ーーまたはー＋ーーの菌群を，食品衛生学では大腸菌と呼んでいる。
- □ 糞便系大腸菌群とは，44.5℃での増殖と乳糖発酵・ガス産生能（ECテスト）から推定される菌群である。

---

### 類題8-3（1）　大腸菌群に関する記述である。正しいものを1つ選べ。

① ECテストとは，44.5℃での増殖と乳糖発酵・ガス産生能を調べて糞便系大腸菌群を推定する方法である。

② 大腸菌群が汚染指標細菌に用いられるのは，大腸菌にO157など病原菌となるものが多いからである。

③ 大腸菌と大腸菌群は，乳糖を分解するか，しないかという点で区別できる。

④ *E. coli*はヒトや動物の腸内の常在菌であるが，自然界にも広く分布する。

⑤ サルモネラや赤痢菌も大腸菌群に含まれる。

---

### 類題8-3（2）　ヒト腸内の微生物に関する記述である。誤っているものを2つ選べ。

① ヒト腸内の優勢菌は*Bacteroides*，*Bifidobacterium*などの偏性嫌気性細菌である。

② ヒトの糞便1g中には$10^8$/g程度の細菌がいる。

③ 大腸菌はヒト腸内の優勢菌ではない。

④ 大腸菌は44℃以上では増殖できないので，ECテストでは44.5℃での増殖テストが行われる。

⑤ 乳糖ブイヨンやデソキシコレート寒天培地は大腸菌群の検査に用いられる。

# 8-4 腸内細菌科菌群, 腸球菌

**例題8-4** 腸内細菌科菌群に関する記述である。誤っているものを1つ選べ。

① 腸内細菌科菌群には乳糖非分解性の菌群は含まれない。
② 腸球菌は腸内細菌科菌群のメンバーではない。
③ 生食用食肉の指標菌として,腸内細菌科菌群が日本で初めて採用された。
④ 腸内細菌科菌群とは,細菌分類学でいう腸内細菌科 (*Enterobacteriaceae*) に属する菌群をいう。
⑤ サルモネラや赤痢菌も腸内細菌科に属する。

## 解説 ▶

〈腸内細菌科菌群〉

　腸内細菌科菌群とは,細菌分類学でいう腸内細菌科 (*Enterobacteriaceae*) に属する菌群をいい,主な性状は,胞子非形成,グラム陰性桿菌,大部分は周毛性の鞭毛を有する。通性嫌気性,グルコースや他の糖を発酵,大部分の菌種でカタラーゼ陽性,オキシダーゼ陰性,大部分の菌種が硝酸塩を亜硝酸塩に還元する。

　現行試験法での腸内細菌科菌群の定義は,VRBG(バイオレットレッド胆汁ブドウ糖)寒天培地で,淡紅～赤または紫色のコロニーを形成し,グルコースを発酵,オキシダーゼ陰性の菌群である。この菌群には大腸菌群の定義では外れる乳糖非分解性の主要な腸管系病原菌であるサルモネラ,赤痢菌,エルシニアなども含まれる。

　日本で従来用いられている大腸菌群などの指標菌が特定の培地での増殖性状によって判断される菌群であるのに対して,腸内細菌科菌群は分類学上の明確な菌群であり,将来分子生物学的な試験に移行する場合にも利点があると考えられるため,コーデックスやEUで大腸菌群に代わる汚染指標細菌として採用されている。

　日本では2011年4月に飲食チェーン店で発生したユッケによる腸管出血性大腸菌の食中毒事件を受け,生食用食肉として販売される牛の食肉(ユッケ,タルタルステーキ,牛刺し,牛たたき)の規格基準が新たに設定された。そのなかで,生食用食肉で危害の大きい腸管出血性大腸菌およびサルモネラ属菌の指標菌として,腸内細菌科菌群が日本で初めて採用され,それが陰性であることが規定された(2011年10月施行)。

〈腸球菌〉

　腸球菌とは*Enterococcus*属の複数の菌種を意味し,これに属する主な菌種は*E. faecalis*と*E. faecium*である。ヒトおよび動物の常在菌であるとともに,昆虫,植物,土壌などからも検出され,自然界での分布は広い。グラム陽性の乳酸球菌で,カタラーゼ陰性,10および45℃,pH 9.6,食塩6.5%などの条件下で増殖でき,60℃

| 表8-4 | 汚染指標としての大腸菌群と腸球菌の比較

| 特性 | 大腸菌群 | 腸球菌 |
|---|---|---|
| 腸管内における菌量 | $10^7$〜$10^9$/g糞便 | $10^6$〜$10^8$/g糞便 |
| 各種動物における存在 | 動物によっては存在しない | 大部分に存在 |
| 腸管に対する特異性 | 一般に特異性あり | 一般に特異性少ない |
| 腸管以外における存在 | 少数だが存在 | 比較的多数存在 |
| 分離同定 | 比較的容易 | 比較的困難 |
| 凍結に対する抵抗性 | 一般に小さい | 高い |
| 冷凍食品における生残性 | 一般に低い | 高い |
| 食品媒介腸管系病原菌との関係 | 一般に高い | 比較的低い |

(Jayら, 2005)

で30分の加熱によっても死滅しない。

　腸球菌はヒトの糞便中における菌数は一般的に$10^6$〜$10^8$/gで大腸菌群とほぼ同じ程度であるが，食中毒原因菌との相関関係は大腸菌群より低い。その他にも腸球菌は汚染指標菌としてみた場合，腸管に対する特異性が少なく，分離同定が困難であり，生鮮野菜や塩漬肉での検出率が一般に高いなどの欠点がある（表8-4）。それにもかかわらず本菌群が汚染指標細菌となるのは，比較的厳しい環境条件に対する抵抗性において，大腸菌群より優れた点があるためであり，特に凍結に対する抵抗性が非常に強いので，冷凍食品の汚染指標として注目されている。日本では，未殺菌のミネラルウォーター類の成分規格や殺菌しないミネラルウォーター類の原水の製造基準に用いられている。

## ☑ POINT!

□ 腸内細菌科菌群とは，細菌分類学でいう腸内細菌科（*Enterobacteriaceae*）に属する菌群をいう。

□ 腸内細菌科菌群には，大腸菌群の定義では外れる乳糖非分解性の菌群（サルモネラ，赤痢菌など）が含まれる。

□ 腸内細菌科菌群は，生食用食肉の指標菌として日本で初めて採用された。

□ 腸球菌は凍結に対する抵抗性が非常に強いので，冷凍食品の汚染指標として有用である。

## 類題8-4 | 腸球菌に関する記述である。正しいものを2つ選べ。

① 腸球菌は冷凍耐性が強いので，冷凍食品の汚染指標として用いられる。

② 分布がヒトや動物の腸内に限られるので，汚染指標菌として優れている。

③ グラム陽性で，黄色ブドウ球菌と同属の乳酸菌である。

④ 冷凍食品では腸球菌が腐敗原因菌となりやすいので，汚染指標細菌として用いられる。

⑤ ミネラルウォーター類について，腸球菌の規格基準が設定されている。

例題8-3の解答③

【類題8-3(1)の解答①

【類題8-3(2)の解答②・④

# Section 8-5 各種食品に対する微生物の規格基準

**例題8-5** 食品の規格基準に関する記述である。誤っているものを1つ選べ。

① 一般生菌数は，食品の品質確保のために重要な基準である。

② 食品の安全性の指標として，日本では，大腸菌，大腸菌群またはE. coli（糞便系大腸菌群）が用いられている。

③ 食品の基準には，製造基準，加工基準，使用基準，調理基準，保存基準がある。

④ 食品衛生法に基づいて実施される行政検査では，食品衛生法に基づく試験法（公定法）によって行う必要がある。

⑤ 鮮魚介類や液卵，食肉製品などでは，それぞれ特有の危害微生物についての規格が設けられている。

**解説**

　一般生菌数と汚染指標菌は，それぞれ食品の品質と安全性確保の指標として，法令で規定されている各種食品に対する規格基準や各食品事業者が行う自主検査などに広く用いられている。なお，規格とは食品または添加物の純度，成分などの状態に関するもので，成分規格がある。基準とは食品または添加物の製造，加工，使用，調理，保存の方法について定められた規範で，製造基準，加工基準，使用基準，調理基準，保存基準がある。

　食品衛生法では，食品一般および乳・乳製品に対して，「食品，添加物等の規格基準」および「乳及び乳製品の成分規格等に関する省令（乳等省令）」により，成分規格が設けられている（表8-5に一般食品の規格を示す）。これらの規格では，品質の指標である生菌数と安全性の指標である大腸菌群またはE. coli（糞便系大腸菌群）を組み合わせたものが多いが，鮮魚介類とその加工品，液卵，食肉製品ではそれぞれ特有の危害微生物についての規格が設けられている。

　このほか，未殺菌ミネラルウォーター類（殺菌・除菌なし）に腸球菌と緑膿菌，食肉製品の一部にクロストリジウム属菌の成分規格がある。また，乳・乳製品では，発酵乳と乳酸菌飲料の製品としての適切性を保証するために乳酸菌数が規定されている。

　なお，多くの微生物検査法には，従来法のほか，それと同等性が確認されている迅速簡便法などの代替試験法があるが，食品衛生法に基づいて実施される行政検査では，その結果が食品の規格基準などの適合性の判断に用いられるために，食品衛生法に基づいて告示あるいは通知された試験法（公定法）によって行う必要がある。一方，自主検査においてはこの限りでなく，各事業者が，迅速性，簡便性，経済性などから最適と考える試験法を選ぶことができる。

表8-5 | 一般食品に対する微生物の規格基準

| 製品 | 一般生菌数*1 | 大腸菌群 | E. coli | 黄色ブドウ球菌 | サルモネラ属菌 | クロストリジウム属菌 | 腸炎ビブリオ | その他 |
|---|---|---|---|---|---|---|---|---|
| 清涼飲料水 | | — | | | | | | |
| ミネラルウォーター類 | | — | | | | | | *2 |
| 粉末清涼飲料 | 3,000/g以下 | — | | | | | | |
| 氷雪 | 100/mL以下 | — | | | | | | |
| 氷菓 | 10,000/mL以下 | — | | | | | | |
| 乾燥食肉製品 | | | — | | | | | |
| 非加熱食肉製品 | | | — | — | — | | | |
| 特定加熱食肉製品 | | | — | — | — | — | | |
| 加熱食肉製品（包装後加熱） | | — | | | | — | | |
| 加熱食肉製品（殺菌後加熱） | | | | — | — | | | |
| 生食用食肉〔牛の食肉（内臓を除く）〕 | | | | | | | | *3 |
| 鶏卵（殺菌液卵） | | | | | — | | | |
| 鶏卵（未殺菌液卵） | 1,000,000/g以下 | | | | | | | |
| 鯨肉製品 | | — | | | | | | |
| 魚肉ねり製品 | | — | | | | | | |
| 冷凍ゆでだこ | 100,000/g以下 | — | | | | | — | |
| ゆでだこ | | | | | | | — | |
| 非凍結ゆでがに（加熱摂取） | | — | | | | | | |
| 冷凍ゆでがに（非加熱摂取） | 100,000/g以下 | — | | | | | — | |
| 冷凍ゆでがに（加熱摂取） | 100,000/g以下 | | | | | | — | |
| 生食用鮮魚介類 | | | | | | | | *4 |
| 生食用かき | 50,000/g以下 | | *5 | | | | | *6 |
| 無加熱摂取冷凍食品 | 100,000/g以下 | — | | | | | | |
| 加熱後摂取冷凍食品（凍結前加熱） | 100,000/g以下 | — | | | | | | |
| 加熱後摂取冷凍食品（凍結前加熱以外） | 3,000,000/g以下 | | — | | | | | |
| 生食用冷凍鮮魚介類 | 100,000/g以下 | | | | | | | *4 |
| 食肉製品，鯨肉製品用砂糖，でん粉，香辛料 | | | | | | | | *7 |
| 容器包装詰加圧加熱殺菌食品 | | | | | | | | *8 |
| 食品保存用氷雪 | | — | | | | | | |

*1 規格基準では細菌数（生菌数）といっている　　*2 腸球菌および緑膿菌：陰性（殺菌・除菌など）
*3 腸内細菌科菌群：陰性　　*4 100 MPN/g以下　　*5 230 MPN/100 g以下
*6 むき身にした生食用かきは100 MPN/g以下　　*7 胞子数1,000/g以下　　*8 発育しうる微生物陰性
―印は陰性であること

☑ POINT!

□ 一般生菌数は，主に食品の品質確保のために重要な基準である。
□ 大腸菌群などの汚染指標菌は，主に安全性確保のために重要な指標である。
□ 行政検査では，法令に基づいた試験法（公定法）によって行う必要がある。
□ 自主検査においては，各事業者が最適と考える試験法を選ぶことができる。

類題8-5　食品の規格基準に関する記述である。誤っているものを1つ選べ。

① 鮮魚介類に対して，腸炎ビブリオについての規格がある。
② 生食用食肉に対して，腸内細菌科菌群陰性の規格がある。
③ すべての食品に対して，大腸菌群陰性の規格が設定されている。
④ はっ酵乳，乳酸菌飲料では，一定数以上の乳酸菌または酵母の存在が必要である。
⑤ 乳飲料では，一般生菌数が一定菌以下でなければならない。

【例題8-4】の解答 ①

【類題8-4】の解答 ① · ⑤

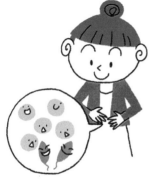

【例題8―5】の解答②（日本には大腸菌の規格基準はない）　【類題8―5】の解答③

# Chapter 9

# 食品の腐敗

### このChapterで学ぶこと

　食品に微生物が増殖して悪臭が生じるとともに，品質が劣化して食用に耐えられなくなる現象を腐敗という。腐敗の原因微生物や腐敗の起こり方，腐敗産物などは食品の種類や貯蔵条件によって大きく異なる。食中毒のように特定の病状を引き起こすものではないが，日常的に食品ロスの原因となるので重要である。ここでは，腐敗微生物の分布，腐敗によって生じる化学成分，食品の種類ごとに重要な腐敗微生物，腐敗の判定法などについて学ぶ。

### 対　策

　腐敗と発酵，腐敗と食中毒の違いについては誤解が多いので注意したい。また，魚介類・食肉と野菜・果実での腐敗微生物の違い，加熱食品や包装食品の腐敗微生物の特徴を理解したい。腐敗指標では揮発性塩基窒素とトリメチルアミンについて理解すること。ヒスタミンは腐敗指標として不適である。K値は腐敗指標ではないので誤解がないようにしたい。

**例題9-1** 腐敗に関する記述である。誤っているものを1つ選べ。

① 食品の外観やにおい，味などが変化して食べられなくなってしまう現象を腐敗という。

② 腐敗が起こるには，ふつう1g当たり$10^7 \sim 10^8$程度の菌数が必要である。

③ 腐敗したものを食べても，食中毒になるわけではない。

④ 腐敗という用語は，タンパク質が悪変した場合に限定して用いられる。

⑤ 腐敗を起こす微生物は，特に種類が決まっているわけではない。

**解説**

〈食品と微生物のかかわり〉

　食品にはその原料の段階から多種類の微生物が付着している。植物では特に根や表皮の部分に，家畜や魚介類では主に表皮や消化管内などに多数の微生物が存在している。また，食品の加工・貯蔵工程においても，製造器具や従事者，作業環境などに由来する微生物の影響を受ける。これらの微生物は，① 生鮮食品やその加工品の腐敗・変敗，② 微生物性食中毒，③ 加工品の発カビの原因などとなる。

〈腐敗とは〉

　食品は放置しておくと，次第に外観やにおい，味などが変化していき，最後には食べられなくなってしまう。このような現象を腐敗と呼んでいる。これは食品のタンパク質や炭水化物などの成分が微生物の作用によって分解され，その結果，組織が軟化したり液化し，またアンモニアや硫化水素，酪酸など種々の悪臭成分が生じるためである。このような変化が現れるためには，ふつうは食品1g当たり$10^7 \sim 10^8$程度の菌数が必要であるが，その際，関与する微生物の種類が特に限定されるわけではなく，また一般に，腐敗した食品を食べても下痢，嘔吐のような特定の症状がみられるわけでもない。腐ったものを食べると食中毒になるというが，これは正しくない。

〈腐敗と食中毒の違い〉

　腐敗も食中毒（微生物性食中毒）も微生物の作用によるという点では同じであるが，食中毒はサルモネラ，黄色ブドウ球菌，腸炎ビブリオなど，食品衛生上問題となる特定の病原微生物が食品中で増殖，または毒素を生産し，それを食べた人にその微生物特有の症状（下痢，腹痛，嘔吐など）を起こすものである。多くの食中毒は腐敗を起こさない程度の菌数（少ない例では$10^2$/ヒト）によって起きる。したがって，外見上著しい変化を伴わない食品を食べて食中毒になることはあるが，逆に，たとえ腐った食品を食べたとしても，そこに食中毒菌が含まれていなければ食中毒になるわけではない。

### 〈腐敗と変敗の違い〉

腐敗と似た言葉として変敗も用いられる。両者の区別は曖昧であるが，変敗は食品が食べられる状態であるにもかかわらず微生物の代謝産物が原因で褐変したり，外見は異常がないのに異臭がしたりするような場合に用いられることがある。また，微生物とは関係なく，油脂が酸素や光線などの影響で風味が劣化する現象も変敗という。

### 〈腐敗と発酵の違い〉

発酵と呼ばれる現象も食品成分が微生物のはたらきによって次第に分解していく現象である。発酵は，ヨーグルトや酒のように，炭水化物が分解されて乳酸やアルコールなどが生成されるような場合が代表的で，一方，腐敗は食肉や魚介類のようにタンパク質を多く含む食品で顕著である。しかし，炭水化物が分解される場合が発酵で，タンパク質が分解される場合が腐敗ということではない。腐敗は炭水化物系食品のご飯や野菜，果実類などでもふつうにみられるし，逆に発酵食品の納豆はタンパク質食品である大豆に枯草菌を生やしてつくられる。また，代謝産物の違いで発酵と腐敗が区別されるわけでもない。牛乳に乳酸が蓄積して凝固したものはあるときは発酵と呼ばれ，あるときは腐敗と呼ばれる。両者の区別は，食品や微生物の種類，生成物の違いによるのではなく，微生物作用のうち人間生活に有用な場合を発酵，有害な場合を腐敗と呼んでいるのである。

### 〈カビによる悪変〉

乾燥した食品（干物，切り餅，パンなど）では細菌はほとんど増殖しないが，カビが生えることがある。発カビによって腐敗のような著しい変化がみられることはないが，見かけやカビ臭のため食用に適さなくなる。カビの種類によってはカビ毒（Section 6-15，6-16）をつくることがあるので注意を要する。

---

### ✅ POINT!

- ☐ 腐敗は，微生物の作用で食品が食べられなくなる現象で，タンパク質食品に限らない。
- ☐ 腐敗と食中毒は別，腐敗した食品を食べても食中毒になるわけではない。
- ☐ 腐敗が起こるには，ふつう1g当たり$10^7$〜$10^8$程度の菌数が必要である。
- ☐ 腐敗も発酵も微生物作用は同じこと，両者の違いは食べる人の価値観による。

---

### 類題9-1　腐敗と発酵に関する記述である。正しいものを1つ選べ。

① 食品の成分変化のうち，細菌による場合が腐敗，酵母やカビによる場合が発酵。

② タンパク質が分解される場合が腐敗，糖質が分解される場合が発酵。

③ アンモニアなど悪臭成分ができる場合が腐敗，乳酸やアルコールが生成される場合が発酵。

④ 食品成分が短時間に変化する場合が腐敗，長時間で変化する場合が発酵。

⑤ 微生物による成分変化のうち，人が有用と思う場合が発酵，有害と思う場合が腐敗。

## Section 9-2 腐敗微生物の分布

**例題9-2**　腐敗微生物に関する記述である。正しいものを1つ選べ。

① 食品に付着しているすべての微生物が腐敗に関与する。
② 二次汚染微生物とは食品原料の表面に付着していた微生物のことである。
③ VBNC細菌（生きているが培養できない細菌）も腐敗に重要な役割を果たすことがある。
④ 大気中や海洋の微生物は腐敗細菌とはいわない。
⑤ 生鮮魚介類では，グラム陽性菌よりグラム陰性菌のほうが腐敗の原因となりやすい。

### 解説 ▶

〈**腐敗の進み方**〉

　食品にはさまざまな微生物が存在しているが，それらのすべてが腐敗に関与するわけではない。食品が置かれた環境条件（温度，気相など）や食品成分（栄養，塩分，pH，水分活性など）に適したものだけが増殖して，食品成分を分解していく。その結果，まわりの環境が自分自身に不利になると増殖できなくなり，代わってそれまで劣勢であった微生物のなかで新しい環境に適したものが優勢化することもある。このように食品によっては微生物叢が変遷しながら腐敗が進行する場合が多い（図9-1）。これらの微生物のなかで腐敗に主導的な役割を果たす微生物を腐敗微生物という。

〈**腐敗微生物のルーツ**〉

　腐敗微生物の来源については，① 原料の生物にもともと付着していた一次汚染微生物，② 加工流通の過程で二次的に汚染した微生物，の2つがある。このうち，一次汚染微生物は，農畜産食品ではその生育環境である土壌や空気中および腸内（動物の場合）の微生物の影響を，また水産食品では水圏や底土，魚の腸内の微生物の影響を大きく受けるが，二次汚染微生物の範囲は特定しにくく，加工品の副原料をはじめ，工場の

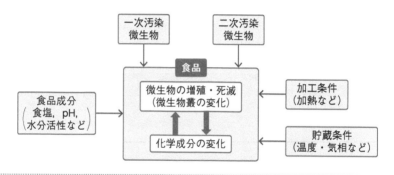

**図9-1** ｜ **食品の腐敗に及ぼす諸要因**

空気や用水，製造用機器などのほか，作業者の衣服や手指などに由来するものもある。

　主な腐敗微生物（汚染微生物）の食品および環境（自然界）中での分布は図9-2のとおりである。

〈**自然界における微生物の分布**〉（表9-1）

　大気中には地上からほこりとともに舞い上がった細菌やカビの胞子が存在する。ただし，空中は微生物にとって好適な生活圏ではなく，大気中の微生物の数はふつう細菌は1 m$^3$当たり10$^2$〜10$^3$程度で，その多くは胞子形成グラム陽性菌である。カビ胞子は空気中に数千個以上いるといわれ，*Cladosporium*が20〜50％を占める。

　土壌中には多い場合には1 g当たり10$^{10}$程度の微生物が存在するが，その大部分は

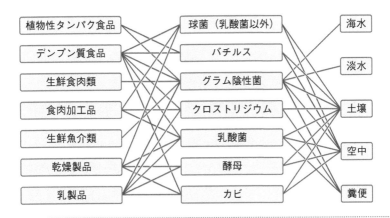

|図**9-2**|　**食品の主な腐敗微生物とそれらの環境中での分布**

|表**9-1**|　**自然界における微生物の分布**

| 場所 | 微生物 | 微生物数 | おもな種類 | 備考 |
|---|---|---|---|---|
| 大気 | 細菌 | 10$^2$〜10$^3$/m$^3$ | 多くは胞子形成グラム陽性菌 | 空中は微生物にとって好適な生活圏ではない。 |
| 大気 | カビ（胞子） | 数千個以上/m$^3$ | *Cladosporium*が20〜50％ | |
| 一般土壌 | 細菌 | 10$^5$〜10$^8$/g | グラム陽性菌（*Bacillus, Clostridium*）と放線菌が主 | 水田土壌の例では，グラム陽性菌と陰性菌がほぼ半々。 |
| 海洋 | 細菌 | 沿岸域で10$^3$〜10$^4$/mL，外洋で0.1〜10/mL | グラム陰性菌（*Pseudomonas, Shewanella, Alteromonas, Vibrio, Acinetobacter*など） | 低温性の海洋細菌（好塩菌）が多い。 |
| 河川・湖沼 | 細菌 | 10$^1$〜10$^5$/mL（汚染水域では10$^7$/mL） | グラム陰性菌（*Acinetobacter, Moraxella, Pseudomonas, Flavobacterium, Aeromonas, Enterobacteriaceae*など） | |

VBNC（viable but non-culturable；生きているが培養できない）細菌で，それらは腐敗には関与しない。平板法により計数できる細菌数は$10^5$〜$10^8$程度で，一般には胞子形成細菌（*Bacillus, Clostridium*）と放線菌が主である。

　海洋の微生物は*Pseudomonas, Shewanella, Alteromonas, Vibrio, Acinetobacter*などのグラム陰性菌が大部分で，低温性のものが多いのが特徴である。生菌数は沿岸域で$10^3$〜$10^4$/mL，外洋で0.1〜10/mL程度である。これら水中にも多数のVBNC細菌や低栄養細菌が存在するが，食品とのかかわりは少ない。河川や湖沼の主な細菌叢は*Acinetobacter, Moraxella, Pseudomonas, Flavobacterium, Aeromonas, Enterobacteriaceae*などで，その数は$10^1$〜$10^5$/mL程度である。汚染水域では$10^7$/mLに達することもある。

### 〈食品原料における微生物の分布〉（表9-2）

　牛や豚などの家畜では，健全な場合には筋肉や血液中に微生物は存在しないが，体表や消化管には多種類の微生物が存在し，特に消化管内には嫌気性細菌（*Bacteroides*など）が$10^8$〜$10^9$/g，通性嫌気性菌（*Enterobacteriaceae, Lactobacillaceae*科の細菌など）が$10^6$〜$10^8$/g程度存在する。

　健康な魚類の場合も筋肉や体液は無菌であるが，表皮や鰓，消化管内には多数の細菌が存在している。その数は漁場や季節，魚種などによって異なるが，一般に皮膚では$10^2$〜$10^5$/cm$^2$，鰓では$10^3$〜$10^7$/g，消化管（内容物）では$10^6$〜$10^{10}$/gである。魚の表皮に付着している細菌は生息水域のフローラを反映して*Pseudomonas, Shewanella, Alteromonas, Vibrio, Moraxella*などが主である。また消化管内の細菌は海産魚では*Vibrio*や*Photobacterium*などの*Vibrionaceae*科細菌が，淡水魚では*Aeromonas*と*Enter-*

表9-2 食品原材料における微生物の分布

| 生物（部位など） | 微生物 | 微生物数 | 主な種類 | 備考 |
|---|---|---|---|---|
| 家畜（消化管内） | 嫌気性細菌 | $10^8$〜$10^9$/g | *Bacteroides*など | 体表にも多種類の微生物が存在。健康な動物の筋肉・血液は無菌 |
| | 通性嫌気性細菌 | $10^6$〜$10^8$/g | *Enterobacteriaceae, Lactobacillaceae*科の細菌など | |
| 海産魚類（皮膚） | 細菌 | $10^2$〜$10^5$/cm$^2$ | *Pseudomonas, Shewanella, Alteromonas, Vibrio*など | 鰓では$10^3$〜$10^7$/g |
| 海産魚類（消化管内） | 細菌 | $10^6$〜$10^{10}$/g | 海産魚では*Vibrio*科細菌（*Vibrio, Photobacterium*）など | 淡水魚では*Aeromonas*と腸内細菌科細菌 |
| 野菜・果実（表皮） | 細菌 | 植物の種類や部位，生育環境などで異なる | *Leuconostoc, Lactobacillus, Corynebacterium, Bacillus*など | カビも付着 |
| 穀類（圃場） | カビ | | *Fusarium, Alternaria*など | |
| 穀類（貯蔵中） | カビ | | *Penicillium, Aspergillus*など | |

*obacteriaceae*が多いが，魚種によっては嫌気性の*Cetobacterium*も優占する。

　野菜や果実の表皮には*Leuconostoc*や*Lactobacillus*などの乳酸菌のほか，*Corynebacterium*，*Bacillus*などが付着している。また，穀類ではカビが主で，圃場では*Fusarium*や*Alternaria*などが，貯蔵中には乾燥に強い*Penicillium*や*Aspergillus*などが汚染している。付着微生物の数や種類は植物の種類や部位，生育環境などによっても異なる。

〈**食品の加工工程における微生物汚染**〉

　食品は原料処理や加工工程中にもさまざまな原因によって二次汚染を受ける。

　給食原材料の汚染状況を調べた例 (仁科, 1991) では，食肉類の一般生菌数は他の食材に比べて高く，ほとんどが$10^5 \sim 10^6$/gで，60試料中13試料は$10^7$/gを超える汚染状況であった。

　魚介類や食肉，食鳥肉などでは特に腸の除去工程および冷却工程での微生物汚染が著しい。同じ冷凍調理食品でも，ハンバーグのように製造工程中に加熱工程のあるものでは，加熱により菌が死滅するため，それ以前の微生物汚染が製品の微生物学的品質に影響を与えることは少ないが，凍結前未加熱のエビフライのような製品では，原料由来の一次汚染の程度によって製品の菌数レベルが決まってしまうので原料の品質管理が特に重要となる。

　加工工程中の器具の付着菌は，作業開始時には少数でも，作業中に付着したわずかな食品成分を栄養として増殖するので注意が必要である。食品工場の冷蔵庫は，常時原料や製品が入っていて掃除をする機会がないため，壁や床，クーラーの吹き出し口などに多数の低温菌が付着していることが多く，製品への二次汚染の原因となりやすい。

---

**✓ POINT!**

- [ ] 腐敗微生物には，食品にもともと存在していた一次汚染微生物と後で付着した二次汚染微生物がある。
- [ ] 食品中の付着微生物のうち，食品成分や環境条件に適したものが増殖して腐敗に関与する。
- [ ] 腐敗微生物の種類は，原材料生物が生息していた環境の影響が大きい。
- [ ] 動物では，原料処理過程での腸内細菌による汚染にも注意が必要である。
- [ ] 土壌中にはグラム陽性細菌が，海洋中にはグラム陰性細菌が多く存在する。

---

**類題9-2**　腐敗微生物に関する記述である。誤っているものを1つ選べ。

① 海洋には*Pseudomonas*や*Vibrio*などのグラム陰性細菌が多い。

② 土壌には*Bacillus*や*Clostridium*などの胞子形成細菌が存在する。

③ 家畜の消化管や血液，筋肉には多数の微生物が存在している。

④ 加工工程中の器具の付着菌も腐敗の原因となる。

⑤ 穀類には*Fusarium*や*Penicillium*などのカビが汚染している。

# 腐敗によって生じる化学成分

**例題9-3** 腐敗成分に関する記述である。正しいものを1つ選べ。

① トリメチルアミンはアユやアジなどの魚類の代表的な腐敗臭成分である。
② 硫化水素と酪酸は卵に特有の腐敗臭成分である。
③ 乳酸はタンパク質食品の代表的な腐敗産物である。
④ 食品中でアルコールが生成されると，酸味が増す一方，保存性が向上する。
⑤ 包装ハムなどの食品中で嫌気性菌が増殖すると，炭酸ガスなどが生成され，膨張の原因となる。

**解説**

〈におい成分〉

食品の腐敗はにおいの変化によって感知されることが多い。特に魚介類や食肉またはその加工品のようなタンパク質を多く含む食品で著しい。食品の腐敗臭は食品の種類や包装の状態，貯蔵の条件などによって大きく異なるが，一般に海産の魚介類ではアンモニアとトリメチルアミンが，食肉ではアンモニアが，炭水化物を多く含む米飯や野菜ではアルコールや有機酸（酢酸，酪酸など），エステル（果物臭）などが，卵では硫化水素やメルカプタンが主なにおい成分である。食品中の脂質からはカルボニ

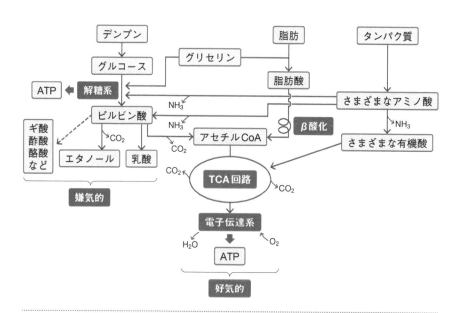

**図9-3** 好気的および嫌気的条件におけるデンプン，脂肪，タンパク質の異化代謝

ル化合物（アルデヒド，ケトン）や低分子脂肪酸，アルコール，エステルなどが生成する。図9-3からは，タンパク質，脂肪，デンプンの異化過程でさまざまな代謝産物が生成されることがわかる。

**アンモニア**：食品のタンパク質は，まず微生物の菌体外酵素によって，ペプチド，アミノ酸に分解されたのち，菌体内にとり込まれて代謝される。腐敗によって生成されるアンモニアは主に食品成分中のアミノ酸から脱アミノ反応によって生成される。微生物によるアミノ酸の分解は図9-4に示すように，① 脱炭酸反応によるアミンの生成，② 酸化的脱アミノ反応によるアンモニアとケト酸の生成，③ 直接の脱アミノ反応によるアンモニアと不飽和脂肪酸の生成，④ 還元的脱アミノ反応によるアンモニアと飽和脂肪酸の生成の4つの経路によって行われる。サメ，エイなどの板鰓類の魚では，筋肉中に多量の尿素を含んでいるので，それらが死ぬと各種細菌がもつウレアーゼの作用で多量のアンモニアを生成する。

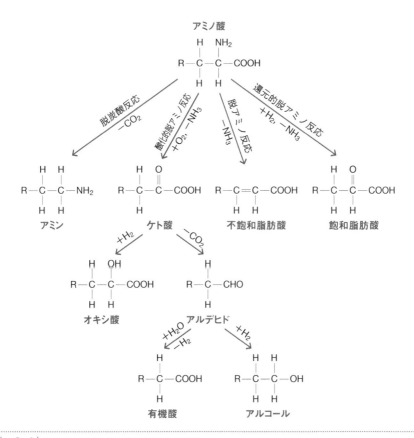

**|図9-4| 微生物によるアミノ酸分解の主な経路**

【例題9−2】の解答 ⑤　【類題9−2】の解答 ③

**硫化水素，メルカプタン**：硫化水素，メチルメルカプタン，エチルメルカプタン，ジ
メチルサルファイドなどの硫黄化合物は微量で感知される成分であり，各種細菌によ
ってメチオニン，シスチン，システインなどの含硫アミノ酸から生成される。

**インドール**：インドールは細菌のトリプトファナーゼの作用によってトリプトファン
から生成される。

**トリメチルアミン**：トリメチルアミンは海
産魚介類に特有の腐敗臭成分であり，細菌
のトリメチルアミンオキシド還元酵素によ
って，魚介類のエキス成分であるトリメチ
ルアミンオキシドから生成される（図9-5）。

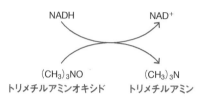

| 図**9-5**｜**トリメチルアミンオキシドからの
トリメチルアミンの生成**

**酢酸，酪酸**：酪酸は食品が嫌気的な条件下
で腐敗した際の代表的な腐敗臭成分のひと

つである。*Clostridium*ほか一部の嫌気性菌により生成される。また酢酸も各種細菌に
よって生成される腐敗臭成分である。

**エチルアルコール**：エチルアルコールをはじめとするアルコール類は食品の味や保存
性に関係するが，食品のにおいにも関係する。エチルアルコールは酵母やヘテロ発酵
型乳酸菌によって生成される（図9-6）。

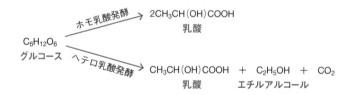

| 図**9-6**｜**乳酸菌によるグルコースからの乳酸の生成**

## 〈その他の腐敗産物〉

**ヒスタミン**：アミノ酸が細菌の脱炭酸作用を受けると，各種のアミン類が生成される。
そのうち，ヒスタミンはアレルギー様食中毒（Section 6-11参照）の原因物質とし
て食品衛生上，特に重要であり，遊離のヒスチジンを多量に含む赤身魚（マグロ，カ
ジキ，サバなど）とその加工品がこの食中毒の原因食品となりやすい。その他，ワイ
ンやチーズなどでも生成されることがある。*Morganella morganii*，*Photobacterium
damselae*などが代表的なヒスタミン生成菌である。

**乳酸**：有機酸はにおい成分として重要なものが多いが，食品の味や保存性にも関係す
る。食品中でもっともポピュラーな有機酸である乳酸は*Lactobacillus*，*Lactococcus*，

*Leuconostoc* などの乳酸菌やその他の細菌によって生成される（図9-6）。食品に酸味を与える一方，保存性にも寄与する。

**ガス**：加熱不足の缶詰やレトルト食品，包装ハムなどの食品中で炭酸ガス・水素ガスが生成されると膨張の原因となるが，これらのガスは主に *Clostridium* などの嫌気性菌が生産する。包装食肉製品でみられる膨張はヘテロ型乳酸菌による炭酸ガスが原因のこともある。

**ネト**：魚肉ソーセージやかまぼこの表面にみられるネト（粘稠性物質）の主体は *Bacillus*, *Micrococcus*, 乳酸菌などの集落である。これらのネトは粘液様で，強いにおいをもっていることが多い。パンの糸引きは *Bacillus subtilis* の増殖によるものであり，牛乳でも *Alcaligenes* の増殖によって粘稠性を増すことがある。またネトは細菌の代謝産物によることもあり，ショ糖を含むかまぼこにみられるネトは *Leuconostoc mesenteroides* の産生するデキストランである。

**色素**：微生物が産生する菌体内または菌体外色素は食品の変色を起こす。*Flavobacterium*, *Sarcina*, *Corynebacterium*, *Xanthomonas* などが産生するカロチノイド色素のほか，一部の *Pseudomonas* が産生するフルオレッシン，ピオシアニンなどの蛍光色素がある。肉や肉製品にみられる緑変は細菌によってつくられた硫化水素が肉中のミオグロビンやヘモグロビンと反応してスルフミオグロビンやスルフヘモグロビンに変化するためである。

---

### ✓ POINT!

- ☐ アンモニアはタンパク質食品の代表的な腐敗成分である。
- ☐ トリメチルアミンは海産魚介類に特有の腐敗成分である。
- ☐ 硫化水素はメチオニン，システインなどの含硫アミノ酸から生成される。
- ☐ 乳酸は乳酸菌やその他の細菌によって生成され，食味や保存性に影響を与える。
- ☐ 腐敗が進行すると，アルコールや有機酸（酢酸，酪酸など），エステル，ガス，ネト，色素などを産生し，品質を劣化させる。

---

**類題9-3**　腐敗成分に関する記述である。誤っているものを2つ選べ。

① ヒスタミンは *Morganella morganii* などによって生成され，アレルギー様食中毒の原因となる。

② ヒスタミンはヒスチジンから細菌の脱アミノ酵素によって生成される。

③ トリメチルアミンは海産魚に含まれるトリメチルアミンオキシドから，細菌の還元酵素によって生成される。

④ 硫化水素はメチオニン，システインなどの含硫アミノ酸から生成される。

⑤ 乳酸は酵母や乳酸菌によってグルコースなどから生成される。

## Section 9-4 食品の腐敗の様相

例題9-4 食品の腐敗細菌に関する記述である。誤っているものを2つ選べ。

① 魚介類の付着細菌はグラム陰性の低温菌が多い。

② 冷蔵鮮魚や凍結解凍魚の腐敗細菌はともに*Pseudomonas*が優勢である。

③ 真空包装した冷蔵肉では*Pseudomonas*の増殖が抑制され，乳酸桿菌または*Brochothrix thermosphacta*が増殖する。

④ 缶詰は120℃・4分以上の殺菌が行われるので，細菌は生残しない。

⑤ 卵白はpHが高く，リゾチームなどの抗菌物質を含むため，細菌は増殖しにくい。

### 解説 ▶

### 〈生鮮食品（非加熱食品）の腐敗〉

**鮮魚介類の腐敗**：魚介類は畜肉に比べて腐敗しやすいが，その理由は，① 魚介類の皮膚には1 cm$^2$当たり$10^3$〜$10^5$と多数の細菌が付着しており，② それらのなかには低温増殖性のものが多い，③ 畜肉に比べて肉質が弱い，④ 筋肉の自己消化作用が強い，⑤ 死後の筋肉のpH低下が少なく，細菌の増殖に適していることなどによる。

　冷蔵中の鮮魚では，中温菌は増殖できず，腐敗に関与するのはグラム陰性の低温菌であるが，低温菌もふつうは温度が低いほど増殖が抑制されるので，貯蔵温度の影響は大きい。例えば，新鮮なマアジを0〜5℃に貯蔵した場合，生菌数が$10^8$/cm$^2$に達し腐敗に至るまでの日数は，5℃では約5日，0℃では約10日である。日本近海で漁獲された魚を冷蔵した際の腐敗時のフローラは*Vibrio*，*Pseudomonas*など，低温での増殖速度の速いものが多い。

　冷凍による細菌の死滅の程度は凍結・解凍時の条件や菌の種類によっても異なるが，魚の場合せいぜい1桁減少する程度であり，大きな殺菌効果は期待できない。凍結により体表のフローラは，凍結に弱い*Pseudomonas*や*Vibrio*が死滅する一方，耐凍性の*Moraxella*と球菌類が優占する。したがって，これらの解凍魚を冷蔵した場合のフローラも非凍結魚の場合と異なり，解凍時に多く生残した*Moraxella*が最も優勢となる。

　ガス置換貯蔵魚では特に$CO_2$ガスの増殖抑制効果が顕著で，腐敗までの時間はほぼ2倍に延長される。ガス置換貯蔵魚の腐敗時の細菌フローラは，日本近海の魚では*Vibrio-Aeromonas*群細菌が優占する傾向にある。なお，ガス置換貯蔵中も細菌は死滅しないので，途中で開封した場合には主に*Pseudomonas*によって速やかに腐敗が進行する。

**牛肉の腐敗**：ウシの体温は40℃近くであるので，屠殺後，速やかに冷却する必要があるが，内部が10℃になるまでに急速冷却でも十数時間，緩慢冷却では2日以上を

要する。屠殺解体直後の新鮮な牛枝肉上には中温性の*Micrococcus*や腸内細菌科の細菌がみられるが，枝肉が冷却され表面が10℃以下になると，低温性の*Pseudomonas*や*Moraxella*，*Acinetobacter*，乳酸桿菌，*Brochothrix thermosphacta*などの菌群が検出されるようになる。好気条件下に低温貯蔵した食肉では，一般に増殖速度の速い*Pseudomonas*が優占するが，乾燥した枝肉の部分では低い水分活性に比較的耐性のある*B. thermosphacta*や乳酸桿菌が優勢となる。

枝肉が緩慢冷却され，肉の中心部が10℃以下になるまでに長時間かかると，肉の内部で*Clostridium*属細菌が増殖し，腐敗臭を発したり，緑変の原因となる。

真空包装した冷蔵肉では*Pseudomonas*の増殖が抑制されるので，乳酸桿菌または*B. thermosphacta*が主要な腐敗フローラになる。乳酸菌は真空包装した食肉加工品を低温貯蔵した際の腐敗菌としてもしばしば問題となる。もともと食肉に付着していた乳酸菌のほとんどはこれら加工品の加熱工程で死滅するが，その後のスライスと包装の際に再び食品を汚染し，製品の貯蔵中に優勢菌群となり，ネトやガス発生の原因となる。

牛肉のガス置換包装には20％程度の$CO_2$と50％以上の$O_2$の混合気が用いられる。この場合，$O_2$は肉色保持の目的で使用されるが，*Pseudomonas*の増殖を促進するため，保存期間は0℃で4週間程度であり，真空包装の8〜12週間に比べて劣る。

**牛乳の腐敗**：生乳には集乳時で一般に$10^4$/mL程度の細菌が含まれている。生乳の細菌フローラは，最近のように低温流通が普及した状態では，低温性の*Pseudomonas*が圧倒的に多い。低温性の*Pseudomonas*は5℃での世代時間が4.6〜6.3時間程度であり，1℃でもよく増殖できる。この菌群はリパーゼやプロテアーゼの産生力の強いものが多いため，菌数が1 mL当たり$10^6$〜$10^8$に達すると，粘性，苦味，果実臭，腐敗臭，ゲル化などの変質の原因となることが多い。

**卵の腐敗**：産卵直後の卵の内部はたいてい無菌である。一方，卵殻の表面には鶏卵1個当たり$10^6$〜$10^7$程度（洗浄卵でも$10^4$〜$10^5$程度）の付着細菌が存在する。これらの細菌の一部は卵内に侵入して増殖する場合がある。しかし，卵殻の表面にはムチン層があり，内側にも皮膜があるので，付着細菌の進入はまずここで阻止されるが，殻の表面が湿っていたり，ムチン薄皮が破損されると，殻に付着していた細菌が気孔から進入し，殻内部の皮膜に達して増え，さらに卵白に達する。しかし卵白はpHが高く（約9.0〜9.6）しかもリゾチームやアビジン，コンアルブミンなどの抗菌物質を含むため，ここでも増殖が抑えられる。これらの難関を突破したものが最後に卵黄に達し，ここで急速に増殖して腐敗を起こす。

産卵直後の卵殻表面にはグラム陰性菌と陽性菌がほぼ半々存在するが，日が経つにつれ乾燥に弱いグラム陰性菌は死滅するため，*Staphylococcus*，*Micrococcus*，Coryneformsなどのグラム陽性菌の比率が増大する。これを室温に放置しておくと，

【例題9-3】の解答⑤　【類題9-3】の解答②・⑤

保存1週間後で3.5%，2週間後で14%の卵に細菌の侵入が認められ，その種類は夏季には*Enterobacteriaceae*が，また冬季には*Pseudomonas*，*Aeromonas*，*Flavobacterium*などの低温菌が優勢となる。

**野菜，果実の腐敗**：野菜の場合には，輸送中や貯蔵中に起こる腐敗（病害）の1/3が細菌によっているといわれる。トマト，トウガラシ，ダイコン，ハクサイ，キャベツなどの軟腐病は*Erwinia*，*Pseudomonas*などによって起こる。キュウリの斑点細菌病には*Pseudomonas*が，トマトのかいよう病には*Clavibacter*が，その他の腐敗には*Erwinia*のほか，*Xanthomonas*，*Corynebacterium*，*Pseudomonas*などが関与する。また野菜の病害菌として重要なカビには，*Fusarium*属，*Botrytis*属，*Phytophthora*属および*Alternaria*属のものが多い。

　果実は，pHが2.3（レモン）～5.0（バナナ）程度で，野菜（pH 5～7程度）に比べて低く，果皮が丈夫で，しかも表皮がワックスなどで覆われているため細菌による被害は受けにくく，腐敗（病害）のほとんどはカビによるものである。代表的な例として，*Penicillium*によるリンゴやミカンの青かび病，*Alternaria*や*Fusarium*によるリンゴ心腐病，*Botrytis*によるナシ・ブドウ・リンゴの灰色かび病などがある。

〈**加熱工程のある食品の腐敗**〉

**魚肉ねり製品**：魚肉ねり製品（かまぼこ，ちくわなど）の製造工程には加熱工程があるが，その条件は，無包装および簡易包装製品では80℃数十分程度であり，原材料に由来する細菌のかなりのものが生残する。ねり製品中の生残菌は加熱温度が70℃以下では主に球菌が検出され，75℃を超えると有胞子桿菌のみとなる。

　魚肉ねり製品は，ボツリヌス中毒防止のために，特殊な製法によるもの以外は表9-3のような加熱・貯蔵条件が決められている。魚肉ハム・ソーセージと特殊包装かまぼこでは，加熱後にボツリヌス菌が生残し，毒化するおそれがあるため，10℃以下での貯蔵を義務づけている。

　魚肉ねり製品の腐敗原因菌は包装形態によって異なる。無包装および簡易包装製品では，主に二次汚染菌によって表面から先に変敗が起こるのがふつうである。包装かまぼこでは変敗菌は加熱後に生残する有胞子細菌（*Bacillus*）による場合が多く，斑点や気泡，軟化，膨張などの変敗を生じる。ただし，これらの原因菌は中温菌が多いので，10℃以下で流通，保存すればかなりの期間腐敗しない。

**缶詰**：缶詰は保存性の極めて高い食品である。缶詰の殺菌条件は，ボツリヌス菌の殺滅を目的とし，$F_0$値（121.1℃（250°F）での加熱致死時間に相当する値（分））4以上とすることが決められており，一般に108～116℃で60～120分程度の加熱が行われている。しかし微生物のなかには，*Geobacillus stearothermophilus*（$D_{120℃}$＝4～5分）や*Moorella thermoacetica*（$D_{120℃}$＝5～46分）のように極めて耐熱性の強いものもいる。

表9-3 | 水産ねり製品の加熱条件と貯蔵条件

| 品名 | 加熱条件 | 貯蔵条件 |
|---|---|---|
| 無包装・簡易包装かまぼこ | 75℃以上 | — |
| 特殊包装（ケーシング詰，リテーナ成形）かまぼこ | 80℃ 20分またはそれ以上 | 10℃以下* |
| 魚肉ハム・ソーセージ | 80℃ 45分またはそれ以上 | 10℃以下* |

*120℃・4分以上，pH 4.6以下，Aw0.94以下のいずれかの製法によるものは常温で可

これらは高温菌であり40℃以下では増殖しないが，ホットベンダーで加温販売されるコーヒー缶詰などでは問題となる。また，製造工程の管理が不十分な場合（殺菌不足や密封不良）には変敗することがある。

**米飯の腐敗**：米飯は変敗しやすい食品であるが，その腐敗の様相は単純で，関係する菌群も限られる。その理由は，①米飯の主成分がデンプンであること，②炊飯後に生残する細菌は少数の*Bacillus*胞子に限られること，③嫌気状態におかれることが少ないこと，などである。炊飯直後の米飯中の*Bacillus*の胞子数は1 g当たり$10^2 \sim 10^3$程度で，夏季には十数時間で$10^7 \sim 10^8$に達し，腐敗に至る。腐敗には二次汚染菌の影響も考えられるが，洗米時から生残している*Bacillus*胞子が腐敗原因菌として重要である。米飯は発芽増殖した*Bacillus subtilis*，*B. megaterium*，*B. cereus*などのアミラーゼによって加水分解されて軟化するとともに，すえた臭気を生じ，酸性化する。

## ✅ POINT!

☐ 魚介類は畜肉に比べて，肉質や自己消化速度，付着菌叢などが異なるため，腐敗しやすい。

☐ 冷蔵した魚介類や食肉，牛乳では，低温性の*Pseudomonas*が最も主要な腐敗菌である。

☐ 鶏卵では，卵殻の付着菌が卵内に侵入・増殖しにくいしくみになっている。

☐ 野菜の病害菌としては，*Erwinia*，*Pseudomonas*などの細菌のほか，*Fusarium*，*Alternaria*などのカビが重要である。

☐ 缶詰では，*Geobacillus stearothermophilus*や*Moorella thermoacetica*のように，120℃・4分の加熱でも生残するものがいる。

☐ 米飯の腐敗は，炊飯後に生残する*Bacillus*によって起こる。

## 類題9-4　食品の腐敗に関する記述である。誤っているものを1つ選べ。

① 鮮魚を$CO_2$でガス置換貯蔵すると，腐敗までの時間は約2倍に延長される。

② 低温流通の普及により生乳の細菌フローラは，低温性の*Pseudomonas*が優占する。

③ 米飯の腐敗原因菌としては，炊飯後も生残する*Bacillus*が重要である。

④ ボツリヌス中毒防止のために，魚肉ねり製品では，すべて120℃・4分（またはそれと同等）以上の加熱が課せられている。

⑤ 野菜の軟腐病は*Erwinia*，*Pseudomonas*などによって起こる。

# 9-5 腐敗の指標

**例題9-5** 食品の腐敗に関する記述である。正しいものを1つ選べ。

① 揮発性塩基窒素は魚肉や食肉が腐敗すると増加する成分である。

② トリメチルアミンは揮発性塩基窒素の一種で，魚肉や食肉が腐敗すると増加する成分である。

③ ヒスタミンは，細菌の脱炭酸反応で生成されるので，魚肉の腐敗判定に用いることができる。

④ トリメチルアミンはトリメチルアミンオキシドから細菌の還元反応で生成され，淡水魚の腐敗指標となる。

⑤ 一般生菌数測定では嫌気性細菌や好塩性細菌も計数される。

**解説**

〈食品の腐敗指標〉

① **官能的方法**：食品の味やにおい，外観などから判断する方法。客観性に欠けるきらいがある。

② **細菌学的方法**：一般生菌数が食品1 g当たり$10^7 \sim 10^8$になると初期腐敗と判定される。一般生菌数の測定には，標準寒天培地を用いて35℃で24～48時間培養する方法が用いられる。自然界の微生物は多様であり，すべての微生物を同時に検出できる培地や培養条件を設定することはできないので，食品の種類によっては，培地に食塩を加えたり，低温や嫌気条件で培養するなどの工夫がいる。

③ **化学的方法**：細菌の腐敗産物である揮発性塩基窒素（VBN）などを測定する方法である。VBNは食品の抽出液をアルカリ性にしたときに揮発する窒素化合物の総称であり，食肉ではアンモニアが主体であるが，海産魚介類ではアンモニアのほかにトリメチルアミン（TMA）やジメチルアミンが含まれる。肉や魚ではVBNが25～30 mg/100 gに達すると初期腐敗とみなされる。しかし筋肉中に多量の尿素やトリメチルアミンオキシド（TMAO）を含む板鰓魚類（サメ，エイなど）ではこの値は適用できない。

　　TMAは海産魚介類の特有成分であるTMAOから細菌のTMAO還元酵素によって生成され，2～7 mg-N/100 gで初期腐敗と判定される。淡水魚ではTMAOは含まれないため，TMAは腐敗の指標とはならない。

　　ヒスタミンやポリアミン類は，蓄積量や増加開始時期，消長パターンなどが試料によって著しく異なり，腐敗とは相関しないので，指標としては不適当である。

　　K値が60％以上になると初期腐敗と説明している教科書をよくみかけるが，K値は細菌作用によるものではないので誤りである。

〈**K値について**〉

　魚肉のATPは魚肉自身の酵素作用で，ATP→ADP→AMP（アデニル酸）→IMP（イノシン酸）→HxR（イノシン）→Hx（ヒポキサンチン）という順に変化していく。この一連の反応はIMPの分解速度で律速されるので，ATPからIMPまでが魚肉中の主成分である間は生鮮度が良好であるが，時間経過とともにHxR，Hxが増加すると生鮮度は低下したことになる。これらのATP関連化合物の総量はほぼ一定であることから，次式のようにこの総量に占めるHxR＋Hxの百分率（モル％）を求め，これをK値と呼んでいる。

$$K値＝(HxR + Hx) \times 100/(ATP + ADP + AMP + IMP + HxR + Hx)$$

　K値は低いほど生鮮度のよいことを意味し，即殺魚では10％以下，刺身用には20％以下が適当であり，20〜60％は調理加工向けの鮮度とされている。

　K値はATPの分解程度によって鮮魚の活きのよさ（生鮮度）を示す鮮度指標である。しかし，K値の変化は細菌が増殖しはじめるよりも早い時期に起こるので，細菌による鮮度低下（腐敗）の指標とはならない（図9-7）。

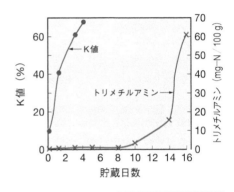

図**9-7**｜**即殺スケトウダラの氷蔵中のK値とトリメチルアミン量の変化**（内山，1978）

---

**✓ POINT!**

□ 食品の一般生菌数が$10^7$〜$10^8$/g，VBNが25〜30 mg/100 gに達すると初期腐敗とみなされる。

□ 腐敗指標には，生菌数，VBNなどが用いられる。

□ TMAは海産魚の腐敗指標として用いられる。

□ K値は魚の生鮮度（活きのよさ）の指標であり，腐敗の指標ではない。

□ ヒスタミンは腐敗指標には不適である。

---

**類題9-5**　**魚介類の鮮度と腐敗に関する記述である。正しいものを1つ選べ。**

① 魚肉では揮発性塩基窒素量が2〜3 mg/100 gに達すれば腐敗と判定される。

② K値はATP関連物質の分解程度に基づいた指標で魚の腐敗程度を知る指標として用いられる。

③ サメやエイでは多量の尿素を含むため，アンモニア量の代わりに，揮発性塩基窒素量が腐敗の判定に用いられる。

④ トリメチルアミンは海産魚の腐敗指標として用いられるが，淡水魚には用いられない。

⑤ 魚肉の生菌数が$10^4$〜$10^5$/gに達すると初期腐敗とみなされる。

【例題9-4】の解答②・④

【類題9-4】の解答④

# 9-6 総合問題

## 総合問題9-1　食品の腐敗・変敗に関する記述である。誤っているものを2つ選べ。

① 乳酸菌は腐敗・変敗の原因菌にはならない。

② 米飯は *Bacillus* によって腐敗しやすい。

③ 鮮魚は *Pseudomonas* などのグラム陰性菌によって腐敗しやすい。

④ 冷凍食品では腸球菌が腐敗原因菌となりやすいので，汚染指標細菌として用いられる。

⑤ 0℃以下でも食品は腐敗する。

## 総合問題9-2　食品の腐敗産物に関する記述である。誤っているものを2つ選べ。

① 揮発性塩基窒素は魚肉や食肉が腐敗すると増加する成分である。

② ATP分解産物の割合を指標としたK値は，魚の腐敗指標として優れている。

③ 魚の腐敗産物であるトリメチルアミンは脱炭酸反応によりアミノ酸から生成される。

④ 酪酸は食品が嫌気状態で腐敗したときの代表的な腐敗産物である。

⑤ ヒスタミンはヒスチジンが脱炭酸されて生成される物質で，食中毒の原因となることがある。

## 総合問題9-3　食品の腐敗産物に関する記述である。正しいものを1つ選べ。

① 有機酸は魚肉や食肉の腐敗では生成されない成分である。

② 糖類が微生物によって分解されても，悪臭成分を生成することはない。

③ タンパク質が腐ると，硫化水素やトリメチルアミンが生成する。

④ インドールはプロリンやトリプトファンから生成される。

⑤ アンモニアとトリメチルアミンは，ともに揮発性塩基窒素の成分である。

## 総合問題9-4　魚介類の腐敗に関する記述である。誤っているものを2つ選べ。

① 健康な魚の筋肉はふつう無菌である。

② 海洋細菌が魚の腐敗原因となることはない。

③ 冷凍鮮魚を冷蔵した場合の腐敗細菌は，*Moraxella* と球菌類が優占する。

④ 鮮魚を冷蔵した場合の腐敗細菌としては，中温菌よりも低温菌のほうが重要である。

⑤ 鮮魚を凍結すると，表皮の付着細菌はほぼ死滅するが，腸内の細菌は生き残る。

## 総合問題9-5　食品の腐敗に関する記述である。誤っているものを2つ選べ。

① 水分活性が低い食品では，細菌よりもカビが生えやすい。

② 空中落下菌は活性が低いので，腐敗には関係しない。

③ 果実は細菌よりも，カビによる被害が大きい。

④ 米飯の腐敗細菌のほとんどは，炊飯後の二次汚染細菌である。

⑤ 魚介類の付着細菌には，低温性のものが多い。

## 総合問題9-6　魚介類の腐敗に関する記述である。正しいものを1つ選べ。

① 冷蔵魚では，一般生菌数（35℃，48時間培養）が$10^5$/g程度でも，腐敗していることがある。

② 魚肉では揮発性塩基窒素量が3 mg/100 gに達すれば腐敗と判定される。

③ サメやエイでは多量の尿素を含むため，揮発性塩基窒素量が100 mg/100 gに達すれば腐敗と判定される。

④ ヒスタミンは細菌の脱炭酸酵素によって生成されるので，魚肉の腐敗判定に用いることができる。

⑤ トリメチルアミンはサバやイワシなどの海産魚のほか，コイやフナなどの淡水魚でも腐敗の指標として用いられる。

## 総合問題9-7　乳酸菌はグルコースに対して2通りの代謝を行う。その生産物として正しいものを2つ選べ。

① 乳酸のみ

② エチルアルコールのみ

③ エチルアルコールと二酸化炭素

④ 乳酸とエチルアルコール

⑤ 乳酸とエチルアルコールと二酸化炭素

## 総合問題9-8　食品の腐敗に関する記述である。誤っているものを1つ選べ。

① 果実は一般にpHが低いので，細菌の作用を受けにくい。

② 卵白はpHが高く，リゾチームなどを含むので細菌は増殖しにくい。

③ コーヒー缶詰の腐敗菌として知られる*Geobacillus stearothermophilus*は60℃以上では増殖しない。

④ 魚介類の付着細菌には，低温性のものが多いので，冷蔵でも腐りやすい。

⑤ 真空包装した食肉では*Pseudomonas*の増殖が抑制される。

## 総合問題9-9　食品の腐敗細菌と食中毒細菌に関する記述である。正しいものを1つ選べ。

① 60℃以上で増殖する腐敗細菌はいない。

② pH 3以下で増殖する腐敗細菌はいない。

③ 飽和食塩水中で増殖する腐敗細菌はいない。

④ 細菌胞子のなかには80℃，20分程度の加熱で死滅するものもいる。

⑤ 0℃以下で増殖できる食中毒細菌はいない。

## 総合問題9-10　食品の腐敗と食中毒に関する記述である。誤っているものを1つ選べ。

① 細菌性食中毒は原因微生物が食品中で増殖，または毒素を産生することで起こる。

② 腐敗とは，微生物の増殖によって，次第に外観や風味が劣化し，食べられなくなる現象である。

③ 食中毒は食品の種類に関係なく，原因微生物ごとに特定の症状が現れる。

④ 腐敗は，食品と原因微生物の種類によって腐敗産物が異なる。

⑤ 腐敗は$10^4$/g程度の少菌量によっても起こることがある。

【例題9-5】の解答 ①

【類題9-5】の解答 ④

【総合問題9―1】の解答 ①・④

【総合問題9―2】の解答 ②・③

【総合問題9―3】の解答 ⑤

【総合問題9―4】の解答 ②・⑤

【総合問題9―5】の解答 ②・④

【総合問題9―6】の解答 ①

【総合問題9―7】の解答 ①・⑤

【総合問題9―8】の解答 ③

【総合問題9―9】の解答 ④

【総合問題9―10】の解答 ⑤

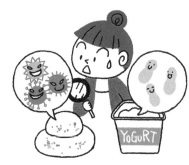

# Chapter 10
# 食品の微生物制御

### このChapterで学ぶこと

　腐敗や食中毒の原因微生物を制御する方法は，殺菌か，増殖抑制の2つに大別できる。殺菌法として食品には加熱殺菌が最も汎用される方法である。増殖抑制法としては，近年は低温貯蔵（冷凍，冷蔵）が普及しているが，古くからある塩蔵や糖蔵，酢漬けなども加工を兼ねた増殖抑制法である。また天然物由来の保存料や日持向上剤が開発されている。新しい方法としてガス置換包装が普及しつつある。ここでは，各種微生物制御法の原理を学ぶ。

### 対策

　微生物の増殖抑制と関連して，低温性，好塩性，嫌気性，微好気性などの用語と該当する微生物（特に食中毒細菌）を理解したい。水分活性は頻出の概念である。殺菌は加熱が中心であるが，ポイントが限られるため，紫外線や放射線，加圧殺菌なども組み合わせて出題されやすい。各種要因の組み合わせによる微生物制御の考え方としてハードル理論も理解しておきたい。

# 食中毒・腐敗防止の3原則

**例題10-1**　食中毒防止の3原則である。誤っているものを2つ選べ。

① 「付けない，増やさない，殺す」

② 「付けない，加熱，殺す」

③ 「迅速，冷却，加熱」

④ 「清潔，迅速，加熱」

⑤ 「清潔，冷却，加熱」

**解説** ▶

### 〈食中毒・腐敗防止の3原則〉

　「付けない，増やさない，殺す」，または「清潔，迅速（または冷却），加熱」を食中毒防止の3原則という。これらは食中毒微生物制御の考え方をわかりやすく表現したものであり，腐敗防止（食品保蔵）にも適応できる考え方である。

　これらの3原則は微生物学的には，① 食品に付着している微生物の数をできるだけ少なくする（「付けない」「清潔」），② 何らかの手段により食品中の微生物の増殖を抑制する（「増やさない」「迅速（または冷却）」），③ 食品に付着している微生物を殺菌する（「殺す」「加熱」），ということになる。

### 〈付着菌数の低減〉

　同じ条件で食品を貯蔵した場合，微生物が増殖して腐敗や食中毒を起こすまでの日数は最初に食品に付着していた菌数によって大きく左右される。また，食中毒細菌のなかにはカンピロバクターやリステリアのように $10^2$ レベルの摂取菌量でも発症するものがあり，このような場合には付着菌量の多少がただちに食中毒にかかわることになる。

　食品への微生物汚染を防ぐために，できるだけ清潔な材料を選び，衛生的にとり扱う必要がある。そのため手洗いの励行や容器・器具の洗浄・殺菌を十分行い，まな板などは肉と野菜，生ものと加熱製品などを使い分けるなどの注意も必要である。衛生害虫の駆除，洗浄の際の飛沫にも注意すべきである。また，冷蔵庫の定期的なカビ・細菌の汚染対策も必要である。

### 〈微生物の増殖抑制〉

　食品の置かれている環境または貯蔵条件を微生物の増殖に不都合なようにするというのが2番目の原則である。低温貯蔵（冷蔵，凍結）や塩蔵，乾燥，酢漬けは食品の貯蔵温度や塩分，水分，pHなどを微生物の増殖に不適当な条件にすることによって食品に保存性をもたせ，また安全性を確保する方法といえる。

　加熱殺菌された製品を除いては，食品には多かれ少なかれ細菌が付着している。ふ

つうはそれが増殖しなければ，腐敗や食中毒は起こらないので，食品の製造・貯蔵・流通の際にできるだけ低温に保ち，微生物の増殖を極力抑えることが重要である。

　迅速とは食品の調理・加工・貯蔵・流通の際にかかる時間をできるだけ短くして，微生物の増殖を抑えるということである。

### 〈微生物の殺滅〉

　加熱その他の方法で食品中の微生物をできるだけ殺滅するというのが3番目の原則である。殺菌の方法として，食品の場合，加熱が最も効果的な方法である。缶詰や魚肉ソーセージなどはこの原則を用いた食品である。

　食品中の細菌が腐敗や食中毒発症菌量に達するまでの時間は，貯蔵開始時についている菌数によって大きく異なる（図10-1）ので，完全殺菌でなくても，加熱などの手段によって菌数を減らすことの意味は大きい。まな板や包丁，ふきん，その他の器具や製造ラインの殺菌も，食品への細菌汚染を減らすうえで重要である。また，かまぼこや麺類のように加熱工程のある製品では，その後の汚染を極力減らすことが重要となる。手指や器具からの汚染だけではなく，室内に漂っている空中落下菌対策も必要である。

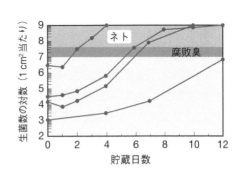

|図**10-1**|鶏肉の貯蔵開始時の菌数レベルと腐敗発現までの日数（4.4℃貯蔵）(Sillikerら, 1980)

---

### ✓ POINT!

☐ 食中毒防止の3原則は，「付けない，増やさない，殺す」「清潔，迅速（または冷却），加熱」である。

☐ 食中毒防止の3原則は腐敗防止の3原則でもある。

☐ 「付けない」「清潔」とは食品の初発菌数を減らすことである。

☐ 「増やさない」「迅速」「冷却」とは微生物を増殖させないことである。

☐ 「殺す」「加熱」とは，殺菌することである。

---

**類題 10-1**　食中毒防止の3原則に関する記述である。誤っているものを1つ選べ。

① 食中毒防止の3原則は，腐敗防止にも適応できる。

②「迅速」とは，微生物が増殖するための時間を与えないということである。

③「冷却」とは，「迅速」と同様，微生物の増殖阻止を意味する。

④「冷却」「清潔」は，ともに食品の初発菌数を減らすことを意味する。

⑤「殺す」方法として，食品の場合，加熱がもっとも効果的な方法である。

食品保蔵の原理

例題 10-2  食品保蔵に関する記述である。誤っているものを1つ選べ。

① 食品を密封容器に入れて殺菌すれば，食品は腐敗しない。

② 微生物が増殖しないような条件に食品をおくことによって，腐敗防止ができる。

③ 複数の微生物制御要因をハードルにたとえ，それらを効果的に組み合わせた食品保蔵の考え方をハードル理論という。

④ 食品保蔵の原理とは，食品保蔵が殺菌または除菌のいずれかによっているということである。

⑤ 実際の食品では，複数の微生物制御要因を組み合わせて用いているものが多い。

### 解説

〈食品保蔵の原理〉

　食品の腐敗は原因となる微生物が食品中で増殖することによって起こる。したがって，腐敗を防止するには微生物の影響を除けばよく，その方法は次の2つに整理される。

① **殺菌・除菌**：食品中の微生物を殺菌し，その後の外部からの微生物の汚染を密封容器（包装）によって防ぐ。液体の場合には，殺菌せずに除菌（ろ過など）によっても同じ効果が得られる。

② **静菌**：食品の貯蔵温度や塩分，水分，pH，気相などを微生物の増殖に不適当な条件にすることによって，食品中の微生物の増殖を抑制する。

　これら①および②は，「食中毒・腐敗防止の3原則」(Section 10-1参照) のうちの③「殺す」および②「増やさない」と同じことであり，食品保蔵学の分野ではこれを「(微生物面からみた) 食品保蔵の原理」と呼んでいる。実際の食品の加工ではこの①，②のいずれか，またはこれらを組み合わせて用いられていることが多い。①の加熱殺菌した加工品が缶詰・びん詰やレトルト食品であり，②では，塩分を高めることで保存性を付与したものが塩蔵品，水分を減少させたものが干物，pHを低下させたものが酢漬けである。低温貯蔵やガス置換包装は食品性状の変化を伴わずに微生物制御ができるという特徴がある。

〈ハードル理論とバランス理論〉

　温度や食塩濃度，pH，酸素濃度，水分活性などの要因をコントロールすることによって微生物制御（死滅・増殖抑制）が可能である。実際の食品ではこれらの要因を組み合わせて効果的に微生物制御を行っていることが多く，食品中の複合要因による微生物制御をわかりやすく説明したものがハードル理論である。これは，微生物制御のための各種要因をひとつずつのハードルにたとえ，加工・貯蔵過程において微生物

がこれらを最終的に飛び越えないように，いくつかの物理的および化学的技術を適切に組み合わせることにより，微生物を効果的に抑制するという考え方である（図10-2）。この考え方は高水分食品や加熱を控えた食肉製品，発酵生ハムの開発などに適用されている。また，個々の微生物制御要因を天秤の分銅にたとえ，それらを組み合わせて食品の微生物的安定性を維持する考え方はバランス理論と呼ばれる（図10-3）。

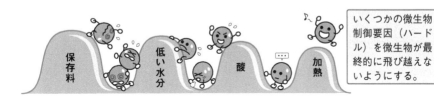

| 図 **10**-2 | **ハードル理論の考え方**（清水, 2001）

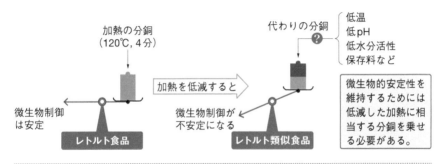

| 図 **10**-3 | **加熱を低減したレトルト類似食品における微生物制御の考え方**

### ✅ POINT!

☐ 食品保蔵の原理は，殺菌・除菌および静菌（増殖抑制）である。
☐ 加熱殺菌による食品が缶詰・びん詰，レトルト食品である。
☐ 静菌の手段は，温度，食塩濃度，pH，酸素濃度，水分活性などのコントロールである。
☐ ハードル理論とは，複数の要因を効果的に組み合わせた食品微生物制御の考え方・手法である。

---

**類題 10**-2 　食品保蔵に関する記述である。誤っているものを1つ選べ。

① 加熱殺菌して保存性をもたせた食品が缶詰・びん詰やレトルト食品である。
② 干物は乾燥によって水分活性を高めた食品である。
③ 清涼飲料では，フィルター除菌によって殺菌と同じ保存効果が得られる。
④ ガス置換包装は，殺菌，静菌のうち，静菌による保蔵手段である。
⑤ 魚の酢漬けは，pHを低下することで保存性を高めた食品である。

【例題10-1】の解答②・③

【類題10-1】の解答④

# Section 10-3 低温による微生物の増殖抑制

**例題 10-3** 微生物の増殖温度に関する記述である。誤っているものを1つ選べ。

① ヒトの皮膚や腸内にすんでいる細菌の多くは中温細菌である。

② 中温細菌は普通，0℃〜40℃の範囲で良好に増殖できる。

③ 冷蔵食品の腐敗に関係深いのは低温細菌である。

④ 食中毒細菌の多くは中温性であるが，リステリアは冷蔵庫中でも増殖する。

⑤ 高温細菌は加温販売のコーヒー缶詰の腐敗原因菌として知られる。

**解説**

〈微生物の増殖温度域〉

　微生物は増殖温度との関係で5群に大別される（図10-4）。ヒトの皮膚や腸内にすんでいる細菌の多くは中温細菌であり，37℃付近では活発に増殖するが，10℃以下ではほとんど増殖しないので，これらの細菌は低温貯蔵時の腐敗にはあまり関係しない。これに対して，海洋細菌の多くは低温細菌で，特に低温貯蔵の水産物の腐敗に関係が深いグループである。なかには−10℃くらいまで増殖可能なものが存在するが，このような微生物もふつうは低温になるほど増殖速度が低下するので，低温貯蔵が有効であることに変わりはない。

　高温細菌は，55℃以上で増殖するグループで，常温や低温貯蔵時の食品への影響は少ないが，加温販売のコーヒー缶詰などの腐敗細菌として知られる。極限環境微生物学の分野では，好熱細菌と呼ばれることが多く，なかでも増殖の上限温度が75℃以

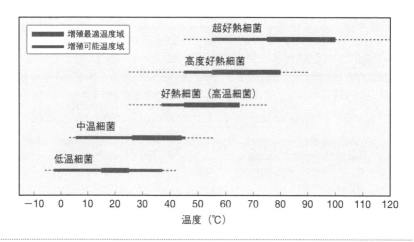

図 **10-4** ｜ 細菌の増殖温度域

上のものを高度好熱細菌，90℃以上のものを超好熱細菌と呼んでいるが，これらは食品で問題となることはない。

　食中毒細菌の多くは中温性であるが，なかにはリステリアのように0℃で増殖できるものもいる。ほかに低温（5℃前後）でも増殖可能な食中毒細菌としては，ボツリヌスE型菌，エロモナス，エルシニアなどが知られる。

〈低温細菌の生存戦略〉

　低温細菌が低い温度で増殖できる理由としては，特に細胞膜脂質の物理的状態が重要であり，一般に低温性の細菌では膜の不飽和脂肪酸の比率が高く，中温性の細菌でも増殖温度を下げると不飽和脂肪酸の割合が増える。それにより細胞膜が低温でも固化しにくいしくみになっている。細胞膜は，細菌にとって外界との仕切りであるだけではなく，エネルギー生産や栄養物質の運搬や生体物質の合成の場として重要である。したがって低温細菌は，膜脂質組成の変化によって低温でもその流動性を保持して膜の機能を維持しているのであろう。

〈冷凍と微生物〉

　凍結状態の食品中では，微生物は細胞表層付近の氷晶による損傷，細胞内液の脱水，細胞外液の濃縮などの影響を受けるが，菌体は生理機能をまったく停止して休眠状態にあるために，死滅の程度は比較的小さく，食品を凍結しても菌数はせいぜい1桁下がる程度である。細菌胞子は凍結によってはほとんど死滅しない。一方，−1〜−5℃では微生物の死滅が激しいが，これはこの温度では増殖は停止するが，まだ一部の酵素系は働いているため，代謝系にアンバランスを生じ，また温度によっては氷晶の成長による損傷も加わって次第に死滅していくものと考えられる。

---

**☑ POINT!**

□ 食品に関係深い細菌は，低温細菌，中温細菌，高温細菌に分類される。
□ 冷蔵した食品の腐敗は主に低温細菌による。
□ 低温細菌の細胞膜は不飽和脂肪酸の比率が高いので，低温でも機能を保持できる。
□ 凍結状態での細菌の死滅程度は比較的小さく，菌数は一般に1桁下がる程度である。

**類題10-3** 微生物の増殖温度に関する記述である。正しいものを2つ選べ。

① 食品を−1〜−5℃で保存すると，細菌は死滅するので，無菌状態となる。
② 低温細菌は，中温細菌に比べて，細胞膜の飽和脂肪酸の比率が高い。
③ ボツリヌスE型菌は5℃以下でも増殖が可能である。
④ 細菌胞子は凍結によってはほとんど死滅しない。
⑤ 高度好熱細菌は，海底の熱水孔などに存在し，缶詰などの腐敗を起こすことがある。

【例題10−2の解答】④　【類題10−2の解答】②

## Section 10-4 食塩による微生物の増殖抑制

**例題 10-4** 微生物の増殖と食塩濃度に関する記述である。正しいものを2つ選べ。

① 好塩細菌は食塩無添加では増殖できず，増殖に食塩が必要な菌群である。

② 腸炎ビブリオや黄色ブドウ球菌は好塩性の食中毒細菌である。

③ 飽和食塩濃度でも増殖できる微生物がいる。

④ カンピロバクターは微好塩性の食中毒細菌で，最適食塩濃度は2〜3％である。

⑤ 食塩濃度を20％以上にすれば，常温でも食品が腐ることはない。

### 解説 ▶

〈微生物の増殖食塩濃度域〉

　細菌を増殖可能な食塩濃度の面から大まかに分類すると図10-5および表10-1のようになる。非好塩細菌は食塩無添加でよく増殖し，ふつうは食塩濃度が5〜10％で増殖が阻止される。好塩細菌は食塩無添加では増殖できないグループで，微好塩細菌，中好塩細菌，高好塩細菌に分けられる。このうち微好塩細菌は主として海洋細菌で，増殖速度も速く，海産魚の腐敗原因菌となるものも多いが，これらは食塩濃度が10％では増殖できないものが多い。中好塩細菌は5〜20％付近で最もよく増殖でき，増殖速度も比較的速いので，10％前後の食塩を含む塩蔵食品の腐敗原因となるものも多い。また高好塩細菌（*Halobacterium*, *Halococcus*など）は死海のような塩分の高い湖（表層塩分約20％）や天日塩などに存在する赤色好塩細菌のグループで，飽和食塩濃度で増殖できるが，塩分濃度が薄いところでは溶菌する。

〈食品微生物の増殖と食塩濃度〉

　食中毒細菌では，腸炎ビブリオが好塩性で，最適食塩濃度は2〜3％である。その

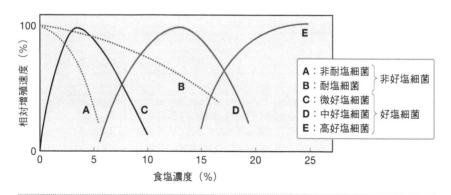

A：非耐塩細菌 ⎫
B：耐塩細菌 ⎬ 非好塩細菌
C：微好塩細菌
D：中好塩細菌 ⎫
E：高好塩細菌 ⎬ 好塩細菌

縦軸：相対増殖速度（％）　横軸：食塩濃度（％）

| 図 **10-5** | **増殖可能な食塩濃度域からみた細菌の分類**（図中のA〜Eは表10-1に対応）

| 表10-1 | 最適食塩濃度による細菌の群別

| | 細菌群 | 最適増殖食塩濃度 | 細菌の例 |
|---|---|---|---|
| 非好塩細菌 | 非耐塩細菌（A）* | 2%以下 | 一般細菌，淡水細菌 |
| | 耐塩細菌（B） | 2%以下<br>（高濃度まで増殖可） | 黄色ブドウ球菌 |
| 好塩細菌 | 微好塩細菌（C） | 2〜5% | 海洋細菌，腸炎ビブリオ |
| | 中好塩細菌（D） | 5〜20% | ある種のビブリオやミクロコッカス |
| | 高好塩細菌（E） | 20〜30% | 赤色好塩細菌 |

＊A〜E：図10-5に対応 （Larsen, 1962を改変）

他の食中毒細菌はいずれも増殖に食塩を必要としない非好塩性である。黄色ブドウ球菌も非好塩性であるが，20%以上の高濃度でも増殖できるので，耐塩細菌と呼ぶことがある。

食品の腐敗細菌には食塩濃度が5〜10%になると増殖できなくなるものが多いので，新巻鮭や昔風の塩辛などは常温でもかなりの期間保存がきく。しかし貯蔵温度にもよるが10%程度の食塩では腐敗を十分に防ぐことはできない。魚肉の例では18〜19℃で1か月以上保存できるためには20%以上の食塩が必要である。ただし魚醤油（食塩25%以上）では，高好塩細菌（*Halobacterium*など）が存在する場合には30℃，1週間程度で腐敗することもある。

好塩細菌のなかには*Tetragenococcus halophilus*（乳酸菌）のように，味噌や醤油の醸造に欠かせない有用菌も存在する。

### ✓ POINT!

- □ 増殖に食塩が必須の菌群を好塩性微生物という。
- □ 食塩無添加でも増殖するが，高濃度まで増殖できるものは耐塩性という。
- □ 腸炎ビブリオは好塩性，黄色ブドウ球菌は耐塩性である。
- □ 好塩性細菌は，増殖最適塩分域によって，微好塩性，中好塩性，高好塩性に分類される。
- □ 塩湖や天日塩には高好塩性細菌がいる。

### 類題10-4 微生物の増殖と食塩濃度に関する記述である。誤っているものを1つ選べ。

① 腸炎ビブリオや多くの海洋細菌は微好塩性細菌である。

② 腸炎ビブリオの培養には食塩が必要であるが，黄色ブドウ球菌には必要でない。

③ 好塩細菌は微好塩性，中好塩性，高好塩性に分類される。

④ しょっつる（魚醤油）は塩分が飽和濃度に近いので腐敗することはない。

⑤ 天日塩に存在する赤色好塩細菌は，飽和食塩濃度で増殖できるが，食塩濃度が薄いところでは溶菌する。

【例題10−3】の解答 ②

【類題10−3】の解答 ③・④

# 10-5 水分活性調節による微生物の増殖抑制

**例題 10-5** 水分活性に関する記述である。誤っているものを1つ選べ。

① 食品の自由水と結合水のうち，微生物が利用できるのは自由水である。

② 塩分が高い食品では，自由水の割合が少なく，水分活性が低い。

③ 貯蔵性のよくない食品の水分活性は大体0.90以上である。

④ 何も溶けていない純水の水分活性は1である。

⑤ 水分活性を100倍したものは，水分含量と同じ値となる。

**解説**

〈水分活性とは〉

　食品中の水は食品成分に拘束されている結合水と，そうではない自由水の2つの形態に分けられる。微生物が利用できるのは自由水であり，この量が少なくなると増殖が抑制される。乾燥によって自由水を減らして保存性をもたせたものが干物である。塩蔵品やジャム，羊羹などのように，塩分や糖分の高い製品では食品中の水の大部分が結合水のかたちで存在しているため，微生物はほとんど増殖できない。乾燥と塩蔵，糖蔵では製法はまったく異なるが，微生物の水利用性という観点からは水分活性（$A_w$）という考え方で統一的に説明することができる。

　砂糖や食塩のような可溶性の物質が水に溶けると，水の一部はその物質に結びついて拘束されるので，小さな空間を想定すると，何も溶けていないときに比べて水蒸気圧が低下する。拘束される水が多ければ多いほど水蒸気圧の低下も著しい。そこで，食品（食品も水に食塩，糖，アミノ酸などが溶けている溶液と考える）の水蒸気圧をp，純水の水蒸気圧を$p_0$とすると，その食品の水分活性は，$A_w = p/p_0$で示すことができる。pが純水の場合$p = p_0$であるので$A_w = 1$であり，完全無水の食品ではp = 0であるので，$A_w$も0となる。したがって，$A_w$の最大は1，最小は0ということになる。

〈微生物の増殖水分活性域〉

　微生物は水分活性が低下すると次第に増殖が悪くなり，ある$A_w$値以下になるとまったく増殖できなくなる。その値は微生物の種類によっても異なるが，大まかに，一般細菌では0.90，酵母では0.88，カビでは0.80以下では増殖ができなくなり，カビは細菌や酵母に比べて低い水分活性に耐えることができる。好塩細菌や耐乾性カビ，耐浸透圧性酵母などはもっと低い水分活性でも増殖できるが，0.60以下になるとあらゆる微生物は増殖できなくなる（図10-6）。

　食中毒細菌の多くは 0.93〜0.95 が増殖できる水分活性の下限であるが, 黄色ブドウ球菌は 0.83〜0.86 まで増殖可能である。

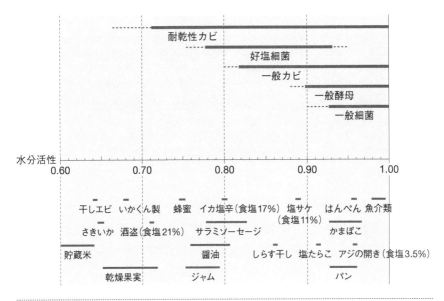

| **図10-6** | **食品の水分活性と微生物の増殖水分活性域**

---

**☑ POINT!**

- [ ] 食品の水は, 食品成分に拘束されている結合水と, そうではない自由水の2つの形態に分けられる。
- [ ] 微生物が利用できる自由水の割合を示したものが水分活性である。
- [ ] 食品の形態が異なっても, 微生物の水利用性という観点から, 水分活性（$A_w$）という同じ尺度で理解できる。
- [ ] 一般の腐敗細菌が増殖できる水分活性の下限は約 0.9 である。
- [ ] カビは細菌や酵母に比べて低い水分活性で増殖できる。

---

**類題10-5** 微生物の増殖と水分活性に関する記述である。誤っているものを1つ選べ。

① 好塩細菌やブドウ球菌は, 細菌のなかでは比較的低い水分活性で増殖できる。

② 黄色ブドウ球菌は水分活性 0.83〜0.86 まで増殖可能である。

③ 細菌はカビや酵母に比べて低い水分活性に耐えることができる。

④ 微生物が増殖できる水分活性の下限値は, 大まかに, 一般細菌では 0.90, 酵母では 0.88, カビでは 0.80 である。

⑤ 十分乾燥したドライフルーツの水分活性はおおよそ 0.7 以下である。

【例題10-4】の解答 ① ・ ③

【類題10-4】の解答 ④

# 10-6 pH調節による微生物の増殖抑制

**例題 10-6** 微生物の増殖とpHに関する記述である。正しいものを1つ選べ。

① 乳酸菌は一般の細菌に比べて比較的酸に弱い。

② 食品に関係する細菌の増殖最適pH域は一般に中性からややアルカリ性である。

③ 食品細菌の多くはpH 9程度で増殖が阻止されるが，ビブリオ科細菌はpH 12まで増殖できる。

④ 食肉のpHは6.2〜6.5，魚肉では5.3〜6.2，牛乳では6.3〜6.6程度である。

⑤ 乳酸菌は酵母やカビより酸に強く，pH 1.6〜3.2が増殖の下限である。

**解説**

〈微生物の増殖pH域〉

微生物のなかにはpHが1以下の硫黄泉や10以上の環境でも増殖するものもいるが，食品に関係する微生物の増殖範囲はそれほど極端ではなく，特殊なものを除くと，一般細菌の増殖最適pH域は中性からややアルカリ性で，pHが4〜5以下になると増殖できないものが多い。乳酸菌や酵母，カビは比較的酸に強く，乳酸菌ではpH 3.3〜4.0付近まで，酵母やカビではさらに低くpH 1.6〜3.2が増殖の下限となる（図10-7）。アルカリ側のpHに対しては，食品細菌の多くはpH 9程度で増殖が阻止されるが，

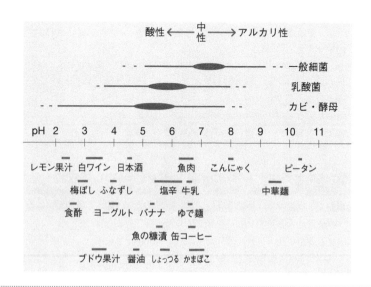

**図10-7** 食品のpHと微生物の増殖pH

ビブリオ科細菌はアルカリ性に強く，pH 9〜10でも増殖できる。カビのなかにはpH 10〜11で増殖できるものもいる。

　多くの食中毒細菌の増殖pH 域の下限は3.7〜5.0，上限は9.0〜10付近であるが，腸炎ビブリオはアルカリ性に強く，pH 11まで増殖できる。腸炎ビブリオの増菌培地にはこの性質を利用してアルカリペプトン水（pH 8.6〜8.8）が用いられている。

〈食品のpH〉

　図10-7に示したように，食品は中性から酸性域のpHのものが多い。特に果物はpHが低く，微生物の侵入・増殖を防いでいる。生きている動物の筋肉のpHはほぼ中性であるが，死後は解糖作用によって乳酸が蓄積するので，魚肉でpH 6.2〜6.5付近，食肉で5.3〜6.2付近にまで下がる。アルカリ性の食品は少なく，よく知られているものはピータン，中華麺，こんにゃくくらいである。

〈有機酸による食品の保存〉

　有機酸でpHを低下させて食品を保存する方法は古くから行われてきた。野菜や魚の酢漬けはその例であり，なれずしや漬物，ヨーグルトは乳酸発酵を利用して保存性を付与した食べ物である。

　食品の保存のために有機酸が利用されるが，その際，微生物の増殖に及ぼす酸の効果は，同じpHでも，その種類（解離度の違い）によって異なることに留意する必要がある。抗菌力は，酢酸＞アジピン酸＞コハク酸＞乳酸＞リンゴ酸＞クエン酸＞酒石酸＞塩酸の順で小さくなる。また，いずれの有機酸もpHが低下するほど非解離型分子の割合が増えるので低pHほど抗菌力は強くなる。

---

**✓ POINT!**

- □ 一般細菌の増殖の下限pHは4〜5，乳酸菌ではpH 3.3〜4.0，酵母やカビではpH 1.6〜3.2である。
- □ 食品細菌の多くはpH 9程度で増殖が阻止されるが，ビブリオ科細菌は比較的アルカリ性に強い。
- □ 食中毒細菌のなかでは，腸炎ビブリオはアルカリ性に強く，pH 11まで増殖できる。
- □ なれずしや漬物，ヨーグルトは乳酸発酵を利用して保存性を付与した食べ物である。

---

**類題10-6** 微生物の増殖とpHに関する記述である。誤っているものを1つ選べ。

① 魚や野菜の酢漬けは，pHが低いので保存性のよい食品である。
② なれずしは酢酸発酵を利用した加工品である。
③ 腸炎ビブリオはアルカリ性に強く，pH 11まで増殖できる。
④ 同じpHでは，酢酸のほうがクエン酸よりも抗菌力が強い。
⑤ 自然界では，pHが1以下の硫黄泉にも微生物が生息している。

【例題10-5】の解答 ⑤

【類題10-5】の解答 ③

ガス置換包装による微生物の
増殖抑制

### 例題10-7 ガス置換包装に関する記述である。正しいものを1つ選べ。

① ガス置換包装とはCA貯蔵ともいい，主に野菜，果実の貯蔵に用いられる。
② 真空包装は嫌気性の食中毒細菌・腐敗細菌の増殖を促進する。
③ 日本では，ガス置換包装はまだ実用化されていない。
④ ガス置換包装は脂質酸化の促進や肉色の変化などのマイナス面がある。
⑤ 炭酸ガスに比べて，窒素ガスは微生物抑制効果が大きい。

### 解説

〈ガス置換包装とは〉

　ガス置換包装とはMAP（modified atmosphere packaging）またはMA貯蔵ともいい，密封包装容器内の空気を炭酸ガスや窒素ガスで置換して食品を貯蔵する方法である。細菌の増殖や発カビの抑制，脂質酸化の防止，肉色の保持などの効果があり，従来の低温貯蔵と併用することにより大幅なシェルフライフの延長が期待できるので，鮮魚の刺身や生肉，かまぼこ，ハム，チーズ，テリーヌなど各種の食品に応用されている。ガス置換包装と似た方法にCA（controlled atmosphere）貯蔵があるが，これは貯蔵中も容器内の気相を調整するもので，野菜，果実などの貯蔵に用いられている。

〈微生物の増殖とガス組成〉

　微生物は，酸素があるときのみ増殖できる好気性微生物，酸素があってもなくても増殖できる通性嫌気性微生物，酸素の存在しない条件下でのみ増殖できる偏性嫌気性微生物，わずかの酸素があるときのみ増殖が可能な微好気性微生物の4つに大別される（表10-2）。

表10-2 | **酸素要求性による微生物の分類**

| 種類 | 酸素と増殖の関係 | 例 |
|---|---|---|
| 好気性微生物 | 酸素が存在するときだけ増殖する。 | *Bacillus*, *Pseudomonas*, *Micrococcus*, カビ |
| 微好気性微生物 | 酸素が少し存在するときだけ増殖する。 | カンピロバクター |
| 通性嫌気性微生物 | 酸素があってもなくても増殖する。 | 腸内細菌科の細菌，ビブリオ，酵母，黄色ブドウ球菌，乳酸菌 |
| 偏性嫌気性微生物 | 酸素が存在しないときだけ増殖する。 | ボツリヌス菌，ビフィズス菌 |

　食肉や鮮魚の主な腐敗菌である好気性のグラム陰性菌の多くは酸素濃度が低くなるにつれ増殖が抑制されるが，十分に阻止することは難しく，0.1%でも増殖できる。したがって，真空包装や脱酸素剤封入などによって食品から酸素を除くだけでは大幅な腐敗防止効果は期待できず，逆に嫌気性菌の増殖を促すことになる。そこで，ガス置換包装では細菌の増殖抑制効果のある炭酸ガスが用いられる。食肉では肉色保持のため酸素ガスが併用される。微生物に対する炭酸ガスの影響は，一般にカビが最も感受性が大きい。細菌ではグラム染色性の違いはあまり関係なく，多くのグラム陰性細菌やブドウ球菌は炭酸ガス濃度が高くなるほど抑制されるが，*Bacillus* は耐性を示し，乳酸菌の増殖は炭酸ガスにあまり影響されない。

　ガス置換包装で最も注意を要するのは，嫌気条件下で増殖する食中毒菌（ボツリヌス菌やウエルシュ菌）であり，炭酸ガス包装ではこれらの胞子発芽が促進されることが指摘されている。しかしこれらは発芽後，中温では増殖するが，低温では増殖は阻止されることから，ガス置換包装では厳重な低温管理が重要となる。またMA貯蔵中も細菌の多くは生残しているので，開封後の貯蔵性は一般のものと同じになってしまうので注意する必要がある。

　ガス置換包装の貯蔵効果として，はんぺんの場合を図10-8に示す。貯蔵効果は用いるガス組成によって異なり，一般に炭酸ガス置換の効果が顕著であり，窒素ガス置換や脱酸素剤封入は腐敗防止に対してはあまり効果がない。

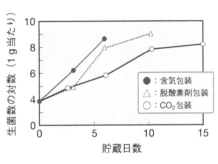

図10-8 はんぺんの貯蔵性に及ぼすガス置換包装の効果（10℃）（藤井ら, 1992）

**✓ POINT!**

□ 微生物は，好気性菌，通性嫌気性菌，嫌気性菌，微好気性菌の4つに大別できる。
□ 炭酸ガスは微生物の増殖抑制作用が大きいが，窒素ガスや真空包装は小さい。
□ 炭酸ガスに対して，カビと多くのグラム陰性細菌は感受性が高いが，乳酸菌は耐性がある。
□ ガス置換貯蔵中は腐敗防止効果があるが，開封後には効果がない。

**類題 10-7　ガス置換包装に関する記述である。誤っているものを2つ選べ。**

① カビとグラム陰性細菌は炭酸ガスの影響を受けやすいが，乳酸菌は耐性がある。
② ボツリヌス菌とウエルシュ菌は，酸素がないところでよく増殖する嫌気性菌である。
③ 真空包装では発カビを防止することはできない。
④ 微生物は，好気性菌，通性嫌気性菌，嫌気性菌，微好気性菌の4つに大別できる。
⑤ 炭酸ガスを用いたMA貯蔵では殺菌効果があるので，開封後も腐敗は進行しない。

【例題10-6】の解答 ②

【類題10-6】の解答 ②

## Section 10-8　食品添加物による微生物の増殖抑制

### 例題10-8　食品添加物に関する記述である。正しいものを1つ選べ。

① 食品の感覚刺激を改善し，嗜好性を高めるものは，食品添加物には含まれない。

② 食品の栄養成分の補塡・強化を目的とするものは，食品添加物には含まれない。

③ 殺菌料，酸化防止剤，保存料，防カビ剤，日持向上剤は，いずれも食品添加物である。

④ 天然物のプロタミン（しらこたん白）やペクチン分解物は，保存料とは呼ばない。

⑤ 保存料と日持向上剤は同じ意味である。

### 解説

〈食品添加物とは〉

　食品衛生法では「（食品）添加物とは，食品の製造過程において，または食品の加工もしくは保存の目的で，食品に添加，混和，浸潤その他の方法によって使用するものをいう」と定義している。食品添加物は，使用目的から，① 食品の製造過程で使用されるもの，② 食品の成形，③ 食品の嗜好性を向上，④ 食品の栄養成分の補塡・強化，⑤ 食品の品質維持（腐敗防止など）の5つに大別される。

　このうち⑤の食品の品質維持のために使用される食品添加物には，殺菌料，酸化防止剤，保存料，防カビ剤，日持向上剤がある。

〈保存料，日持向上剤〉

　微生物の増殖を抑制して，食品の貯蔵性を向上する目的で，各種の化学合成保存料（ソルビン酸，プロピオン酸，安息香酸など）や天然の保存料（プロタミン（しらこたん白），ポリリシン，ペクチン分解物など），日持向上剤（酢酸ナトリウム，グリシン，カラシ抽出物など）が用いられている。ナイシンは *Lactococcus lactis* が生産する抗菌性のペプチドで，バクテリオシンと総称され，海外では食品添加物として広く用いられている。保存料と日持向上剤は類似した機能をもつが，さまざまな加工食品に使用されているような，保存効果が明確なものを保存料，弁当・惣菜などに使われているような，数時間～数日間程度の保存期間の延長を目的としたものを日持向上剤と呼んで区別している。表示については，消費者が日持向上剤を保存料と誤解しないように（品質上の安全性が高いと誤解し，予期せぬ事故のもとにならないように），用途名は併記せず，物質名のみを表示するようにしている。表10-3にさまざまな微生物抑制効果を有する保存料，日持向上剤などを示す。

| 表**10-3** | 微生物の増殖抑制効果のある保存料，日持向上剤などの分類

| 分類 | 主な化合物 |
|---|---|
| 有機酸型 | 安息香酸，ソルビン酸，プロピオン酸，パラオキシ安息香酸エステル，酢酸，乳酸，クエン酸，アジピン酸，フマル酸 |
| タンパク質・ペプチド型 | |
| 　塩基性タンパク質 | プロタミン（しらこたん白），ポリリシン |
| 　バクテリオシン | ナイシン |
| 　酵素 | リゾチーム，ラクトパーオキシダーゼ |
| 　その他 | ラクトフェリン，アビジン |
| 界面活性剤型 | グリセリン脂肪酸エステル（中鎖脂肪酸），チアミンラウリル硫酸塩（ビタミンB$_1$），ショ糖脂肪酸エステル |
| 強アルカリ | 焼成カルシウム |
| キレート化合物 | 重合リン酸塩，クエン酸塩，EDTA塩 |
| 香辛料抽出物 | クローブ抽出物，オレガノ抽出物，カラシ抽出物，ローズマリー抽出物 |
| サポニン型 | トウガラシ水性抽出物，ユッカフォーム抽出物 |
| 植物抽出物 | カワラヨモギ抽出物，モウソウチク抽出物，カンゾウ油性抽出物，ポップ抽出物 |
| 精油 | ツヤブリシン（抽出物） |
| 糖分解物 | ペクチン分解物，キトサン |
| 酸化剤 | 過酸化水素，亜硫酸（塩），次亜塩素酸（塩），オゾン，二酸化炭素 |
| 無機塩 | 亜硝酸（塩），亜硫酸（塩），次亜塩素酸（塩） |
| アミノ酸 | グリシン |
| 食品成分 | エタノール，醸造酢，ポップ抽出物など |

赤字は保存料として，下線は日持向上剤に用いられているもの　　　　　（野崎，2013）

## ✓ POINT!

- □ 食品の品質維持のために使用される食品添加物には，殺菌料，酸化防止剤，保存料，防カビ剤，日持向上剤がある。
- □ 保存料は，微生物の増殖を抑制し，腐敗を防ぐ目的で使われる。
- □ 日持向上剤は，保存効果が比較的弱く，数時間～数日間程度の保存期間の延長を目的として使われる。

### 類題**10-8**　保存料と日持向上剤に関する記述である。誤っているものを1つ選べ。

① 弁当や惣菜など保存性の低い食品に対し，数日あるいは数時間程度の腐敗を抑制する目的で添加されるものを日持向上剤という。

② 食品中の細菌の増殖を抑制し，腐敗を防ぐ目的で使用される食品添加物を保存料という。

③ 保存料と日持向上剤はともに，用途と物質名を表記する必要がある。

④ ソルビン酸やプロピオン酸は化学合成保存料である。

⑤ 酢酸ナトリウムやグリシンは日持向上剤である。

【例題10-7】の解答 ②　【類題10-7】の解答 ③・⑤

## Section **10-9** 加熱などによる微生物の殺滅

**例題10-9**　加熱殺菌に関する記述である。誤っているものを2つ選べ。

① 細菌胞子は栄養細胞に比べ極めて耐熱性が大きい。

② 120℃・4分の加熱をすれば，すべての細菌は死滅する。

③ 低温殺菌とは，間を空けて100℃の加熱を数回行うことで，細菌胞子を殺す方法である。

④ D値とは菌数を加熱前の10分の1にするのに必要な加熱時間（分）のことで，この数字が大きいほど耐熱性が大きい。

⑤ 高酸性食品の缶詰では，有胞子細菌は生き残っても増殖できないので，比較的低い温度（75〜85℃）での殺菌が行われる。

**解説**▶▶

〈加熱による殺菌〉

**微生物の耐熱性**：加熱は食品の殺菌に最も広く使われている方法である。微生物の熱抵抗性は種類によって大きく異なり，一般に高温微生物は低温微生物に比べて耐熱性が強い。また細菌の胞子は栄養細胞に比べ極めて抵抗性が大きい。表10-4に代表的な微生物の耐熱性を示す。この表のD値とは菌数を加熱前の1/10にするのに必要な加熱時間（分）のことで，この数字が大きいほど耐熱性が大きいことを意味する。一般に，微生物の加熱に対する感受性は，酵母≧細菌（胞子以外）がもっとも高く，次いで酵母胞子＞カビ＞カビ胞子≫細菌胞子の順で小さくなる（図10-9）。

**食品の加熱殺菌**：加熱は食品成分の化学変化を促進するので，殺菌と同時に食品の栄養性や味，香り，テクスチャーなどに影響を与える。そのため食品の殺菌はなるべく品質に悪影響を与えないよう必要最小限の加熱にとどめる必要がある。

　腐敗防止のための食品の加熱殺菌はD値の5倍を目安に行われることが多い。缶

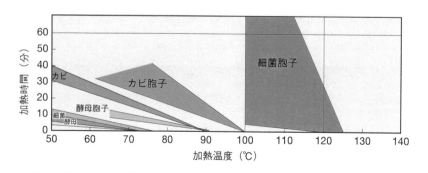

│図**10-9**│**各種微生物の死滅に必要な加熱温度と時間**（Umbreit（木村ら，1980より））

表10-4 | 微生物の耐熱性

| 微生物 | | 温度 (℃) | D値 (分) |
|---|---|---|---|
| 有胞子細菌 | Bacillus | 100 | 0.8〜24.1 |
| | | 121 | 0.02〜3.0 |
| | Clostridium | 100 | 0.31〜17.6 |
| | | 121 | 0.003〜1.7 |
| | Geobacillus stearothermophilus | 115 | 5.24〜34 |
| | | 121 | 1.42〜14 |
| | Moorella thermoacetica | 120 | 5〜46 |
| | ボツリヌス菌 (A型) | 110 | 2.43 |
| | | 118 | 0.23 |
| | ボツリヌス菌 (E型) | 80 | 1.6〜3.3 |
| 無胞子細菌 | ブドウ球菌 | 60 | 0.43〜7.9 |
| | 乳酸菌 | 60 | 0.11〜2.86 |
| | 大腸菌 | 60 | 0.3〜0.6 |
| | サルモネラ | 57 | 0.75〜31.0 |
| 酵母 | アルコール酵母 | 55 | 0.9〜5 |
| カビ | コウジカビ | 50 | 4 |
| | アオカビ | 60 | 2.5 |

(芝崎, 1980)

詰・びん詰やレトルト食品では，ボツリヌス菌胞子の死滅を目的として120℃・4分の加熱またはそれと同等以上の殺菌効果のある方法を用いることが決められている。ただしpHが4.6以下の酸性食品ではボツリヌス菌胞子が生き残っても発芽・増殖できないので，通常はカビ，酵母，無胞子細菌を殺滅しうる程度の軽度な加熱処理がなされる。

　レトルト食品や缶詰・びん詰の腐敗細菌は，内容物のpHによって異なる。pH 3.7未満の高酸性食品中では有胞子細菌は生き残っても増殖できない（Alicyclobacillusなどの例外あり）ので，比較的低い温度（75〜85℃）での殺菌が行われており，このような食品では，乳酸菌などの無胞子細菌とカビ，酵母が主な変敗原因菌となる。これに対してpH 3.7〜4.5の食品中では有胞子細菌も増殖するので，これを殺菌するためには比較的強い加熱処理（90〜100℃）が必要となる。pH 4.6以上ではボツリヌス菌も増殖するため厳重な殺菌（100〜110℃）が必要となる。

　コーヒー缶詰では耐熱性の強い胞子形成細菌を殺すため120℃・30分程度の加熱殺菌が行われているが，それでも高温細菌（Moorella thermoacetica, Geobacillus stearothermophilusなど）が生き残ることがある。この菌は常温では増殖しないが，加温式

例題10-8の解答 ③

類題10-8の解答 ③

自動販売機（ホットベンダー）の温度がちょうどこの菌の最適増殖温度域（55〜65℃付近）にあるので変敗原因菌となる。この菌の120℃でのD値は5〜46分と極めて耐熱性が強く，変敗を加熱だけで防ぐことはできないので，現在はショ糖脂肪酸エステルを併用して増殖を防止する方法がとられている。

**低温殺菌と高温殺菌**：低温殺菌は，食品の品質になるべく影響を与えないために，食品中のすべての微生物を殺菌するのではなく，60℃・30分程度の比較的ゆるい加熱によって問題となる胞子非形成の病原菌や腐敗原因菌のみを殺すための方法である。英語では発明者のパスツールにちなんでpasteurizationと呼ばれる。牛乳に用いられている低温殺菌には，① 63〜65℃で30分間加熱処理をする低温長時間殺菌（LTLT；low-temperature long-time pasteurization），② 72〜85℃で15秒以上加熱する高温短時間殺菌法（HTST；high-temperature short-time pasteurization）がある。①と②の殺菌効率は同等で，②は欧米諸国で多く用いられている。

　また，このほかに細菌胞子を殺すために，120〜150℃で1〜3秒殺菌する超高温瞬間殺菌（UHT；ultrahigh-temperature process）も用いられており，日本の市販飲用乳の大部分はこの方法によっている。この方法は，120℃以上の温度では細菌胞子の破壊速度は大きいのに対し，食品の化学反応速度ははるかに小さいために，胞子は短時間で死滅するが，食品の変色や風味の変化が最小限に抑えられるという利点がある。

〈その他の方法による殺菌〉

**紫外線殺菌**：紫外線とは，波長が100〜400 nmの電磁波をいい，このうち特に250〜260 nmにおいて殺菌力が強い。紫外線殺菌には主に253.7 nmを主波長とする水銀ランプが用いられている。

　紫外線に対する微生物の感受性は，グラム陰性菌が最も高く，次いで酵母≒グラム陽性細菌（栄養細胞）＞細菌胞子≫カビの順で，カビは最も抵抗性が強い（表10-5）。

　紫外線は使用方法が比較的簡単であるが，透過力が弱く，殺菌効果は食品や機器・包装材の表面に限定されるため，適用対象は，かまぼこなどの食品の表面殺菌や包装材の殺菌，透明な液体の殺菌，空中浮遊菌の殺菌など限られる。

**放射線殺菌**：γ線や電子線などの電離放射線が，食品の殺菌，殺虫，発芽防止の目的で用いられる。海外では多くの国で，エネルギーが高く透過力の大きいガンマー線が，香辛料，乾燥野菜，ハーブ類などに利用されている。日本ではジャガイモの発芽抑制にのみ許可されている。

　照射に対して微生物は，一般的には，グラム陰性細菌が最も感受性が高く，次いでグラム陽性細菌（栄養細胞）≒カビ＞細菌胞子≒酵母の順である。細菌の栄養細胞やカビ・酵母は1〜10kGY（グレイ；吸収線量の単位）の線量で殺滅されるが，細菌胞子に対しては10〜数十kGYが必要である。高線量の放射線は食品を変質させるので，

耐熱性の強い細菌胞子などの殺菌には，加熱などほかの方法の併用が必要となる。

**高圧殺菌**：食品の加工や貯蔵に数百MPa以上の高圧を利用する研究が盛んになったのはこの二，三十年である。加圧下では非共有結合（イオン結合，疎水結合，水素結合）が変化し，共有結合は影響を受けにくいのでビタミンや風味成分は変化せず，タンパク質も加熱とは違った影響を受ける。農畜産品では，卵，果実，果汁，食肉，清酒などで高圧処理が試され，1990年には加圧ジャムが日本で商品化されている。

圧力の単位としては，国際単位であるMPa（メガパスカル）が用いられ，従来の単位との関係は101 MPa＝1,013 bar＝1,000 atm（気圧）である。

微生物に対する加圧の影響（表10-6）は，加圧時の圧力，時間，微生物の種類，増殖条件などによって異なるが，一般の細菌（胞子以外），カビ，酵母では200 MPa，30分程度の加圧で死滅がはじまる。胞子の殺滅には1,000 MPa以上の加圧が必要である。ただし400 MPaの加圧でも，50～60℃程度の加熱と併用することにより胞子の死滅が促進される（図10-10）ので，このような複合効果は今後検討する価値があろう。

加圧食品の実用化のためには，加圧による食品成分の変化，微生物，特に胞子の殺菌に関する検討，殺菌基準の設定，実用化装置の開発など検討課題は多い。

| 表10-5 | 紫外線の殺菌作用

| 種類 | 微生物名 | 90%死滅に必要な照射線量<br>（μW・sec×10³/cm²） |
|---|---|---|
| グラム陽性細菌 | *Bacillus subtilis*（栄養細胞） | 6～8 |
| | *Bacillus subtilis*（胞子） | 8～10 |
| | *Bacillus anthracis* | 5～6 |
| | *Micrococcus luteus* | 10～20 |
| | *Staphylococcus aureus* | 4～5 |
| グラム陰性細菌 | *Escherichia coli* | 2.1～6.4 |
| | *Salmonella* Typhi | 2.1～4 |
| | *Pseudomonas aeruqinosa* | 5.5 |
| | *Pseudomonas fluorescens* | 3～4 |
| | *Serratia marcescens* | 0.8～4 |
| 酵母 | *Saccharomyces cerevisiae* | 3～8 |
| | *Saccharomyces ellipsoides* | 5～10 |
| カビ | *Aspergillus flavus* | 50～100 |
| | *Aspergillus niger* | 200 |
| | *Mucor racemosus* | 20～50 |
| | *Penicillium expansum* | 20～50 |
| | *Rhizopus nigrificans* | ＞200 |

（土戸，2013）

| 表**10-6**｜微生物の死滅に及ぼす高圧の影響 |

| 微生物 | 加圧条件 | | 結果 |
|---|---|---|---|
| | 気圧 | 時間 | |
| **細菌** | | | |
| 　大腸菌 (*E. coli*) | 2,900 | 10分 | ほぼ死滅 |
| 　ブドウ球菌 (*S. aureus*) | 2,900 | 10分 | ほぼ死滅 |
| 　霊菌 (*Ser. marcescens*) | 5,780～6,800 | 5分 | 死滅 |
| 　乳酸菌 (*Str. lactis*) | 3,400～4,080 | 10分 | |
| 　腐敗菌 (*P. fluorescens*) | 2,040～3,060 | 60分 | |
| 　枯草菌 (*B. subtilis*) | 5,700～6,800 | 10分 | 胞子は死滅せず |
| | 12,000 | 14時間 | 胞子もほぼ死滅 |
| 　大腸菌および一般細菌 | 1,000 | 6時間 | 1/10に減少 |
| | | 12時間 | 1/10,000に減少 |
| | | 18時間 | 1/100,000に減少 |
| | | 24時間 | 1/6,000,000に減少 |
| **酵母** | | | |
| *Saccharomyces cerevisiae* および *Sac. albicans* | 5,740 | 5分 | 死滅 |
| | 3,740～4,080 | 10分 | |
| | 2,040～2,380 | 60分 | |

(林, 1991)

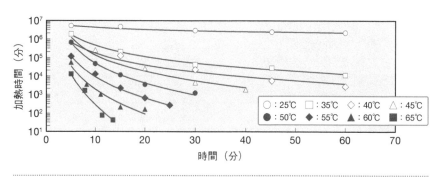

| 図**10-10**｜静水圧下 (400 MPa) における *B. subtilis* 胞子の生残曲線 (岡崎, 1994)

**殺菌料**：食品の腐敗を防ぐ目的で, 微生物に対して殺菌作用のある殺菌料が使用される。食品衛生法では, 亜塩素酸水, 亜塩素酸ナトリウム, オクタン酸, 過酢酸, 1-ヒドロキシエチリデン-1, 1-ジホスホン酸 (HEDP), 過酢酸製剤, 過酸化水素, 次亜塩素酸水 (強酸性, 弱酸性, 微酸性), 次亜塩素酸ナトリウム, 次亜臭素酸水, 二炭酸ジメチル, 高度さらし粉が殺菌料に指定されている (表10-7)。これらの作用は

保存料よりも強く，高度さらし粉以外は，対象食品や使用制限（最終食品中の残存不可など）が定められている。

表10-7 | 主な殺菌料の特性，対象食品，使用制限

| 物質名 | 特性 | 対象食品 | 使用制限 |
|---|---|---|---|
| 亜塩素酸水<br>主成分：$HClO_2$ | 腐食性，漂白作用弱い。有機物存在下でも殺菌効果を持続。 | 精米，豆類，野菜，果実，海藻類，鮮魚介類，食肉，食肉製品，鯨肉製品，これらの塩蔵・乾燥品など | 亜塩素酸として0.40 g/kg以下。最終食品中の残存不可 |
| 亜塩素酸ナトリウム<br>$NaClO_2$ | 殺菌，漂白，脱臭作用を有す。 | かんきつ類果皮，さくらんぼ，ふき，ぶどう，もも | 最終食品中の残存不可 |
| | | かずのこの加工品，生食用野菜類，卵類 | 浸漬液濃度0.50 g/kg以下。最終食品中の残存不可 |
| 過酸化水素<br>$H_2O_2$ | 殺菌，漂白，脱臭作用を有す。 | | 釜揚げしらす，しらす干しでは残存量0.005 g/kg未満。その他の食品では最終食品中の残存不可 |
| 次亜塩素酸水<br>主成分：$HClO$ | 強酸性，弱酸性，微酸性の3種あり。塩素臭低い。 | | 最終食品中の残存不可 |
| 次亜塩素酸ナトリウム<br>$NaClO$ | 酸性で強力な殺菌，漂白作用を有する。有機物存在下では効果低下 | | ごまに使用してはならない。 |
| 高度さらし粉<br>主成分：$Ca(ClO)_2$ | 有効成分は次亜塩素酸 | | |

✓ POINT!

☐ 加熱に対する感受性は，酵母≧細菌（栄養細胞）＞酵母胞子＞カビ＞カビ胞子≫細菌胞子の順で，細菌胞子が最も耐熱性が強い。

☐ 缶詰・びん詰，レトルト食品では，ボツリヌス菌胞子の殺滅を目的として120℃・4分の加熱が必要である。

☐ 紫外線に対する感受性は，グラム陰性細菌が最も高く，カビが最も低い。

☐ 放射線に対する感受性は，グラム陰性細菌が最も高く，グラム陽性細菌（栄養細胞）≒カビ＞細菌胞子≒酵母の順である。

**類題10-9** 微生物の殺菌に関する記述である。誤っているものを1つ選べ。

① ボツリヌス菌胞子は，A型菌のほうがE型菌よりも加熱耐性が強い。

② 細菌胞子は200～300 MPa，10分以上の加圧でほぼ死滅する。

③ 放射線に対して，グラム陰性細菌のほうが細菌胞子や酵母より死滅しやすい。

④ 紫外線に対して，グラム陰性細菌のほうがカビ胞子や酵母より死滅しやすい。

⑤ 加熱に対して，細菌胞子のほうがカビ胞子や酵母胞子よりも耐性が強い。

**総合問題 10-1** 食品微生物の増殖に関する記述である。正しいものの組み合わせはどれか。

a 水分活性が0.6以下でも細菌は増殖する。
b 0℃以下でも増殖するカビがいる。
c 無酸素状態でも増殖する細菌がいる。
d pHを5.0以下にすると細菌はほぼ死滅する。

①aとb　　②aとc　　③aとd　　④bとc　　⑤cとd

**総合問題 10-2** 食品の保存性に関する記述である。誤っているものを1つ選べ。

① 干物は水分活性を低くして保存性を付与した食品である。
② 酢漬けはpHを低くして保存性を付与した食品である。
③ 新巻鮭は水分活性を低くして保存性を付与した食品である。
④ ふなずし（魚の発酵食品）は乳酸発酵によって保存性を付与した食品である。
⑤ ヨーグルトは牛乳の水分活性を低くして保存性を付与した食品である。

**総合問題 10-3** 細菌の増殖条件に関する記述である。誤っているものを1つ選べ。

① 細菌はpHが4〜5以下になると増殖できないものが多い。
② 細菌は水分活性0.9以下では増殖できないものが多い。
③ 細菌のなかには飽和食塩濃度でも増殖できるものがいる。
④ 細菌のなかには0℃以下でも増殖できるものがいる。
⑤ 細菌は無酸素状態では増殖できない。

**総合問題 10-4** 食中毒細菌の増殖特性に関する記述である。正しいものを2つ選べ。

① 黄色ブドウ球菌は耐塩細菌である。
② 病原大腸菌は微好塩細菌である。
③ 腸炎ビブリオは中好塩細菌である。
④ セレウス菌は嫌気性細菌である。
⑤ サルモネラは中温細菌である。

**総合問題 10-5** 細菌の増殖に関する記述である。誤っているものを1つ選べ。

① 微好気性細菌とは、酸素が少しあるときだけ増殖する細菌である。
② カンピロバクターやビフィズス菌は微好気性細菌である。
③ 微好塩細菌とは、2〜3%の食塩濃度でよく増殖する細菌である。
④ 腸炎ビブリオや海洋細菌は微好塩細菌である。
⑤ 0℃でも増殖できる細菌は低温細菌である。

**総合問題 10-6**　食品添加物に関する記述である．正しいものの組み合わせはどれか．

a　ナイシンやラクトフェリンはバクテリオシンの仲間である．
b　プロタミンやポリリシンは天然保存料である．
c　ナイシンは *Lactococcus lactis* が生産するリゾチーム様抗菌物質である．
d　日持向上剤は保存料より保存効果が弱い．

①aとb　　　②aとc　　　③bとd　　　④bとc　　　⑤cとd

**総合問題 10-7**　微生物の用語とそれに該当する微生物名の組み合わせとして，誤っているものを1つ選べ．

① 高度好塩細菌……………*Halobacterium*
② 好塩性乳酸菌……………*Tetragenococcus*
③ 好酸性耐熱菌……………*Alicyclobacillus*
④ 有胞子高温細菌…………*Geobacillus*
⑤ 腸内細菌科菌群…………*Shigella*

**総合問題 10-8**　殺菌に関する記述である．正しいものを1つ選べ．

① 放射線照射に対して，カビはグラム陰性細菌より死滅しやすい．
② 紫外線殺菌に対して，細菌胞子はカビより抵抗性が強い．
③ 有胞子細菌はすべて120℃・4分以上の加熱で死滅する．
④ 加熱殺菌に対して，カビは酵母より死滅しやすい．
⑤ 高圧殺菌はビタミンや風味成分が変化しにくいという利点がある．

**総合問題 10-9**　英語とその日本語訳の組み合わせである．正しいものを1つ選べ．

① HACCP………………一般的衛生管理
② VBNC　………………揮発性塩基窒素
③ Pasteurization………低温殺菌
④ Shiga toxin …………シガテラ毒素
⑤ Ciguatoxin ……………志賀毒素

**総合問題 10-10**　微生物の増殖条件に関する記述である．正しいものを1つ選べ．

① ガス置換包装では，二酸化炭素より窒素ガスのほうが微生物抑制効果が大きい．
② 胞子形成細菌はすべて好気性であるので，食品を真空包装すれば増殖が阻止される．
③ 食品の冷凍では一部の細菌は死滅するが，多くは生き残っている．
④ 多くの細菌の最適増殖pH域はアルカリ性（pH 8〜10）である．
⑤ 食塩や砂糖の濃度を高くするほど，結合水が少なくなり保存性がよくなる．

【例題10-9】の解答　②・③

【類題10-9】の解答　②

【総合問題10─6】の解答 ③

【総合問題10─7】の解答 ⑤

【総合問題10─8】の解答 ⑤

【総合問題10─9】の解答 ③

【総合問題10─10】の解答 ③

【総合問題10─1】の解答 ④

【総合問題10─2】の解答 ⑤

【総合問題10─3】の解答 ⑤

【総合問題10─4】の解答 ①・⑤

【総合問題10─5】の解答 ②

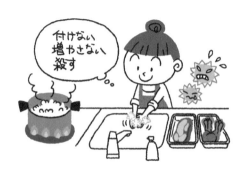

# 食品の安全性にかかわるその他の話題

### このChapterで学ぶこと

　食中毒にかかわる自然毒（Chapter 5）や有害化学物質（Chapter 6）のほかに，食品中には安全性が懸念される化学物質（放射性物質，発がん物質など）が含まれていることがある。また，食物アレルギーや遺伝子組換え食品，BSE（牛海綿状脳症）など，国民の関心が高い安全性にかかわる話題も多い。ここでは，これまでのChapterでは収まらない有害化学物質や食品の安全性にかかわる話題について学ぶ。

### 対策

　東日本大震災以降，放射性物質に関する出題が増えているので，放射性物質の半減期，蓄積部位などを理解しておきたい。食物アレルギーと遺伝子組換え食品については，特に表示方法に関する出題が多い。発がん物質のなかでは，ニトロソアミン，多環芳香族炭化水素（ベンゾ[a]ピレンなど），ヘテロサイクリックアミン，アクリルアミドは重要で，食品汚染物質とか食品成分の変化により生じる化合物という枠内で出題されることもある。BSEは下火になってきたので，今後の出題は減ると思われる。

# 放射性物質 ①
## ——放射線，放射能，放射性物質

**例題11-1** 放射線に関する記述である。正しいものを1つ選べ。

① 原子核は陽子と電子で構成されている。
② 不安定な原子核は，放射線を放出して他の安定な原子核に変わる。
③ α線は水素の原子核と同じである。
④ β線は陽子である。
⑤ 放射線の透過能力は，α線が最も強い。

**解説**

　原子力発電所の事故により放射性物質が環境中に放出されると，放射性物質による食品汚染が懸念される。1986年に発生した旧ソ連のチェルノブイリ原子力発電所の事故では，農畜産物が放射性物質によって大規模に汚染された。また，2011年に発生した福島第一原子力発電所（以下，福島原発と略記）事故では，農畜産物汚染に加えて水産物汚染も問題になった。

〈放射線，放射能，放射性物質の定義〉

　原子は原子核と電子で構成されており，このうち原子核は正電荷をもつ陽子と電荷をもたない中性子でできている。原子核のなかには安定なものと不安定なものがあり，不安定な原子核は原子核崩壊（放射性崩壊，放射性壊変などともいわれる）により高いエネルギーをもつ粒子（α線，β線，中性子線など）や電磁波（γ線，X線など）を放出し，他の安定な原子核になろうとする。原子核崩壊に伴って放出される高エネルギー粒子および高エネルギー電磁波を放射線と総称しており，放射能は放射線を出す能力，放射性物質は放射能をもつ物質と定義される。

〈原子核崩壊の例〉

　原子核崩壊の例として，ウラン238とセシウム137の場合を図11-1に模式的に示す。

　ウラン238はさまざまな核種を経て最終的に鉛206になるが，最初の段階では陽子2個と中性子2個の組（α線と呼ばれ，ヘリウムの原子核と同じである）を放出してトリウム234に変わる（α崩壊）。福島原発事故で問題になったセシウム137は，原子核の中性子1個が電子（β線）を放出して陽子となり，バリウム137に変わる（β崩壊）。セシウム137の一部はβ崩壊によりそのまま安定なバリウム137に変わるが，多くは準安定同位体（バリウム137mと呼ばれている）を経由し，非常に短い波長の電磁波（γ線）を放出してバリウム137になる（γ崩壊）。セシウム137と並んで福島原発事故で問題になったヨウ素131（陽子53個，中性子78個）も，同様にβ線

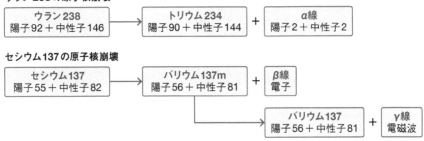

**ウラン238の原子核崩壊**

| ウラン238<br>陽子92＋中性子146 | → | トリウム234<br>陽子90＋中性子144 | ＋ | α線<br>陽子2＋中性子2 |

**セシウム137の原子核崩壊**

| セシウム137<br>陽子55＋中性子82 | → | バリウム137m<br>陽子56＋中性子81 | ＋ | β線<br>電子 |

| バリウム137<br>陽子56＋中性子81 | ＋ | γ線<br>電磁波 |

┃ 図 **11-1** ┃ **ウラン238およびセシウム137の原子核崩壊**

とγ線を出してキセノン131（陽子54個，中性77個）に変わる。

〈**放射線の透過能力**〉

　放射線の性質として，物質を通り抜ける能力（透過能力）がある。図11-2に示すように，放射線の透過能力は種類によって異なる。α線は紙1枚で遮断できるが，β線の遮断には薄いアルミニウム板，γ線とX線の遮断には鉛板が必要である。中性子線の場合，大量の水や厚いコンクリートでないと遮ることができない。

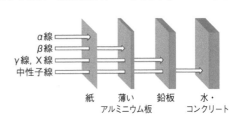

α線
β線
γ線，X線
中性子線

紙　　薄い　　鉛板　　水・
　アルミニウム板　　コンクリート

┃ 図 **11-2** ┃ **各種放射線の透過能力**

---

**✓ POINT!**

□ 不安定な原子核は，原子核崩壊により高いエネルギーをもつ粒子（α線，β線，中性子線など）や電磁波（γ線，X線など）を放出して他の安定な原子核になろうとする。
□ 原子核崩壊に伴って放出される高エネルギー粒子および高エネルギー電磁波を放射線という。
□ 放射線を出す能力を放射能という。
□ 放射能をもつ物質を放射性物質という。
□ 放射線の物質透過能力は，中性子線＞γ線，X線＞β線＞α線の順である。

---

**類題 11-1**　放射線に関する記述である。正しいものを1つ選べ。

① 安定な原子核が放射線を放出して不安定な原子核になることを，原子核崩壊という。
② 放射性物質は，放射線を吸収できる物質のことである。
③ α線はヘリウムの原子核と同じである。
④ β線は電磁波の一種である。
⑤ α線の透過能力はβ線より強い。

# 11-2 放射性物質②
## ——放射性物質の健康影響と基準値

**例題11-2** 放射性物質に関する記述である。正しいものを1つ選べ。

① 長い潜伏期間の後に現れる放射線障害を，晩発性障害という。
② 放射性物質の生物学的半減期は，物理学的半減期に比例する。
③ セシウム137は主として骨髄に蓄積される。
④ 食品中の規制値の対象になっている核種は，放射性ヨウ素である。
⑤ 放射性物質の規制値は，飲料水に対しては定められていない。

### 解説

〈放射線による健康影響〉

放射線を浴びることを被爆という。体外の放射性物質（自然放射線や医療用放射線など）による被爆であれば外部被曝，飲食を介して体内にとり込んだ放射性物質による被爆であれば内部被曝となる。被爆すると，放射線のエネルギーにより遺伝子（DNA）の損傷が起こり，さまざまな障害が現れる。被曝線量が多いと数日〜数週間程度で，骨髄障害（白血球減少など），皮膚障害（紅斑，脱毛など），消化器系障害（腹痛，吐き気など）などの急性障害がみられる。また，少量でも長期的に一定線量を受けつづけていると，数年以上の長い潜伏期間を経て，がん，白血病，白内障などの障害（晩発性障害という）が現れる。放射線障害は，一定線量の被曝を受ければ誰にでもみられる「確定的障害」と，被曝しても必ずしも全員にみられないが発症率は被曝線量とともに増加する「確率的障害」に分けられるが，急性障害は「確定的障害」，晩発性障害は「確率的障害」に相当する。

なお，体内にとり込まれた放射性物質は，核種によって蓄積部位が異なる。例えば，セシウム137は筋肉，ヨウ素131は甲状腺，ストロンチウム90は骨髄に蓄積される。

〈放射性物質の半減期〉

放射性物質が放射線を放出して半分にまで減少する時間を物理学的半減期，生体内で代謝を受けて半分にまで減少する時間を生物学的半減期，物理的な崩壊と生体内代謝の両方を合算した半減期を実効半減期という。主な放射性物質の半減期を表11-1に示すが，半減期は放射性物質によって大きく異なっている。セシウム137は物理学的半減期は長いが生物学的半減期は短いので実効半減期もかなり短い。ヨウ素131は物理学的半減期も生物学的半減期も短いので実効半減期も当然短い。それに対してストロンチウム90の場合，物理学的半減期も生物学的半減期も非常に長く，したがって実効半減期も長い。

| 表11-1 | 主な放射性物質の半減期

| 放射性物質 | 物理学的半減期 | 生物学的半減期 | 実効半減期 |
|---|---|---|---|
| セシウム137 | 30年 | 70日 | 64日 |
| ヨウ素131 | 8日 | 138日 | 7.6日 |
| ストロンチウム90 | 29年 | 49年 | 18年 |

| 表11-2 | 食品中の放射性セシウムに関する基準値

| 食品群 | 基準値 (Bq/kg) | 食品群の範囲 |
|---|---|---|
| 飲料水 | 10 | ミネラルウォーター類，茶を含む清涼飲料水，飲用に供する茶などを含む。水道水については10 Bq/kg以下を管理目標値としている。 |
| 牛乳 | 50 | 牛乳の他，乳飲料（加工乳，低脂肪乳など）を含むが，乳酸菌飲料，発酵乳（ヨーグルトなど），チーズなどは一般食品の扱いである。 |
| 乳児用食品 | 50 | 表示により乳児向けの食品と認識される乳児用調製粉乳，乳児向け飲料（ただし，飲用茶に該当する飲料は飲料水とみなす），乳幼児用食品，ベビーフードなどを含む。 |
| 一般食品 | 100 | 飲料水，牛乳，乳児用食品に該当しないすべての食品を含む。 |

## 〈食品中の放射性物質の基準値〉

　放射性セシウムに関して表11-2に示すような基準値が決められ，2012年4月1日から実施されている。基準値は放射性セシウムが対象になっているが，セシウム以外の半減期が長い放射性物質（ストロンチウム，プルトニウム，ルテニウム）からの被曝量も考慮されている。すなわち，原発事故で放出されたセシウムとその他の放射性物質の比率をもとに，その他の放射性物質の上増し分が計算に組み込まれている。

### ☑ POINT!

□ 放射線障害は，被爆線量の大小によって急性障害（確定的障害）と晩発性障害（確率的障害）に分けられる。

□ セシウム137は筋肉，ヨウ素131は甲状腺，ストロンチウム90は骨髄に蓄積される。

□ 放射性物質の半減期には，物理学的半減期，生物学的半減期，実効半減期がある。

□ 食品中の放射性セシウムについては基準値が定められている。

### 類題11-2　放射性物質に関する記述である。誤っているものを1つ選べ。

① 放射線はDNAに損傷を与える。

② 生物学的半減期は，放射性物質によらず一定である。

③ ヨウ素131は主として甲状腺に蓄積される。

④ ストロンチウム90は主として骨髄に蓄積される。

⑤ 放射性セシウムの一般食品における規制値は100 Bq/kgである。

【例題11-1】の解答②

【類題11-1】の解答③

## Section 11-3 食物アレルギー① ── 発症機構

**例題11-3** 食物アレルギーに関する記述である。正しいものを1つ選べ。

① 食物アレルギーを誘発する食品中の物質（アレルゲン）は炭水化物である。

② アレルゲンは加熱に対して安定なものが多い。

③ アレルギー体質の人は、アレルゲンに対するIgG抗体をつくりやすい。

④ 食物アレルギーは、リンパ球から放出されるヒスタミンなどによって発症する。

⑤ 赤身魚によるアレルギー様食中毒は、魚アレルギーの一種である。

### 解説

〈**食物アレルギーの発症機構**〉

食物アレルギーとは、食物摂取後、免疫系の異常によって生体に不利益な症状（じんましん、下痢、ぜんそくなど）が引き起こされる現象である。食品中のアレルゲン（一般的にはタンパク質）に対してIgEという特殊な抗体をつくりやすいヒト（＝アレルギー体質のヒト）でのみ起こる。食物アレルギーの発症機構を図11-3に模式的に示すが、消化されなかったアレルゲンが腸管から吸収されると、T細胞（アレルギー体質の人では主としてTh2細胞）から放出されるサイトカイン（Th2細胞の場合はインターロイキン4）の指令を受けて、B細胞はIgEをつくるようになる。多量につくられたIgEが、皮膚や気道、消化管などの表面に多く存在するマスト細胞の表面に結合すると、アレルギーの準備態勢が整ったことになる。ここにアレルゲンが侵入して2つのIgEを橋渡しするように結合すると、マスト細胞からヒスタミン、ロイコトリエン、プロスタグランジンなどの化学伝達物質が放出され、アレルギー症状が引き起こされる。なお、食物アレルギーはアレルゲンが腸管から吸収されるという特徴があるが、体内に入った後のアレルギーが起こるしくみは、花粉症やダニアレルギーといったほかのアレルギーと同じである。

前述のように、食物アレルギーは免疫系を介した反応である。乳糖不耐症（乳糖を

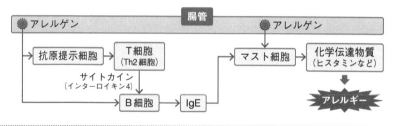

図**11-3** 食物アレルギーの発症機構

表11-3 | 魚アレルギーとアレルギー様食中毒の違い

|  | 魚アレルギー | アレルギー様食中毒 |
|---|---|---|
| 原因魚 | すべての魚類 | 赤身魚（イワシ，サンマ，サバ，マグロ，カツオなど） |
| 原因物質 | 免疫系を介してマスト細胞から放出された化学伝達物質（ヒスタミンなど） | 細菌の脱炭酸酵素作用により赤身魚に多いヒスチジンから生成されたヒスタミン |
| 発症者 | 免疫系に異常があるアレルギー体質の人のみ | 一定量以上のヒスタミンを摂取したすべての人 |

分解する酵素活性の弱い人が牛乳を飲むと下痢をする現象）やアレルギー様食中毒（赤身魚に蓄積したヒスタミンによる食中毒）においても食物アレルギーと同じようなアレルギー症状がみられるが，これら症状には免疫系は関与していないので食物アレルギーとは区別される。魚アレルギーとアレルギー様食中毒は特に誤りやすいので，両者の違いを表11-3にまとめておく。なお，アレルギー様食中毒の詳細については，Section 6-11を参照されたい。

〈食物アレルゲンの種類と性状〉

　主なアレルゲンは，卵ではオボムコイドとオボアルブミン，牛乳では$\alpha$s1-カゼインと$\beta$-ラクトグロブリン，小麦では$\alpha$-グリアジン，魚ではパルブアルブミン，エビ・カニではトロポミオシンである。アレルゲンはおおむね分子量1万〜10万のタンパク質で，加熱に対して安定であること（卵のオボアルブミンは例外），消化酵素に対して抵抗性が高いことが共通した性質である。すなわち，加熱調理によってもアレルゲン性を失わず，一部は消化酵素による分解を受けずにそのまま腸管から吸収されるので抗原性が高いといえる。

☑ **POINT!**

□ 食物アレルゲンは一般的に分子量1万〜10万のタンパク質で，加熱や消化酵素に対して安定である。

□ 食物アレルギーは免疫系を介した反応であり，抗体のうちIgE抗体が関与する。

□ 乳糖不耐症やアレルギー様食中毒には免疫系は関与していないので，食物アレルギーとは区別される。

□ アレルギーの発症は，マスト細胞から放出される化学伝達物質（ヒスタミン，ロイコトリエン，プロスタグランジンなど）による。

**類題11-3** 食物アレルギーに関する記述である。誤っているものを1つ選べ。

① アレルゲンの本体はタンパク質である。

② 食物アレルギーの検査では，血液中のIgEを測定する。

③ 食物アレルギーは，マスト細胞から放出されるヒスタミンなどによって発症する。

④ 魚介類は，加熱調理するとアレルギーを発症することはあまりない。

⑤ 乳糖不耐症は，牛乳アレルギーとは区別される。

例題11-2の解答 ①

類題11-2の解答 ②

食物アレルギー②
——アレルギー表示制度

**例題11-4** 食品のアレルギー表示に関する記述である。正しいものを1つ選べ。

① 表示が義務化されている特定原材料は5品目である。
② 魚卵は卵に含まれるので，表示の義務がある。
③ 山羊乳を原材料とする食品には表示の義務がある。
④ 特定原材料等が入っている可能性があるときは，「入っているかもしれません」と表示する必要がある。
⑤ 小麦粉は小麦の拡大表記として認められている。

**解説**

〈食物アレルギーの発生状況〉

　加工食品のアレルギー表示制度は，2001年4月1日に施行され，その後の食物アレルギーの実態調査結果に基づいて見直しが行われている。これまでの調査から，日本における食物アレルギーの有症率は全年齢を通して1～2%程度（乳児は7.6～10%と高い）であると推定されている（食物アレルギーの診療の手引き2020）。アレルギー原因食品について

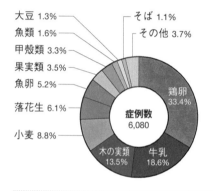

大豆 1.3%
魚類 1.6%
甲殻類 3.3%
果実類 3.5%
魚卵 5.2%
落花生 6.1%
小麦 8.8%
木の実類 13.5%
牛乳 18.6%
鶏卵 33.4%
そば 1.1%
その他 3.7%
症例数 6,080

| 図11-4 | **アレルギー原因食品**

令和3年度食物アレルギーに関連する食品表示に関する調査研究事業報告書（消費者庁）のデータをもとに作成

いては，最新の調査結果を図11-4に示す。鶏卵，牛乳，木の実類が三大原因食品で，これら3品目で全体の2/3を占めている。また，上位20位までのほとんどは，以下に述べるアレルギー表示制度において表示が義務化あるいは奨励されている品目である。

〈アレルギー表示対象食品〉

　2024年1月現在，症例数が多いまたは重篤な症例が多い8品目（特定原材料と呼んでいる）については内閣府令で表示を義務化し，過去に一定の頻度で症例がみられた20品目については特定原材料に準ずるものとして，通知で表示が奨励されている（表11-4）。卵の場合，鶏卵と他の食用鳥卵の間で交差反応がみられるので，あひるやうずらなどの卵も表示しなければならない。その他の動物（魚類，は虫類，昆虫類など）の卵については，鶏卵との交差性は認められないので「卵」の範囲には含まれない。ただし，さけの卵（いくら）は，特定原材料に準ずるものとして表示が奨励さ

表11-4│アレルギーを起こすおそれのある原材料を含む加工品の表示

| 表示 | 原材料 |
|---|---|
| **義務化**（特定原材料） | えび，かに，くるみ*，小麦，そば，卵，乳，落花生（ピーナッツ） |
| **奨励**<br>（特定原材料に準ずるもの） | アーモンド，あわび，いか，いくら，オレンジ，カシューナッツ，キウイフルーツ，牛肉，ごま，さけ，さば，大豆，鶏肉，バナナ，豚肉，まつたけ，もも，やまいも，りんご，ゼラチン |

＊2023年3月9日に表示奨励品目から表示義務品目に格上げされたが，事業者の対応のために経過措置期間（2025年3月31日まで）が設けられている。

れている。一方，乳は牛乳のみで牛乳以外の乳（山羊乳，めん羊乳など）は含まないし，小麦も小麦のみで他の麦類（大麦，ライ麦など）は含まない。

　なお，「入っているかもしれない」という可能性表示は，アレルギー患者の選択の幅を狭めるので禁止されている。一方，アレルギー物質のコンタミネーションの可能性がある場合は，「同じ製造ラインで○○を含む製品を生産しています」といった注意喚起表示が奨励されている。

〈原材料名の表記方法〉

　食品表示法が2015年4月1日に施行され，特定原材料等は，原則として食品原材料ごとに個別表示することになっている。卵の代わりに「玉子」や「エッグ」，小麦の代わりに「こむぎ」といったように特定原材料等と同一であることが理解できる表記（代替表記），「厚焼玉子」や「小麦粉」のように特定原材料等の名称または代替表記の名称を含む表記（拡大表記）は認められている。しかし，特定原材料等を使った食品であることが理解できるとして以前は認められていた「マヨネーズ」や「パン」のような表記（特定加工食品表示）は廃止され，それぞれ「マヨネーズ（卵を含む）」，「パン（小麦を含む）」のように表記することになっている。

### ☑ POINT!

- ☐ 表示が義務化されている特定原材料は，えび，かに，小麦，そば，卵，乳，落花生の7品目である。
- ☐ 卵は鶏卵だけではなく他の食鳥卵も含んでいるが，乳は牛以外の動物の乳を含まないし，小麦も他の麦類を含まない。
- ☐ 原材料名の表記方法として，代替表記，拡大表記が認められている。

### 類題11-4　食物アレルギーに関する記述である。誤っているものを1つ選べ。

① 食物アレルギーには免疫系が関与する。
② 日本の食物アレルギーでは，原因食品の第1位は卵である。
③ 魚を原材料とする食品には表示の義務がある。
④ 大麦を原材料とする食品には表示の義務はない。
⑤ エッグは卵の代替表記として認められている。

【例題11-3】の解答 ②

【類題11-3】の解答 ④

# 遺伝子組換え食品①
## ——遺伝子組換えの基礎・組換え食品の種類と審査

例題 11-5　遺伝子組換え食品に関する記述である。正しいものを1つ選べ。

① 遺伝子の本体は RNA である。
② 遺伝子組換え食品は GM 食品と略される。
③ ゲノム編集食品は，すべて遺伝子組換え食品として扱われている。
④ 微生物（組換え体）で製造した酵素は，遺伝子組換え食品とはいわない。
⑤ 遺伝子組換え食品の安全性審査は厚生労働省が行う。

### 解説

〈遺伝子組換え食品とは〉

遺伝子組換え食品（genetically modified organisms の頭文字をとって GMO と略されたり，GM 食品と略されたりする）とは，ある生物から有用な遺伝子（本体はDNA）をとり出し，その性質をもたせたい植物などに組み込む技術（遺伝子組換え技術という）を利用してつくられた食品である。日本では，遺伝子組換え農作物とその加工品，遺伝子組換え微生物を利用してつくられた食品添加物がある。

遺伝子組換え食品に類似したものとして，CRISPR-Cas9 と呼ばれるゲノム配列の任意の場所を削除，置換，挿入することができる技術を用いたゲノム編集食品が開発されている。ゲノム編集食品は，標的遺伝子の特定の位置を切断した後の操作により，図11-5に示すように3つのタイプに分けられている。このうちタイプ1は，自然界で起こる突然変異あるいは従来の品種改良で起こる変化の範囲内であるし，タイプ2もそれに準ずると判断されるため，厚生労働省への届け出のみで販売できる。2024年1月時点で届け出済みのゲノム編集食品は，血圧上昇抑制効果のある GABA（γ-ア

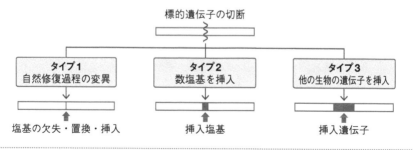

図11-5　ゲノム編集食品のタイプ

ミノ酸）を高濃度に含む高GABAトマト，肉付きが通常の1.2倍の肉厚マダイなどの6品目である。一方，タイプ3は他の生物の遺伝子が挿入されているので，遺伝子組換え食品としてとり扱う（2024年1月時点では該当食品はない）。

〈遺伝子組換え食品の安全性審査〉

2001年4月から，遺伝子組換え食品の安全性審査が義務化され，審査を受けていない遺伝子組換え食品の製造，輸入，販売などが禁止されている。安全性審査は，当初は厚生労働省の薬事・食品衛生審議会が，2003年7月以降は食品安全委員会が担当している。遺伝子組換え食品の安全性審査にあたっては，挿入遺伝子の安全性，挿入遺伝子により産生されるタンパク質の有害性の有無，アレルギー誘発性の有無，挿入遺伝子が間接的に作用して他の有害物質を産生する可能性の有無，遺伝子を挿入したことにより成分に重大な変化を起こす可能性の有無などが検討されている。

〈遺伝子組換え食品の種類〉

2023年7月4日現在で，農産物9種333品目，食品添加物24種80品目が安全性審査を終了している。

遺伝子組換え農産物は，グリホサートやグルホシネートなどの除草剤に耐性を示すもの，コロラドハムシやアワノメイガなどの害虫に抵抗性を示すものが大部分である。これら遺伝子組換え農産物は，除草剤耐性や害虫抵抗性を付与されているが，組成や栄養価などの点では従来品と同等である。従来品と組成や栄養などが著しく異なる遺伝子組換え農産物（特定遺伝子組換え農産物という）として，ステアリドン酸産生大豆，高リシンとうもろこし，EPA産生菜種およびDHA産生菜種がある。一方，遺伝子組換え食品添加物としては，デンプン糖の製造などに用いられる加水分解酵素α-アミラーゼ，チーズ製造の際に必要な凝乳酵素キモシン（レンネット）などがある。

---

### ✅ POINT!

- □ 遺伝子組換え食品（GMOまたはGM食品）としては，遺伝子組換え農産物とその加工品　遺伝子組換え微生物を利用してつくられた食品添加物がある。
- □ 安全性審査を受けていない遺伝子組換え食品の製造，輸入，販売などは禁止されている。
- □ 遺伝子組換え食品の安全性審査は，食品安全委員会が行っている。

---

### 類題11-5　遺伝子組換え食品に関する記述である。正しいものを1つ選べ。

① 遺伝子の本体はDNAである。
② 遺伝子組換え食品の安全性審査は，受けることが奨励されている。
③ 遺伝子組換え食品の安全性審査は農林水産省が行っている。
④ 遺伝子組換え食品の安全性審査にあたっては，アレルギーの誘発性は考慮されない。
⑤ 従来品と組成や栄養価が異なる遺伝子組換え食品は認められていない。

【例題11-4】の解答 ⑤

【類題11-4】の解答 ③

## Section 11-6 遺伝子組換え食品② ——表示

**例題11-6**　遺伝子組換え食品の表示に関する記述である。正しいものを1つ選べ。

① 特定遺伝子組換え食品は，「遺伝子組換えである」旨の表示は任意である。

② 分別生産流通管理が行われた非遺伝子組換え食品は，「遺伝子組換えでない」旨の表示を義務づけられている。

③ 遺伝子組換え大豆を原料としてつくった大豆油は，「遺伝子組換えである」旨の表示が義務づけられている。

④ 遺伝子組換え農作物が主な原材料ではない場合，「遺伝子組換えである」旨の表示は任意である。

⑤ 直接一般消費者に販売されない食品でも，「遺伝子組換え」または「遺伝子組換え不分別」の表示は義務づけられている。

### 解説

〈表示方法〉

　遺伝子組換え食品の安全性審査が義務づけられた2001年4月から，遺伝子組換え食品の表示に関する法律も同時に施行されている。従来品と組成や栄養価などが同等の非特定遺伝子組換え農作物（大豆，とうもろこし，ばれいしょ，菜種，綿実，アルファルファ，てん菜，パパイヤ，からしなの9種）とそれらを原材料とした加工食品（大豆を原材料とした豆腐類および油揚げ類，納豆，みそ，とうもろこしを原材料と

表11-5　遺伝子組換え食品の表示

| ケース | 表示義務 | 表示例 |
|---|---|---|
| 分別生産流通管理*をした遺伝子組換え農産物およびその加工食品 | 義務 | 大豆（遺伝子組換え） |
| 分別生産流通管理をしていない農産物およびその加工食品 | 義務 | 大豆（遺伝子組換え不分別） |
| 分別生産流通管理をしたが意図せざる混入が5%を超えている遺伝子組換え農産物（大豆およびとうもろこしに限る）およびその加工食品 | 義務 | 大豆（遺伝子組換え不分別） |
| 分別生産流通管理をして意図せざる混入を5%以下に抑えている遺伝子組換え農産物（大豆およびとうもろこしに限る）およびその加工食品 | 任意 | 大豆（分別生産流通管理済） |
| 分別生産流通管理をして遺伝子組換えの混入がないと認められる農産物（大豆およびとうもろこしに限る）およびその加工食品 | 任意 | 大豆（遺伝子組換えでない） |

*遺伝子組換え農作物および非遺伝子組換え農作物を生産，流通および加工の各段階で善良なる管理者の注意をもって分別および管理を行い，その旨を証明する書類により明確にした管理のことをいう。英語のidentity preserved handlingからIPハンドリングとも呼ばれる。

したコーンスナック菓子，コーンスターチ，ポップコーン，ばれいしょを原材料としたばれいしょデンプン，ポテトスナック菓子などの33食品群がリストされている）について，表11-5にまとめておく。特定遺伝子組換え農作物の場合，次に述べる表示の省略の点での違いを除くと表11-5が適用される。

〈表示の省略〉

　次のような場合には表示を省略することができる（任意で表示してもよい）。

① 遺伝子組換え農作物が主な原材料でない場合（主な原材料とは，原材料の全重量の5%以上で，かつ，原材料の上位3位以内のものをいう）。

② 組換えDNAやそれから生成したタンパク質が分解あるいは除去されているため，広く認められた最新の技術によっても検出できない加工食品（大豆を原材料とする大豆油や醤油，とうもろこしを原材料とするコーン油やコーンフレークなど）の場合。ただし，特定遺伝子組換え農作物を原材料とした場合は，油や醤油などについても省略できない。例えば，ステアリドン酸産生大豆を用いてつくった大豆油には，「食用大豆油（ステアリドン酸遺伝子組換え）」のように表示しなければならない。

③ 業者間でやりとりされ一般消費者に販売されない食品の場合。

④ 容器または包装の面積が30 cm$^2$以下の場合。

---

**☑ POINT!**

□ 分別生産流通管理が行われた遺伝子組換え食品，遺伝子組換え食品と非遺伝子組換え食品が分別生産流通管理されていない場合は，いずれも表示が義務づけられている。

□ 分別生産流通管理が行われた非遺伝子組換え食品については，表示は任意である。

□ 遺伝子組換え農作物が主な原材料でない場合，表示を省略することができる。

□ 組換えDNAやそれから生成したタンパク質が分解または除去されている加工食品の場合，表示を省略することができる。ただし，特定遺伝子組換え農作物を原材料とした加工食品の場合は省略できない。

---

**類題11-6** 遺伝子組換えの表示が義務づけられている食品を，次のうちから2つ選べ。

① 分別生産流通管理されていない遺伝子組換えじゃがいも

② 遺伝子組換え綿実からつくった綿実油

③ 分別生産流通管理された遺伝子組換えでないパパイヤ

④ 遺伝子組換えとうもろこしからつくったコーンフレーク

⑤ 高オレイン酸遺伝子組換え大豆からつくった大豆油

【例題11-5】の解答 ②　【類題11-5】の解答 ①

# 11-7　BSE① ——概要と原因物質

例題 11-7　BSE（牛海綿状脳症）に関する記述である。正しいものを1つ選べ。

① BSE感染牛はアメリカで初めて発見された。
② 日本ではこれまでにBSE感染牛は確認されていない。
③ BSEはヒトには感染しない。
④ BSEの原因物質は，異常プリオンと呼ばれる核酸である。
⑤ BSEは，牛の肉骨粉を介して感染したと推定されている。

**解説**

〈BSE（牛海綿状脳症）とは〉

　BSEはbovine spongiform encephalopathyの頭文字をとったもので，牛の脳組織にスポンジ状の変化を起こす疾病である。潜伏期間は3〜7年と長く，発症すると神経過敏，泌乳量の減少，協調運動失調，麻痺，起立不能などの症状を呈し，2週間〜6か月で死亡する悪性の中枢神経性疾病である。BSEのように脳にスポンジ状の変化を起こす疾病は，TSE（transmissible spongiform encephalopathy，伝達性海綿状脳症）と総称されている。TSEとしては，ヒツジやヤギのスクレイピー，伝達性ミンク脳症，ネコ海綿状脳症，シカの慢性消耗病などが知られている。ヒトにおいても，クロイツフェルト・ヤコブ病（Creutzfeldt-Jakob disease；CJD），新変異型クロイツフェルト・ヤコブ病（variant Creutzfeldt-Jakob disease；vCJD）などの病気が報告されている。このうちvCJDの原因はBSE感染牛であると推定されている。

〈BSEの発生状況〉

　1986年にイギリスで最初のBSE感染牛が発見されて以来，ヨーロッパを中心とした世界各地の牛でBSE感染が報告されてきた。日本への牛肉輸出国として重要なオーストラリアおよびニュージーランドでは感染例はない。これまでに報告された感染牛の総数は18万頭以上にのぼり，このうち約97%はイギリスで見つかっている。世界におけるBSE牛の発生は1992年の37,316頭がピークで，その後減少し，2015年以降は毎年10頭以下になっている（図11-6）。日本でも2001年9月に最初のBSE牛が見つかって以来，これまでに合計36頭の牛でBSEの発生が確認されている（図11-6）。ただし，感染牛は2009年1月の1頭を最後に確認されていない。また，2002年1月生まれの牛を最後に，それ以降に出生した牛の感染例も報告されていない。

〈BSEの原因物質〉

　BSEの伝達因子は，異常プリオンと呼ばれるタンパク質であると考えられている。正常プリオンはアミノ酸265残基（分子量33,000〜35,000）の糖タンパク質で，ヒ

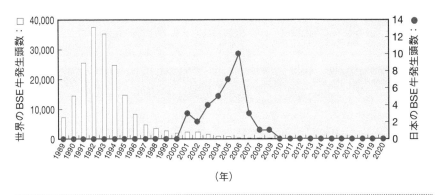

**図11-6 | 世界および日本におけるBSE牛発生頭数の経年変化**

トの脳にふつうにみられ，無害であるとされている。異常プリオンが腸管から吸収されて脳に到達すると，正常プリオンは異常プリオンに変えられBSEの発症につながる。正常プリオンは加熱に不安定で，タンパク質分解酵素の作用も受けやすい。それに対して異常プリオンは耐熱性で，通常の加熱調理では伝達能力を失わないし，タンパク質分解酵素にも抵抗性があるので感染能力も失わない。BSEが世界的に広がった原因は，伝達因子（異常プリオン）に汚染された牛の肉骨粉（食肉処理の過程で得られるくず肉，内臓，皮，骨などの残渣をミキサーにかけ，脂肪分を除去後，乾燥させて細かく砕いたもの）を含む飼料の流通によると考えられている。前述のように，異常プリオンは加熱に対して安定であるので，肉骨粉の製造における加熱工程でも活性を保持している。

✅ **POINT!**

- ☐ BSE（牛海綿状脳症）は牛の脳組織にスポンジ状の変化を起こす疾病で，ヒトにも感染する。
- ☐ BSE牛は1986年にイギリスで最初に発見され，その後，日本を含めて世界的に発生が確認された。
- ☐ BSEが世界的に広がったのは，肉骨粉を飼料として利用したためである。
- ☐ BSEの原因物質は，加熱に安定な異常プリオンタンパク質である。

**類題11-7** BSE（牛海綿状脳症）に関する記述である。正しいものを1つ選べ。

① BSE感染牛は毎年増加している。
② 牛の肉骨粉だけではなく，豚や鶏の肉骨粉もBSEの感染源となる。
③ ヒトの脳には正常プリオンが含まれている。
④ 異常プリオンは，正常プリオンが細菌で分解されてできる。
⑤ 異常プリオンは加熱に対して不安定である。

【例題11-6】の解答 ④

【類題11-6】の解答 ①・⑤

# 11-8 BSE② ── 対策

Section **11-8**

**例題11-8** 日本におけるBSE（牛海綿状脳症）対策に関する記述である。正しいものを1つ選べ。

① BSEの検査対象牛は全頭である。
② BSEの検査は，異常プリオンに対する抗体を用いたELISAで行っている。
③ 牛の肉骨粉は，異常プリオンが含まれていなければ牛の飼料として用いてもよい。
④ 牛の胃は特定危険部位である。
⑤ ニュージーランドからの牛肉の輸入は禁止されている。

**解説**

　2001年9月に国内で最初のBSE感染牛が確認されたことを受け，肉骨粉の規制，特定危険部位の除去・焼却，BSE検査の3つを柱としてBSE対策を行っている。その経緯を表11-6にまとめて示す。

**〈肉骨粉の規制〉**

　牛の肉骨粉はBSEの感染源であると考えられている。BSEの発生以前は，牛の肉骨粉を飼料として牛に与えていたが，2001年10月に法律で禁止した。2002年1月生まれの牛を最後に，それ以降に出生した牛からBSEが確認されていないのは肉骨粉の禁止の効果である。

**〈特定危険部位の除去・焼却〉**

　異常プリオンは牛の全身に分布するのではなく，特定の部位に蓄積する。異常プリオンが蓄積しやすい部位を特定危険部位（specified risk materialのことでSRMと略される）と呼んでいる。特定危険部位の範囲については少しずつ修正され，現在では

## 表11-6 | BSE対策の経緯

| 年月 | 肉骨粉 | 特定危険部位（SRM） | 検査対象牛 |
|---|---|---|---|
| 2001年10月 | 牛用飼料への利用禁止 | 以下のSRM（全月齢）の除去・焼却<br>頭部（舌，頬肉を除く），脊髄，扁桃および回腸遠位部 | 全頭 |
| 2004年2月 | | 脊柱（全月齢）をSRMに追加 | |
| 2005年8月 | | | 21か月齢以上 |
| 2013年2月 | | 30か月齢以下の脊柱をSRMから除外 | |
| 2013年4月 | | 30か月齢以下の頭部，脊髄をSRMから除外 | 30か月齢超 |
| 2013年7月 | | | 48か月齢超 |
| 2015年3月 | | 頭部の皮（全月齢）をSRMから除外 | |
| 2017年4月 | | | 検査廃止 |

30か月齢超の頭部（舌・頬肉・皮以外），脊髄および脊柱と，全月齢の扁桃および回腸遠位部（盲腸の接続部分から2 m以上）となっている。これら特定危険部位を屠畜場で除去・焼却すること，除去・焼却の際に食用肉などが汚染されることのないような衛生的処理を行うことが義務づけられている。

### 〈BSE検査〉

屠畜場では，牛を解体する際に脳（延髄）から試料を採取し，BSE検査（異常プリオンに対する抗体を利用して異常プリオンの有無を調べるELISA法）を行うことが2001年10月に義務化された。当初は全頭検査を行っていたが，検査対象牛は少しずつせばめられ，2017年4月には健康牛の検査そのものが廃止された（表11-6）。現在，24か月齢以上の牛のうち，運動障害や知覚障害などが疑われる牛のみを検査をすることになっている。

### 〈牛肉の輸入規制〉

1996年3月にイギリスからの，2000年12月にはEU諸国からの牛肉の輸入が禁止された。その後，2003年5月にはカナダ産牛肉，2003年12月には米国産牛肉も輸入禁止措置がとられた。カナダ産と米国産牛肉については，2005年12月に20か月齢以下に限定して輸入が再開され，2013年2月には30か月齢以下に緩和された。EU諸国の牛肉については，2013年2月にフランス産の30か月齢以下，オランダ産の12か月齢以下（2015年6月からは30か月齢以下に変更）に限定して輸入が再開されたのを皮切りに，その他の各国の牛肉も月齢制限つきで次々に輸入が再開された。2019年5月には，カナダ産，米国産およびアイルランド産の牛肉については，月齢制限も撤廃されている。

---

### ☑ POINT!

- [ ] BSE対策は，肉骨粉の牛用飼料としての使用禁止，特定危険部位（SRM）の除去・焼却，BSE検査（ELISA法）の3つを柱としている。
- [ ] BSE検査は，健康牛については廃止し，運動障害や知覚障害が疑われる24か月齢超の牛のみを対象にしている。

---

**類題11-8**　日本におけるBSE（牛海綿状脳症）対策に関する記述である。正しいものを1つ選べ。

① BSEの検査対象牛は48か月齢以下である。

② BSE検査では筋肉を試料に用いている。

③ 牛の肉骨粉を飼料として用いることは禁止されている。

④ 特定危険部位は，正常プリオンが存在する部位である。

⑤ 牛の皮は特定危険部位である。

【例題11-7】の解答　⑤　【類題11-7】の解答　③

# 11-9 発がん物質 ① ── N-ニトロソアミン

**例題11-9**　N-ニトロソアミンに関する記述である。正しいものを1つ選べ。

① N-ニトロソアミンは，二級アミンと亜硝酸とのニトロソ化反応により生成する。
② ニトロソ化反応はアルカリ条件下で進行する。
③ ニトロソ化反応は，ビタミンCやビタミンEによって促進される。
④ N-ニトロソアミンは皮膚がんの原因となる。
⑤ 硝酸塩は魚類に多く含まれている。

**解説**

〈N-ニトロソアミンとは〉

　ニトロソ基（–N＝O）を有する化合物をニトロソ化合物といい，R–N＝Oという一般式で表される。ニトロソ化合物のうち，アミンの窒素とニトロソ基が結合している化合物はN-ニトロソアミンと総称される。N-ニトロソアミンの多くは実験動物に対して強力な発がん性を示すので，世界的に関心がもたれている。

〈N-ニトロソアミンの生成〉

　食品中のN-ニトロソアミンの含量は非常に低くppbレベルであるが，食品由来の成分（二級アミンと亜硝酸）の相互作用により生体内で生成される可能性がある。代表的なN-ニトロソアミンであるN-ニトロソジメチルアミン（ジメチルニトロソアミン，N-メチル-N-ニトロソメタンアミンともいう）が，ジメチルアミンと亜硝酸から生成される反応式を図11-7に示す。ニトロソ化反応は酸性条件下で進行するので，食べ合わせによっては胃内でN-ニトロソアミンが生成される。なお，ニトロソ化反応はビタミンC（アスコルビン酸）やビタミンE（$\alpha$-トコフェロール）によって抑制されることが判明している。

　N-ニトロソアミンのもとになる二級アミン類の主な来源は魚類である。魚類は浸透圧調節物質として，筋肉中にトリメチルアミンオキシド（$(CH_3)_3N＝O$）を高濃度に含んでいる（特に含量が高いタラ類では5 mg/g以上）。魚類の凍結貯蔵中に，トリメチルアミンオキシドは酵素分解を受けてジメチルアミンに変わる（微生物由来の還

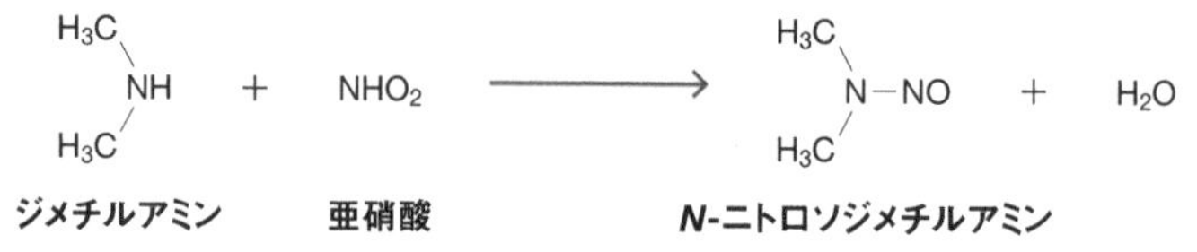

| ジメチルアミン | 亜硝酸 | | N-ニトロソジメチルアミン |

**図11-7** ｜ N-ニトロソジメチルアミンの生成

元酵素作用により，トリメチルアミンオキシドからトリメチルアミンが生成する経路もある）。一方，N-ニトロソアミンのもうひとつの因子である亜硝酸の来源としては，野菜類（特にダイコン，ホウレンソウ，コマツナなど）に多量に含まれる硝酸塩が重要である。硝酸塩濃度は $10\ mg/g$ に達することもあるが，貯蔵中に微生物の作用で，さらにヒトの唾液中に存在する微生物の作用で還元されて亜硝酸になる。亜硝酸の来源としては食肉製品，魚肉ソーセージ，鯨肉ベーコンなどの発色剤として用いられている亜硝酸ナトリウム，硝酸ナトリウム，硝酸カリウムもあげられる（Section 7-4参照）。亜硝酸塩や硝酸塩を食品添加物として使用することは，発がん性の点から問題を含んでいるといえる。

### 〈N-ニトロソ化合物の発がん性〉

国際がん研究機関（International Agency for Research on Cancer；IARC）の発がん性リスク一覧では，N-ニトロソジメチルアミンおよびN-ニトロソジエチルアミンはグループ2A（ヒトに対する発がん性がおそらくある）に，N-ニトロソジブチルアミンなどは2B（ヒトに対する発がん性が疑われる）に分類されている。N-ニトロソアミンの発がん部位（標的臓器）は化合物によって多少異なるが，一般的には肝臓や食道である。N-ニトロソジメチルアミンをはじめとしたN-ニトロソジアルキルアミンは，それ自体では発がん性を発揮しないが，生体内の酵素作用で生じるジアゾアルカンがアルキル化剤として発がん効果を示す。N-ニトロソジメチルアミンに対応するジアゾアルカンであるジアゾメタン $CH_2=N^+=N^-$ は，ソテツに含まれる発がん性毒成分のサイカシンからも生成される（図5-28参照）。

---

**☑ POINT!**

☐ アミンの窒素にニトロソ基（$-N=O$）が結合している化合物を**N-ニトロソアミン**という。

☐ N-ニトロソアミンは，二級アミンと亜硝酸のニトロソ化反応により生成する。

☐ 二級アミンの主な来源は魚類，亜硝酸の主な来源は野菜類である。

☐ 発色剤（亜硝酸ナトリウム，硝酸ナトリウム，硝酸カリウム）も亜硝酸の来源である。

---

**類題11-9** N-ニトロソアミンに関する記述である。正しいものを1つ選べ。

① N-ニトロソアミンは，二級アミンと硝酸塩とのニトロソ化反応により生成する。

② ニトロソ化反応は，胃内の酸性条件で抑制される。

③ 二級アミンの主な来源は食肉である。

④ 野菜に多く含まれている硝酸塩は，微生物の作用により亜硝酸に還元される。

⑤ N-ニトロソアミンは神経毒性を示す。

【例題11-8】の解答 ②

【類題11-8】の解答 ③

# 発がん物質②
## ——多環芳香族炭化水素

**例題11-10**　多環芳香族炭化水素（PAH）に関する記述である。誤っているものを1つ選べ。

① ベンゾ［a］ピレンはPAHの一種である。

② PAHは食べ物のこげた部分に多く含まれる。

③ PAHは自動車の排気ガスにも含まれる。

④ PAHは発がん性がある。

⑤ 日本ではPAHに対する食品中の規制が設けられている。

**解説** ▶

### 〈多環芳香族炭化水素とは〉

多環芳香族炭化水素（polycyclic aromatic hydrocarbon；PAHと略記される）とは，置換基やヘテロ原子を含まない芳香環が縮合した炭化水素の総称である。有機物の不完全燃焼や熱分解によって生成する。コールタールや有機化合物の燃焼ガス（自動車の排気ガス，タバコの煙など）のほか，こげた食べ物（ステーキ，ハンバーガー，焼鳥，焼魚など），肉や魚のくん製品，植物油などに多く含まれている。主な4種類のPAHの構造を図11-8に示す。

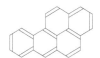
ベンゾ［a］ピレン
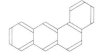
ベンゾ［a］アントラセン
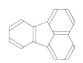
ベンゾ［b］フルオランテン
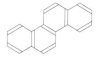
クリセン

| **図11-8** | **主な多環芳香族炭化水素**（PAH）**の構造**

### 〈PAHの発がん性〉

国際がん研究機関の発がん性リスク一覧では，ベンゾ［a］ピレンはグループ1（ヒトに対する発がん性が認められる），ベンゾ［a］アントラセン，ベンゾ［b］フルオランテンおよびクリセンはグループ2B（ヒトに対する発がん性が疑われる）に分類されている。発がん性が明確になっているベンゾ［a］ピレンの場合，発がん性を示すのはベンゾ

| **図11-9** | **ベンゾ［a］ピレンジオール
エポキシドの構造**

［a］ピレンそのものではなく，ベンゾ［a］ピレンが体内の酵素作用を受けて生成する
ベンゾ［a］ピレンジオールエポキシド（図11-9）である。

### 〈食品中のPAH規制〉

　JECFA（FAO/WHO合同食品添加物専門家会議）は，ベンゾ［a］ピレンの暴露マー
ジン（化学物質の毒性評価値に対してヒトの摂取量がどの程度離れているかを示す指
標）を，平均摂取群（4 ng/kg/日）で25,000，高摂取群（10 ng/kg/日）で10,000
と見積もり，PAHによる健康影響は低いとしている。そのため日本では，今のところ
PAHを規制する動きはない。しかし，EUは食用油脂，くん製など，カナダはオリー
ブポーマスオイル，韓国は食用油脂，くん製魚介類など，中国は食用油脂を対象にし，
ベンゾ［a］ピレンの基準値を設定している。EUではベンゾ［a］ピレンの基準値のほか
に，4種PAH（ベンゾ［a］ピレン，ベンゾ［a］アントラセン，ベンゾ［b］フルオランテ
ン，クリセン）の総量に対しても基準値が設定されている。参考までにEUの基準値
の一部を表11-7に示す。

|表**11-7**| **食品中のPAHに対するEUの基準値**(抜粋)

| 食品 | 基準値(μg/kg) | |
|---|---|---|
| | ベンゾ[a]ピレン | 4種PAHの総量 |
| 食用油脂(カカオバターおよびココナッツ油を除く) | 2 | 10 |
| カカオ豆およびその加工食品 | 2 | 30 |
| 畜肉のくん製およびその加工品 | 2 | 12 |
| 魚介類のくん製およびその加工品 | 2 | 12 |

### ✅ POINT!

□ 多環芳香族炭化水素（PAH）は，置換基やヘテロ原子を含まない芳香環が縮合した炭化
水素の総称である。

□ PAHは，コールタール，自動車の排気ガス，タバコの煙，こげた肉（焼肉，焼鳥，焼
魚），肉のくん製品，植物油などに含まれる。

□ PAHのうち，ベンゾ［a］ピレンについて発がん性が確認されているし，その他のPAHも
発がん性が疑われている。

**類題 11-10**　多環芳香族炭化水素（PAH）に関する記述である。正しいものを2つ選べ。

① PAHのなかには複素環をもつものもある。

② PAHはタバコの煙に多く含まれる。

③ PAHは生鮮食品にはほとんど含まれない。

④ PAHは焼肉に多く含まれるが，焼魚には含まれない。

⑤ PAHは，食品の加熱調理中にメイラード反応によって増加する。

【例題11-9】の解答 ①

【類題11-9】の解答 ④

Section
11-11
# 発がん物質③
## ──ヘテロサイクリックアミン

**例題11-11** ヘテロサイクリックアミン（HCA）に関する記述である。正しいものを1つ選べ。

① HCAは少なくとも1つの複素環を含む。
② HCAはデンプン系の食品を加熱した場合に生成される。
③ HCAは神経毒性を示す。
④ ベンゾ［a］ピレンはHCAの一種である。
⑤ 食品中のHCAについては規制値が設けられている。

## 解説

〈ヘテロサイクリックアミンとは〉

　ヘテロサイクリックアミン（heterocyclic amine；HCA）は，少なくとも1つの複素環を含み，かつ少なくとも1つのアミノ基を含む化学物質で，150℃以上の高温で調理した肉類（畜肉および魚），特に焼けこげ中にみられる。アミノ酸の加熱反応，またはアミノ酸とクレアチン，クレアチニン，糖の加熱反応によって生成する。

〈HCAの発がん性〉

　これまでに20種以上のHCAが知られているが，そのうち表11-8に示す10種（このうちの主な5種については化学構造を図11-10に示す）は，ラットやマウスの肝臓，大腸，乳腺，前立腺などにがんを誘発することが明らかにされている。国際がん研究機関は，IQをグループ2A（ヒトに対する発がん性がおそらくある）に，その他の9種をグループ2B（ヒトに対する発がん性が疑われる）に分類している。発がん性を示すのはHCAそのものではない。シトクロムP450によるN-水酸化（R-NHOH），それに続くN-アセチルトランスフェラーゼによるアセチル化によって生成するN-ア

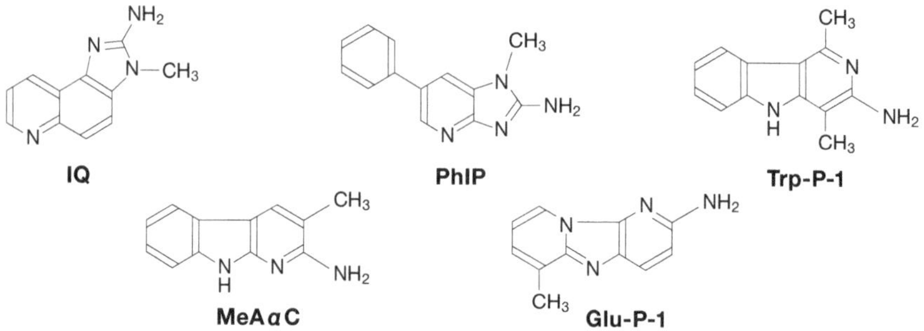

図11-10 主な発がん性ヘテロサイクリックアミン（HCA）の構造

| 表 **11-8** | 発がん性のあるヘテロサイクリックアミン（HCA） | |

| 略称 | 正式名称 | 発がん性 |
|---|---|---|
| IQ | 2-アミノ-3-メチルイミダゾ［4, 5-f］キノリン | 2A |
| MeIQ | 2-アミノ-3, 4-ジメチルイミダゾ［4, 5-f］キノリン | 2B |
| MeIQx | 2-アミノ-3, 8-ジメチルイミダゾ［4, 5-f］キノキサリン | 2B |
| PhIP | 2-アミノ-1-メチル-6-フェニルイミダゾ［4, 5-b］ピリジン | 2B |
| Trp-P-1 | 3-アミノ-1, 4-ジメチル-5H-ピリド［4, 3-b］インドール | 2B |
| Trp-P-2 | 3-アミノ-1-メチル-5H-ピリド［4, 3-b］インドール | 2B |
| AαC | 2-アミノ-9H-ピリド［2, 3-b］インドール | 2B |
| MeAαC | 2-アミノ-3-メチル-9H-ピリド［2, 3-b］インドール | 2B |
| Glu-P-1 | 2-アミノ-6-メチルジピリド［1, 2-a:3′, 2′-d］イミダゾール | 2B |
| Glu-P-2 | 2-アミノジピリド［1, 2-a:3′, 2′-d］イミダゾール | 2B |

セトキシ体（R–NHOCOCH$_3$）が発がん性を示す本体である。

〈食品中のHCA含量〉

　HCAの食品中の含量は一般に0.1～数 ng/g と極めて低く，一日当たりの総摂取量も 0.4～16 μg と微量である。ただし，直火でこげ目が入るほど強く加熱調理した肉や魚の場合，HCA含量は数十 ng/g とかなり高くなることがある。肉や魚の焼けこげには，HCAのほかにも発がん性を示す多環芳香族炭化水素（PAH, Section 11-10参照）が多く含まれているので，こげた部分を無理に摂取することは避けたほうがよいであろう。

---

**☑ POINT!**

□ ヘテロサイクリックアミン（HCA）は，少なくとも1つの複素環を含み，かつ少なくとも1つのアミノ基を含む化学物質である。

□ HCAは，高温で調理した畜肉や魚（特に焼けこげ）に多く含まれる。

□ HCAは，アミノ酸の加熱反応，またはアミノ酸とクレアチン，クレアチニン，糖の加熱反応によって生成する。

□ HCAの多くは発がん性を示す。

---

**類題 11-11**　ヘテロサイクリックアミン（HCA）に関する記述である。誤っているものを1つ選べ。

① HCAは少なくとも1つのアミノ基を含む。

② HCAは畜肉や魚の焼けこげ中に多く含まれる。

③ HCAはタバコの煙にも多く含まれる。

④ Trp-P-1はトリプトファンの加熱によって生成する。

⑤ HCAの多くは発がん性を示す。

〔例題11-10の解答〕⑤

〔類題11-10の解答〕②・③

発がん物質 ④ ——アクリルアミド，ホルムアルデヒド，トリハロメタン

### 例題 11-12 　有害化学物質に関する記述である。正しいものを1つ選べ。

① アクリルアミドは食品中で酵素的褐変反応によって生成する。

② アクリルアミドよりその重合体であるポリアクリルアミドのほうが強い毒性を示す。

③ ホルムアルデヒドの水溶液をホルマリンという。

④ ホルムアルデヒドは食品添加物（保存料）として使用されている。

⑤ トリハロメタンは水道水のカルキ臭の原因物質である。

### 解説

　アクリルアミド，ホルムアルデヒドおよびトリハロメタンの発がん性について，国際がん研究機関による分類を表11-9にまとめて示す。

〈アクリルアミド〉

　アクリルアミド（$CH_2=CHCONH_2$）の重合反応により生成するポリアクリルアミド（水溶性合成樹脂）は，電気泳動用のゲルとして研究で広く使用されているほか，廃水処理用の凝集剤，接着剤，染料などに用いられている。しかし，アクリルアミドそのものは神経毒性，肝臓毒性，発がん性を有している。

　アクリルアミドは食品原料には含まれていないが，高温加熱中にアスパラギンとグルコースなどの糖類とのメイラード反応によって生成すると推定されている。高温で加熱製造したポテトチップス，フレンチフライ，ビスケットなどのアクリルアミド含量は高い（〜3,500 $\mu g/kg$）。食品原料にアスパラギンがなければアクリルアミドは生成しないので，遺伝子組換え技術によってつくられたアスパラギナーゼが，2014年11月に食品添加物（食品加工の際のアクリルアミド生成を抑制する製造用剤）として指定されている。

表11-9│アクリルアミド，ホルムアルデヒドおよびトリハロメタンの発がん性

| 化合物 | | 発がん性（国際がん研究機関） |
|---|---|---|
| アクリルアミド | | 2A（ヒトに対する発がん性がおそらくある） |
| ホルムアルデヒド | | 1（ヒトに対する発がん性が認められる） |
| トリハロメタン | クロロホルム | 2B（ヒトに対する発がん性が疑われる） |
| | ブロモジクロロメタン | |
| | ジブロモクロロメタン | 3（ヒトに対する発がん性を分類できない） |
| | ブロモホルム | |

〈ホルムアルデヒド〉

　ホルムアルデヒド（HCHO）は刺激臭のある無色の気体で，皮膚や目，呼吸器系などに炎症を引き起こすだけではなく，発がん性もある。ホルムアルデヒドは熱硬化性樹脂（Section 11-13参照）の原材料として用いられているほか，その水溶液（ホルマリン）は防腐力が強いので，生物標本の保存の目的で広く使用されている。また，建築材料の合板，壁紙，家具の接着剤などに使われているため，シックハウス症候群の原因物質のひとつとしても知られている。

　ホルムアルデヒド含量は，タラ（〜0.31 mg/g）やシイタケ（生シイタケで〜0.36 mg/g）で非常に高いことが知られている。しかし，ホルムアルデヒドのTDI（耐容一日摂取量）0.15 mg/kg/日，シイタケの一日平均摂取量4.7 g/人，国民平均体重53.3 kgから，ホルムアルデヒド含量0.36 mg/gの生シイタケを食べてもTDI占有率は21.2%であるので，健康影響はないと見積もられている。

〈トリハロメタン〉

　トリハロメタン（CHX$_3$）は，メタンを構成する4つの水素原子のうち3つがハロゲン原子で置換されたものの総称で，発がん性が懸念されているものがある。水道水の塩素消毒の際，塩素と水中の有機物（植物のセルロースなどが酸化される過程で生じるフミン質）との反応で生じる。クロロホルム（CHCl$_3$），ブロモジクロロメタン（CHBrCl$_2$），ジブロモクロロメタン（CHBr$_2$Cl）およびブロモホルム（CHBr$_3$）の4種類のトリハロメタンが，水道水の水質基準項目になっている。

---

### ☑ POINT!

☐ アクリルアミド，ホルムアルデヒド，トリハロメタンは，いずれも発がん性が確認または懸念されている

☐ アクリルアミドは，アスパラギンと糖類のメイラード反応によって生成すると考えられ，高温で加熱して製造した食品に高濃度に検出される。

☐ ホルムアルデヒドはタラやシイタケに高濃度に含まれるが，健康影響はないと考えられている。

☐ トリハロメタンは，水道水の塩素消毒の際に副産物として生成される。

---

### 類題 11-12　有害化学物質に関する記述である。誤っているものを1つ選べ。

① アクリルアミドの重合体であるポリアクリルアミドは，電気泳動用のゲルとして広く用いられている。

② アクリルアミドはアスパラギンと糖類のメイラード反応によって生成する。

③ ホルムアルデヒドはシックハウス症候群の原因物質のひとつである。

④ ホルムアルデヒドは食肉に高濃度に含まれている。

⑤ トリハロメタンは水道水の塩素消毒の際，塩素と有機物の反応によって生成する。

【例題11-11】の解答　①

【類題11-11】の解答　③

## Section 11-13　器具・容器包装

### 例題 11-13　食品の器具・容器包装に関する記述である。正しいものを1つ選べ。

① 器具・容器包装は食品衛生法の対象外である。
② 茶碗やはしは容器包装に該当する。
③ 器具・容器包装の材質については，特に規格は定められていない。
④ 器具・容器包装からの有害物質の溶出については規格が定められている。
⑤ 加熱するとやわらかくなり，冷やすとかたくなる樹脂を熱硬化性樹脂という。

### 解説 ▶

　食品衛生法が食品と添加物を対象としていることはすぐに思い浮かぶが，器具や容器包装については忘れがちになる。器具と容器包装も食品衛生法の重要な対象であることを確認しておきたい。

〈器具・容器包装とは〉

　食品衛生法では，器具は「飲食器，割ぽう具その他食品又は添加物の採取，製造，加工，調理，貯蔵，運搬，陳列，授受又は摂取の用に供され，かつ，食品又は添加物に直接接触する機械，器具その他の物をいう。」（第4条第4項），容器包装は「食品又は添加物を入れ，又は包んでいる物で，食品又は添加物を授受する場合そのままで引き渡すものをいう。」（第4条第5項）と定義されている。具体的にいうと，器具とはスプーン，しゃもじ，はし，茶碗，皿，鍋，手袋，ベルトコンベア，食品製造機器など，容器包装とは缶，びん，チューブ，ラップフィルム，アルミホイルなどである。

〈器具・容器包装の材質〉

　器具・容器包装の材質は多様で，金属（鉄，アルミニウム，銅，鉛，ステンレスなど），ガラス，陶磁器（素焼きにうわ薬を塗って焼いたもの），ほうろう（金属にうわ薬を塗って焼いたもの），ゴム，合成樹脂（プラスチック）などがある。なかでも合成樹脂は，軽くて安価であるため非常に広く用いられている。合成樹脂は熱可塑性樹脂と熱硬化性樹脂に大別される。熱可塑性樹脂は，加熱するとやわらかくなり冷却すると再び硬化する樹脂で，再成形が可能である。それに対して熱硬化性樹脂は，加熱して硬化する樹脂で，再成形することができない。容器包装に用いられている主な合成樹脂と原材料・用途を表11-10に示す。なお，2018年の食品衛生法の大幅改正の際に，合成樹脂製の器具・容器包装の原材料，添加物等については，国際整合性を確保するためにポジティブリスト制度が導入された（施行は2020年6月1日）。

〈器具・容器包装の規格基準〉

　器具・容器包装は食品と接触しているため，有毒または有害な物質が含まれている

と食品に移行し，人の健康を損なうおそれがある。そこで器具・容器包装については，原材料一般の規格（例えば，化学的合成品の着色料は指定添加物に限る），原材料の材質別規格（例えば，ポリカーボネートからのビスフェノールAの溶出は溶出試験において2.5 μg/mL以下であること），用途別規格および製造基準が設けられている。

| 表 **11-10** | 容器包装に用いられている主な合成樹脂と原材料・用途

| | 種類 | 原材料 | 主な用途 |
|---|---|---|---|
| 熱可塑性樹脂 | ポリエチレン | エチレン | 食品用袋 |
| | ポリエチレンテレフタレート | テレフタル酸, エチレングリコール | ペットボトル |
| | ポリ塩化ビニル | クロロエチレン | 食品用ラップフィルム |
| | ポリカーボネート | ビスフェノールA, ホスゲン | 給食食器 |
| | ポリスチレン | スチレン | 食品用トレイ |
| 熱硬化性樹脂 | フェノール樹脂 | フェノール, ホルムアルデヒド | 汁椀 |
| | メラミン樹脂 | メラミン, ホルムアルデヒド | 食器 |
| | 尿素樹脂(ユリア樹脂) | 尿素, ホルムアルデヒド | 食器 |

✓ **POINT!**

☐ 器具とは，食品または添加物の採取，製造，調理などに用いられ，食品または添加物に直接接触するものをいう。

☐ 容器包装とは，食品または添加物を入れたり包んでいるもので，食品または添加物をそのままで引き渡すものをいう。

☐ 合成樹脂（プラスチック）製の器具・容器包装の原材料や添加剤には，ポジティブリスト制度が適用されている。

☐ 器具・容器包装の材質中にある物質が一定量以上含まれてはならないという材質規格と，食品中に一定量以上溶出してはならないという溶出規格が設けられている。

**類題 11-13**　食品の器具・容器包装に関する記述である。正しいものを1つ選べ。

① 合成樹脂製の器具・容器包装の原材料には，ネガティブリスト制度が適用されている。

② 樹脂には天然樹脂と合成樹脂があり，食品の器具・容器包装に用いられているのは主として天然樹脂である。

③ ポリエチレンは熱硬化性樹脂の一種である。

④ フェノール樹脂，尿素樹脂，メラミン樹脂の共通の原料として，エチレンが用いられている。

⑤ ビスフェノールAはポリカーボネートの原料で，溶出規格が定められている。

【例題 11-12】の解答 ③

【類題 11-12】の解答 ④

## Section 11-14 内分泌撹乱化学物質

例題11-14 内分泌撹乱化学物質に関する記述である。正しいものを1つ選べ。

① メチル水銀は代表的な内分泌撹乱化学物質である。

② イボニシのインポセックス（雌に雄の生殖器が形成される現象）は，ダイオキシンが原因であると考えられている。

③ 内分泌撹乱化学物質は，すべて女性ホルモン様作用を示す。

④ 内分泌撹乱化学物質は，すべてホルモンレセプターに結合する。

⑤ 内分泌撹乱化学物質のリストは1998年に作成されたが，その後，削除されている。

### 解説

〈内分泌撹乱化学物質とは〉

内分泌撹乱化学物質（外因性内分泌撹乱化学物質，内分泌撹乱物質ともいう）とは，"内分泌系に影響を及ぼすことにより，生体に障害や有害な影響を引き起こす外因性の化学物質"と定義されている（2003年5月政府見解）。一般には"環境ホルモン"という名前で知られている。シーア・コルボーンらの著書『奪われし未来（Our Stolen Future）』（1996年刊行）において，内分泌撹乱化学物質の環境汚染に伴う野生動物への影響，ひいては人への影響の可能性が指摘され，それ以来，内分泌撹乱化学物質は大きな関心を集めてきた。表11-11には，内分泌撹乱化学物質の野生動物への影響例をいくつか示す。

〈内分泌撹乱化学物質の種類〉

1998年5月に環境庁（現環境省）が発表した「環境ホルモン戦略計画 SPEED '98」のなかに，内分泌撹乱作用を有することが疑われる化学物質として67物質群がリストされた（2000年11月に65物質群に改訂された）。有機塩素系農薬（DDT，アルドリンなど），有機

表11-11 内分泌撹乱化学物質の野生動物への影響

| 動物 | | 場所 | 影響 | 原因物質<br>（推定を含む） |
|---|---|---|---|---|
| 哺乳類 | フロリダヒョウ | 米国フロリダ州 | 精子数の減少 | エストロゲン様作用を示す農薬 |
| | ゼニガタアザラシ | ワーデン海<br>（オランダ） | 個体数の減少，免疫機能の低下 | PCB |
| 鳥類 | セグロカモメ | 北米五大湖 | 雌性化，甲状腺腫瘍 | DDT |
| は虫類 | ワニ | アポプカ湖<br>（米国フロリダ州） | ペニスの萎縮，卵のふ化率低下，個体数減少 | 有機塩素系農薬 |
| 魚類 | サケ類 | 北米五大湖 | 甲状腺の過形成，雄の二次性徴欠如 | 不明 |
| 貝類 | イボニシ | 日本沿岸 | 雄性化，個体数の減少 | 有機スズ化合物 |

塩素系環境汚染物質 (PCB, ダイオキシンなど), ポリカーボネート樹脂の原料であるビスフェノールA, プラスチック可塑剤に使用されているフタル酸エステル, 船底塗料および漁網の防腐剤に使用されてきた有機スズ化合物 (トリブチルスズ, トリフェニルスズ) などが含まれていたが, その後の調査研究により, リストされた多くの物質は哺乳類に対しては有意なホルモン様作用を示さないことが判明した。そのため,「化学物質の内分泌攪乱作用に関する環境省の今後の方針について-ExTEND2005-」(2005年3月) においてリストは削除されたが,「化学物質の内分泌攪乱作用に関する今後の対応-ExTEND2010-」(2010年7月) および「同-ExTEND2016-」(2016年6月) に基づき, 環境リスクの評価・管理をめざして化学物質の内分泌攪乱作用に関する研究は継続している。

〈内分泌攪乱化学物質の作用機構〉

　内分泌攪乱化学物質の主な作用機構として, 次の3つが考えられる。

① 生体ホルモンのレセプターと結合することによってホルモンと類似の作用を示す。DDT, PCB, ビスフェノールA, フタル酸エステル類などが該当し, エストロゲン (女性ホルモン) レセプターと結合してエストロゲン様作用を示す。

② 生体ホルモンのレセプターと結合することによってホルモンの作用を妨害する。DDE(DDTの代謝物) やビンクロゾリン (有機塩素系農薬) などが該当し, アンドロゲン (男性ホルモン) レセプターに結合してアンドロゲン作用を阻害する。

③ 生体ホルモンのレセプター以外のレセプターと結合し, 間接的にホルモン作用に影響を与える。代表例はダイオキシンで, アリルハイドロカーボンレセプター (Ahレセプターとかダイオキシンレセプターと呼ばれる) と結合し, 間接的にエストロゲン作用に影響を与える。

**✓ POINT!**

☐ 内分泌攪乱化学物質は, ホルモン様作用を示す, またはホルモン作用を妨害することにより, 生体に障害や有害な影響を引き起こす外因性の化学物質である。

☐ 内分泌攪乱化学物質は, 世界各地で野生動物へ悪影響を与えている。

☐ 内分泌攪乱化学物質のリストが作成されたが, 多くの物質は哺乳類に対して有意なホルモン様作用を示さないことが判明したため, リストは削除されている。

**類題 11-14**　次の化学物質のうち, 内分泌攪乱化学物質と考えられていないものを1つ選べ。

① PCB

② アルセノベタイン

③ ダイオキシン

④ トリブチルスズ

⑤ ビスフェノールA

【例題11-13の解答】④　【類題11-13の解答】⑤

### 総合問題 11-1　有害化学物質に関する記述である。正しいものを1つ選べ。

① 牛海綿状脳症（BSE）の原因物質と考えられている異常プリオンタンパク質は，加熱に対して不安定である。

② 水俣病の原因物質は無機水銀である。

③ ダイオキシンの主な摂取源は食肉である。

④ 放射性物質が体内で代謝を受けて半分に減少する時間を，生物学的半減期という。

⑤ 水道水に検出されるトリハロメタンは，アンモニアと有機物が反応して生成する。

### 総合問題 11-2　有毒・有害化学物質に関する記述である。正しいものを1つ選べ。

① 脂質の酸化の開始反応は，飽和脂肪酸からのフリーラジカルの生成である。

② トリカブトの毒成分は青酸配糖体である。

③ アレルギー様食中毒の原因物質はヒスチジンである。

④ ホルムアルデヒドは，タラやシイタケに高濃度に含まれている。

⑤ 魚介類に含まれるヒ素の大部分は，毒性の低い無機態である。

### 総合問題 11-3　有毒・有害化学物質に関する記述である。正しいものを1つ選べ。

① 放射性ヨウ素は甲状腺に蓄積しやすい。

② フグ毒テトロドトキシンは，カルシウムチャネルをブロックする神経毒である。

③ シス脂肪酸は，動脈硬化などによる虚血性心疾患のリスクを高める。

④ イタイイタイ病は，魚介類に蓄積されたカドミウムが原因で発生した。

⑤ ダイオキシンは有機フッ素系化合物である。

### 総合問題 11-4　発がん物質に関する記述である。正しいものを1つ選べ。

① アクリルアミドは，食品の高温加熱中にアミノ酸の分解反応によって生成する。

② 赤カビ毒として知られているアフラトキシンは，肝臓がんを引き起こす。

③ ソテツの発がん物質としてプタキロシドが知られている。

④ 二級アミンと亜硝酸の反応によりヘテロサイクリックアミンが生成する。

⑤ こげた食べ物（焼き肉や焼き魚）にはベンゾ[a]ピレンが多く含まれている。

### 総合問題 11-5　食品表示に関する記述である。正しいものを1つ選べ。

① 食品添加物は物質名で表示するのが原則であるが，加工助剤は一括名の表示でよい。

② 遺伝子組換え大豆からつくった醤油は，遺伝子組換えである旨の表示をしなければならない。

③ 遺伝子組換え菜種からつくった菜種油は，遺伝子組換えである旨の表示をしなくてもよい。

④ 大豆は，アレルギー表示が義務づけられている特定原材料のひとつである。

⑤ アレルギー表示制度の卵には魚卵も含まれている。

**総合問題11-6** ある保育所で，入所園児55人に給食（昼食）を提供したところ，食後20分〜1時間で，多数の園児がアレルギー症状（顔面紅潮，じんましん，頭痛など）を訴えた（提供食品，摂取状況および発症状況は表のとおり）。なお，発症してから6〜8時間程度でほとんどの園児は回復した。本事例に該当する最も適切なものを①〜⑤のうちから1つ選べ。

| 提供食品名 | 摂取あり | | 摂取なし | |
|---|---|---|---|---|
| | 発症(人) | 未発症(人) | 発症(人) | 未発症(人) |
| マグロステーキ | 24 | 30 | 0 | 1 |
| 冷や奴 | 23 | 29 | 1 | 2 |
| トマトとレタスのサラダ | 22 | 28 | 2 | 3 |
| ワカメのみそ汁 | 22 | 29 | 2 | 2 |

① アニサキス症
② アレルギー様食中毒
③ 黄色ブドウ球菌による食中毒
④ 食物アレルギー
⑤ 腸炎ビブリオによる食中毒

**総合問題11-7** 有害化学物質とそれに関係が深い食品との組み合わせである。正しいものを1つ選べ。

① 異常プリオンタンパク質………豚肉
② ダイオキシン………………………野菜
③ デオキシニバレノール…………米
④ ホルムアルデヒド………………貝類
⑤ 無機ヒ素……………………………ヒジキ

**総合問題11-8** 有毒・有害化学物質とそれに関係が深い言葉との組み合わせである。誤っているものを1つ選べ。

① PCB………………………………イタイイタイ病
② シガトキシン……………………ドライアイス・センセーション
③ トリハロメタン…………………塩素消毒
④ トリブチルスズ…………………船底塗料
⑤ N-ニトロソアミン………………発色剤

**総合問題11-9** 有毒・有害化学物質と疾病との組み合わせである。正しいものを1つ選べ。

① アフラトキシン…………………膀胱がん
② カドミウム………………………貧血
③ ドウモイ酸………………………記憶障害
④ トランス脂肪酸…………………糖尿病
⑤ 放射性ヨウ素……………………肝臓がん

［例題11-14］の解答⑤ ［類題11-14］の解答②

【総合問題11-6】の解答 ②

【総合問題11-7】の解答 ⑤

【総合問題11-8】の解答 ①

【総合問題11-9】の解答 ③

【総合問題11-1】の解答 ④

【総合問題11-2】の解答 ④

【総合問題11-3】の解答 ①

【総合問題11-4】の解答 ⑤

【総合問題11-5】の解答 ③

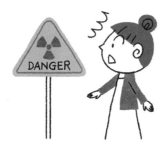

# Chapter 12

# HACCPシステム

### このChapterで学ぶこと

　HACCPは1960年代に宇宙食の安全性を確保するために，アメリカで開発された方法である。原料の生産から最終製品の消費に至るまでの各段階で起こりうる危害を想定し，それを防除するために必須の対策を立て，それを実行することで危害の発生を未然に防ぐという食品衛生管理方式である。ここでは，HACCPとその前提となる一般的衛生管理事項（PRP）について学び，さらにISO 22000など，HACCPを含む食品衛生管理の国際規格についても学ぶ。

### 対策

　HACCPは日本では危害要因分析重要管理点と訳されている。食品衛生法（1995年）ではその考え方が「総合衛生管理製造過程」の承認制度として導入されたが，2018年の食品衛生法改正によって，HACCPは制度化（義務化）されていることを理解したい。HACCPとPRPの関係，HACCPとISO 22000の違い，HAやCCP，PRPの日本語訳と意味はよく出題される。今後はHACCP導入の義務化についての出題も増えるであろう。

**例題12-1**　HACCPに関する記述である。誤っているものを2つ選べ。

① 日本語では，危害要因分析重要管理点と呼ばれる。

② HACCPの対象となる危害には，生物学的，化学的，物理的な危害がある。

③ HACCPの対象となる品目は，日本では食品衛生法で製造加工基準が決められている6品目に限定される。

④ 日本では，HACCPはすべての食品事業者に対して導入が義務化されている。

⑤ HACCPを導入した加工場では，一般的衛生管理プログラムは行わなくてもよい。

**解説**

〈**HACCPとは**〉

HACCP とは Hazard Analysis and Critical Control Point の略称で，「（食品の）危害要因分析重要管理点（監視）」方式と訳されている。ここでいう危害とは，健康に害を及ぼすおそれのある生物学的，化学的または物理的な要因（表12-1）である。このうちHACCPが最も有効なのは生物的要因（食中毒微生物，腐敗細菌）に対してである。また重要管理点とは一連の工程のうち，最終製品の安全確保のために管理が必須の工程のことであり，HACCPではこの項目を重点的に管理する。

近年，欧米先進国では，衛生上の各種の危害を防止するためにコーデックスが推奨しているHACCPシステムの導入が積極的に進められており，すでに義務化している国も多い。日本では1995年に食品衛生法が改正され，HACCPの考え方が「総合衛生管理製造過程」の承認制度として導入された。この制度の対象食品は，食品衛生法で製造加工の基準が設けられている乳，乳製品，食肉製品，魚肉ねり製品など6業種に

|表**12-1**| **HACCPで対象とする危害要因**

| | |
|---|---|
| **生物学的要因** | 食中毒細菌：サルモネラ，腸炎ビブリオ，カンピロバクター，病原大腸菌，ブドウ球菌，ボツリヌス菌，ウエルシュ菌，セレウス菌，リステリア，赤痢菌，ヒスタミン産生菌など |
| | ウイルス：ノロウイルス，A型肝炎ウイルス，E型肝炎ウイルスなど |
| | 寄生虫：アニサキス，クドア，サルコシスティスなど |
| | その他：マイコトキシン産生菌，腐敗細菌，高度のカビ・酵母汚染など |
| **化学的要因** | 化学物質：ヒスタミン，重金属，残留農薬，残留抗生（抗菌）物質，PCBなど |
| | 自然毒：マリントキシン，毒草，毒キノコなど |
| | 特定原材料：アレルギー物質 |
| **物理的要因** | 危険な異物：金属片，ガラス片など |

| 表**12**-**2** | **HACCPの7原則と12手順** |

| 手順1 | HACCPチームの編成：HACCPシステムを作成するには，まず製品について専門的な知識や技術を有する者でHACCPチームを編成する。 |
|---|---|
| 手順2 | 製品の記述：HACCPを適用しようとする製品について，原材料，製品の特性，製造加工法，保存流通方式，製品の安全性確保に関する情報を記述する。 |
| 手順3 | 意図する用途の確認および使用法：対象製品はどのように使用するのか，どのような人が消費するのかを確認する。 |
| 手順4 | フローダイヤグラムの作成：製品の原材料受け入れから出荷までの作業工程を記したフローダイヤグラムを作成する。 |
| 手順5 | フローダイヤグラムの現場確認：フローダイヤグラムが現場の実状を示しているかどうかを，実際の作業現場で作業中に確認し，実状と異なれば修正する。 |
| 手順6<br>（原則1） | 危害要因分析：原材料の生産から加工，流通に至るすべての工程について発生しうるすべての危害原因物質をリストアップし，それらの発生要因および制御のための防止措置を明らかにする。 |
| 手順7<br>（原則2） | 重要管理点の決定：フローダイヤグラムの各段階において，食品衛生上の問題発生が起こらないところまで危害の原因物質をコントロール（除去または低減）できる手順，作業段階を重要管理点（CCP）と決定する。 |
| 手順8<br>（原則3） | 管理基準の確立：CCPごとに危害制御のための管理基準を設定する。管理基準には温度-時間，水分活性，pH，食塩濃度，官能的所見などが用いられる。 |
| 手順9<br>（原則4） | モニタリング方法の確立：管理基準が許容範囲内にあることを測定または観察する方法を設定する。 |
| 手順10<br>（原則5） | 管理基準逸脱時の措置の確立：逸脱が生じたとき，工程に対して誰がどのような是正措置をとるのか，逸脱した製品の処置（廃棄など）はどのようにするのかなどを明記しておく。 |
| 手順11<br>（原則6） | 検証方法の確立：HACCPが計画通り機能しているか，また有効に機能しているかの検証方法を決めておく。 |
| 手順12<br>（原則7） | 記録の保管システムの確立：上記のチェック，検証，措置などを文書化して保管する方法を決めておく。 |

限られたもので，またその導入は各食品企業の自主判断に任されてきたが，近年の食品流通の国際化や，東京オリンピック・パラリンピックの開催などを見据えて，食品衛生管理のさらなる向上とその水準が国際的にも遜色がないことを示していく必要があることなどから，2018年に食品衛生法の一部が改正され，HACCPに沿った衛生管理の制度化（義務化）が2020年6月から（1年間の経過措置期間を経て）施行された。今回の制度化では，原則としてすべての食品等事業者がHACCP導入の対象となるが，小規模営業者などではいきなりHACCPに基づいた導入は困難なことから，次のように2つのカテゴリーに分けて衛生管理計画を作成することになる。

① 大規模事業者，屠畜場，食鳥処理場を対象とした「HACCPに基づく衛生管理」：
コーデックスのHACCP 7原則に基づき，食品等事業者自らが，使用する原材料

や製造方法などに応じ，衛生管理計画を作成し，管理を行う。

② 小規模な営業者などを対象とした「HACCPの考え方を取り入れた衛生管理」：業界団体が作成する手引書を参考に，簡略化されたアプローチで衛生管理を行う。

なお，これらの制度は，認証・承認制度ではなく，保健所等が営業許可の更新時や立入検査等の際に，事業者等の実施状況について監視指導を行うしくみになっている。

### 〈従来の衛生管理方式との違い〉

HACCPシステムは，従来のように最終製品の抜きとり的な微生物学的または物理・化学的検査に基づいて衛生管理を行うのではなく，表12-2に示す原則1〜7の7原則に沿って，食品の原材料の生産から最終製品の消費に至るまでの段階ごとに発生するおそれのある危害要因（例えば腸炎ビブリオ食中毒，ボツリヌス食中毒など）とその発生原因（室温放置，殺菌不足など）をあらかじめ分析し，それを防除するために必須な対策（低温保持，十分な殺菌など）を立て，これがいつも守られていることを監視（温度モニタリングなど），記録することにより，危害の発生を未然に防止する科学的な衛生管理システムである。

従来の衛生管理では最終製品から抜きとったサンプルに対する微生物学または物理・化学的検査が主体であったが，これでは万一問題が明らかになっても，その時点では製品はすでに流通しており，後の祭りということがありえた。また少数のサンプリングだけではすべての製品が安全であるという保障はえがたい。HACCPシステムでは，段階ごとに迅速に結果の得られる管理項目を設定し，その監視結果に基づいて管理するため，製品の出荷時点までにすべての結果が管理責任者の手元で掌握でき，管理項目に問題が生じたときには遅くとも出荷前に対応できるという利点がある。

### 〈HACCPの7原則と12手順〉

食品加工場などでHACCPを導入するには，施設・製品ごとに表12-2の7原則を組み込んだHACCPプランを構築しなければならない。表12-2に挙げるコーデックスの12手順のうち，手順1〜5は7原則（手順6〜12）に基づいたHACCPプランをつくり上げるための準備段階である。

### 〈一般的衛生管理プログラム〉

HACCPが効率よく機能するためには，生産現場および加工場の環境や施設設備の衛生管理，従業員の教育訓練および健康調査というような衛生管理

| 表12-3 | 一般的衛生管理プログラムの主な内容 |
|---|---|
| 1 | 施設・設備の衛生管理 |
| 2 | 施設・設備，機械・器具の保守管理 |
| 3 | 鼠族・昆虫の防除 |
| 4 | 使用水の衛生管理 |
| 5 | 排水および廃棄物の衛生管理 |
| 6 | 従事者の衛生管理 |
| 7 | 従事者の衛生教育 |
| 8 | 食品などの衛生的とり扱い |
| 9 | 製品の回収プログラム |
| 10 | 試験・検査に用いる設備などの保守管理 |

が十分行われていることが必要であり，それによって製造環境からの微生物汚染を事前に防止することができ，製造工程中の重要管理点（CCP）の数を絞り込んで食品自体のCCPのコントロールに注意を集中することができる。HACCPシステムの導入にあたってあらかじめ整備しておくべき衛生管理項目（表12-3）は一般的衛生管理プログラム（prerequisite program；PPまたはPRP）と呼ばれる。一般的衛生管理プログラムでは，あらかじめ標準作業手順書（standard sanitation operation procedure；SSOP）を作成しておき，これに基づいて日常の衛生管理を適切に行う。

〈**HACCP導入のメリット**〉

　HACCPを導入するメリットとして，厚生労働省のパンフレットでは次のようなことが一例として記されている。①クレームやロス率が下がり，品質のばらつきが少なくなる。②取引先からの評価が上がる。③衛生管理のポイントを明確にして記録も残すことで，従業員の経験や勘に頼らない安定した安全な製品がつくれるようになる。④工程ごとに確認すべきことが明確になる。⑤従業員のモチベーションが上がり，現場の状況が把握しやすくなる。

　また，HACCPに沿った衛生管理を導入済みないし導入を検討中の企業（1,169社）についてのアンケート結果でも，その効果または期待する効果として，品質・安全性の向上（82.4%），従業員の 意識の向上（65.9%），企業の信用度やイメージの向上（48.9%），クレームの減少（44.5%），製品イメージの向上（30.6%），事故対策コストの削減（27.7%）などが挙げられている。

---

### ✅ POINT!

- □ HACCPとは Hazard Analysis and Critical Control Point の略称で，「危害要因分析重要管理点（監視）」方式と訳されている。
- □ 危害とは，健康に害を及ぼすおそれのある生物学的，化学的または物理的な要因である。
- □ まず製品・ラインごとにコーデックスの7原則を組み込んだHACCPプランを構築し，そこで決めた重要管理点を監視・記録することがHACCPの要点である。
- □ HACCPの導入にあたって，一般的衛生管理プログラムの整備が必要である。

---

**類題12-1**　HACCPに関する記述である。正しいものを1つ選べ。

① 異物混入はHACCPの対象とはしない。
② 日本では，小規模食品事業者に対しては衛生管理計画の作成が免除されている。
③ HACCPとは Hazard Analysis and Clinical Control Point の略称である。
④ HACCPでは，最終製品の抜きとり検査をすれば，重要管理点の記録は不要である。
⑤ 一般的衛生管理プログラムとは，HACCPシステムの導入にあたって整備しておくべき衛生管理事項である。

## Section 12-2 HACCPの第三者認証

**例題12-2**　ISO 22000に関する記述である。正しいものを1つ選べ。

① ISO 22000とは，食品品質マネージメントシステムのコーデックス規格である。

② ISOの語源は，国際標準化機構の英名（International Organization for Standardization）の略語である。

③ ISO 22000ではHACCPのような危害要因分析は行わない。

④ ISO 22000ではCCPとオペレーションPRPの両者を用いてハザード管理をする。

⑤ HACCPシステムと環境マネージメントシステムを組み合わせた食品安全マネージメントシステムである。

**解説**

〈**国際的な食品安全管理規格**〉

　日本でもHACCPが制度化され，すべての食品従事者にHACCPへの対応が義務化されることになった。食品企業のなかにはISO 22000のような国際認証の取得をめざす場合もあるが，これは食品安全管理規格が国際レベルであることを消費者に示したいような場合や国際貿易に必要な場合であって，国内的に必須のものではない。

　HACCPの考え方をとり入れた国際的な食品安全管理規格〔HACCPの第三者認証〕としては，ISO 22000をはじめ，FSSC 22000やSQF，JFS-Cなどの認証を取得する組織も増えている。FSSC 22000は，ISO 22000に関して，一般衛生管理を明確化するとともに，食品防御（食品テロ）対策や食品偽装対策などの要求事項を追加した規格である。また，JFSは日本発の食品安全管理規格で，JFS-CはFSSC 22000などの国際規格と同等の規格要求事項で構成されている（JFS-Aは一般衛生管理，JFS-Bは一般衛生管理とHACCPを中心とした規格である）。以下では最もよく知られる国際規格であるISO 22000について述べる。

〈**ISO 22000とは**〉

　ISO 22000とは，コーデックスの12手順に沿ったHACCPシステムと品質マネージメントシステムを組み合わせた食品安全マネージメントシステムの規格である。ISO（International Organization for Standardization，国際標準化機構）は，国際貿易の円滑化のために工業分野の国際的な標準規格を策定するための組織であり，製品の品質や環境の国際的な管理システムの標準化のために，ISO 9000（品質マネージメントシステム）やISO 14000（環境マネージメントシステム）などの規格を策定・発行している。なお，ISOはギリシャ語で均等を意味するisosに由来する。

　従来のHACCPは製造工程の衛生管理に重点が置かれ，フードチェーン全体の関係

や責任分担，情報交換なども配慮されていず，また一般的衛生管理プログラムをどの程度行うかによって，構築するHACCPプランが大きく異なってくるにもかかわらず，その両者の関係や，プログラム実施状況の確認，また実際にシステムをどのように運用し，維持，改善していくかということなどがあいまいであるなどの問題がみられる。

〈HACCPとの違い〉

　国際的に普及しつつあるISO 9000の規格を用いて，コーデックスのHACCP12手順の不足を補った食品安全マネージメントシステムを確立したものがISO 22000といえるが，コーデックスのHACCP12手順との主な違いは次のとおりである。

① HACCPでは一般的衛生管理プログラムの部分はHACCPの前提事項と位置づけられているが，ISO 22000では，そのうち，工場の設備や器具の整備のような製造環境の衛生管理に類する部分へのとりくみを「一般的衛生管理プログラム（PRP）」とし，撹拌機の洗浄のような製造工程に関する一般的衛生管理プログラムを「オペレーションPRP（OPRP）」として分けた。

② HACCPでは製造工程における食品安全ハザードの管理はCCPに重点が置かれているが，ISO 22000ではCCPとOPRPの両者を用いて管理する。

③ ISO 22000ではOPRPとCCPによって管理が行われるが，これらが本当に機能しているかどうかの「妥当性確認」のチェックを明確にした。

　したがって，ISO22000では，食品安全ハザード管理の手段として，従来はなかったOPRPという考え方をとり入れ，PRP，OPRP，HACCPの三者を適切に組み合わせたシステムとなっている。

---

**✓ POINT!**

□ 食品流通のグローバル化などを背景に，HACCPを包含した国際的な食品安全管理規格の認証を取得する企業が増えている。

□ HACCPを包含した国際的な食品安全管理規格には，ISO 22000やFSSC 22000，JFS-Cなど，複数の規格が存在する。

□ ISO 22000はHACCPシステムと品質マネージメントシステムを組み合わせた食品安全マネージメントシステムの規格である。

□ ISO 22000はPRP，OPRP，HACCPの三者を適切に組み合せたシステムである。

---

**類題12-2** 国際的な食品安全管理規格に関する記述である。正しいものを2つ選べ。

① HACCPはISO 22000の規格を簡略にしたものである。

② FSSC 22000では，HACCPだけではなく，食品偽装対策や食品防御も求められる。

③ 食品を輸出する企業は，ISO 22000またはFSSC 22000の認証を取得しなければならない。

④ ISO 22000またはFSSC 22000の認証を取得していれば，保健所の立入検査が免除される。

⑤ オペレーションPRPの考え方を初めてとり入れた規格は，ISO 22000である。

【例題12-1】の解答 ③・⑤

【類題12-1】の解答 ⑤

Exercise

# 巻末問題

| 巻末問題1 | 食品衛生行政の概要を示した模式図とそれに関連する記述である。空所①〜⑦およびⓐ〜ⓓに該当する語を記せ。ただし、③〜⑤およびⓐ〜ⓓは模式図中の記号に対応している。 |

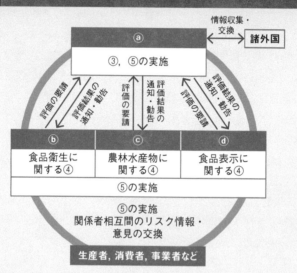

**食品衛生行政の概要**

2003年に食品の安全性確保に向けた憲法ともいうべき ① が施行され、施策の策定にかかわる基本方針として ② という概念が導入された。 ② は ③ , ④ および ⑤ の3つの要素で構成され、 ③ を専門に行う機関として ⓐ が ⑥ に設置された。 ④ は ⓑ , ⓒ , ⓓ などの機関が行っているが、なかでも ⑦ 法を所管している ⓑ の役割が大きい。 ⑤ は、 ③ 機関や ④ 機関だけではなく、生産者、消費者、事業者などを交えて実施されている。

| 巻末問題2 | 食品衛生法第4条の第2〜6項を抜粋した記述である。空所①〜④に該当する語を記せ。 |

- この法律で ① とは、食品の製造の過程において又は食品の加工若しくは保存の目的で、食品に添加、混和、浸潤その他の方法によって使用する物をいう。

- この法律で ② とは、動植物から得られた物又はその混合物で、食品の着香の目的で使用される ① をいう。

- この法律で ③ とは，飲食器，割ぽう具その他食品又は ① の採取，製造，加工，調理，貯蔵，運搬，陳列，授受又は摂取の用に供され，かつ，食品又は ① に直接接触する器械， ③ その他の物をいう。

- この法律で ④ とは，食品又は ① を入れ，又は包んでいる物で，食品又は ① を授受する場合そのままで引き渡すものをいう。

- この法律で食品衛生とは，食品， ① ， ③ 及び ④ を対象とする飲食に関する衛生をいう。

| 巻末問題3 | 食品衛生法第6条では，以下の(1)～(4)に掲げる食品または添加物は，販売または販売の用に供するために，採取，製造，輸入，加工，使用，調理，貯蔵，陳列を禁止している。このことについて，問1～3に答えよ。 |

(1) 腐敗し，若しくは変敗したもの又は未熟であるもの。ただし，①一般に人の健康を損なうおそれがなく飲食に適すると認められているものは，この限りでない。

(2) 有毒な，若しくは有害な物質が含まれ，若しくは付着し，又はこれらの疑いがあるもの。ただし，②人の健康を損なうおそれがない場合として厚生労働大臣が定める場合においては，この限りでない。

(3) ③ により汚染され，又はその疑いがあり，人の健康を損なうおそれがあるもの。

(4) 不潔， ④ の混入又は添加その他の事由により，人の健康を損なうおそれがあるもの。

問1 下線部①に該当する食品を2つ以上挙げよ。

問2 下線部②に該当する例を3つ挙げよ。

問3 空所③および④に該当する語を記せ。

| 巻末問題4 | 食中毒発生状況（2013～2022年の累計）を病因物質別に示した表である。①～⑤に該当する病因物質を，細菌，ウイルス，寄生虫，化学物質，自然毒のうちから選べ。 |

| 病因物質 | 事件数 (件) | 患者数 (人) | 死者数 (人) |
|---|---|---|---|
| ① | 119 | 2,122 | 0 |
| ② | 736 | 1,955 | 26 |
| ③ | 2,919 | 4,625 | 0 |
| ④ | 2,433 | 85,976 | 1 |
| ⑤ | 3,774 | 63,585 | 14 |
| その他 (不明を含む) | 238 | 4,177 | 2 |
| 合計 | 10,219 | 162,440 | 43 |

**巻末問題5**　ノロウイルス，カンピロバクター，腸炎ビブリオ，アニサキスおよびフグによる食中毒事件数の経年変化を示した図である。①〜⑤に該当する病因物質を答えよ。

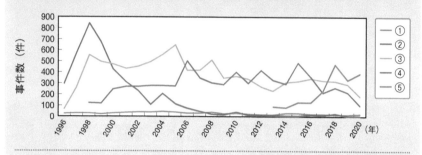

**食中毒発生状況**

**巻末問題6**　1996〜2000年の5年間と2018〜2022年の5年間における食中毒の月別発生状況（事件数と患者数）を示した図である。これら2つの時期における食中毒発生状況の違いについて200〜300字で述べよ。

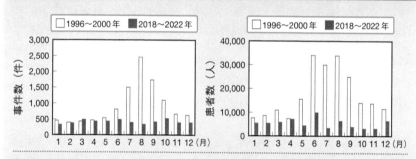

**食中毒の月別発生状況**（1996〜2000年の5年間および2018〜2022年の5年間の累計）

**巻末問題7**　細菌の分類に関する記述である。空所①〜⑦に該当する語を記せ。

細菌は形態学的に，丸い形のものと棒状のものに大別される。このうち丸い形のものを球菌，棒状のものを ① 菌という。細菌は運動性の有無によっても二分され，運動性をもつものは ② をもっており，図1のようなタイプを極毛，図2のようなタイプを ③ という。細菌は細胞壁構造の違いによる染色性からも二分される。ひとつはクリスタルバイオレットにより強く染まるもので ④ 陽性菌と呼び，もうひとつはあまり強く染まらないグループ（アルコール脱色されやすい）で ④ 陰性菌と呼ぶ。また耐熱性の ⑤ をつくるかどうかも重要な分類基準となる。

微生物の分類には，生理学的試験として，糖の発酵性テスト（略してOFテスト）や，過酸化水素の分解を触媒する酵素 ⑥ （酵素名）をもっているか否か，またチトクローム系酵素の強弱を調べる ⑦ テストなどを行う。食品に関係の深い細菌は上記の5つの項目を調べることによりおおまかに属レベルの分類を行うことができる。

図1　　　　　　　　　　　　図2

---

**巻末問題8**　細菌性食中毒の型（感染侵入型，生体内毒素型，食品内毒素型）に関して，次の問1および問2に答えよ。

問1　感染侵入型，生体内毒素型（感染毒素型ともいう），食品内毒素型の違いがわかるように，それぞれについて簡単に説明せよ。

問2　感染侵入型，生体内毒素型，食品内毒素型に該当する細菌を2つずつ挙げよ。

---

**巻末問題9**　各種食中毒菌について，増殖に影響する因子および主な中毒原因食品を示した表である。表をみて，問1および問2に答えよ。

| 食中毒菌 | 増殖特性 | | | 中毒原因食品 |
|---|---|---|---|---|
| | 酸素依存性 | 食塩依存性 | 温度依存性 | |
| ① | 通性嫌気性菌 | 好塩菌 | 中温菌 | 刺身，すし |
| ② | 通性嫌気性菌 | 非好塩菌 | 中温菌 | 鶏卵，食肉とその加工品 |
| ③ | 通性嫌気性菌 | 非好塩菌 | 中温菌 | 焼き飯，パスタ，ピラフ |
| ④ | 通性嫌気性菌 | 非好塩菌 | 中温菌 | 焼肉，ユッケ，生野菜 |
| ⑤ | 通性嫌気性菌 | 非好塩菌（耐塩菌） | 中温菌 | おにぎり，弁当，手作り団子・饅頭 |
| ⑥ | 通性嫌気性菌 | 非好塩菌 | 中温菌（低温増殖可） | チーズ，生ハム，生野菜 |
| ⑦ | 微好気性菌 | 非好塩菌 | 中温菌 | 生鶏肉，生鶏レバー，焼き鳥 |
| ⑧ | 偏性嫌気性菌 | 非好塩菌 | 中温菌 | 缶詰（加熱不足），レトルト食品，いずし |
| ⑨ | 偏性嫌気性菌 | 非好塩菌 | 中温菌 | カレー，シチュー，肉じゃが |

問1　通性嫌気性菌，微好気性菌および偏性嫌気性菌の違いを説明せよ。

問2　①～⑨に該当する食中毒菌を次のうちから選べ。
　　　ウエルシュ菌，黄色ブドウ球菌，カンピロバクター，サルモネラ，リステリア，セレウス菌（嘔吐型），腸炎ビブリオ，腸管出血性大腸菌，ボツリヌス菌

**巻末問題 10** 次の記述（①〜⑩）のうち，(1) 腸炎ビブリオ食中毒，(2) ボツリヌス食中毒の説明文として正しいもの（または関係深いもの）を選び，記号で答えよ。

① 原因菌は *Clostridium botulinum* である。

② ヒスタミンが主な原因物質である。

③ アフラトキシンが主な原因物質である

④ 毒素型食中毒であり，いずしが原因食品となりやすい。

⑤ グラム陰性の桿菌で，30〜37℃，2〜3%食塩濃度でよく増殖する。

⑥ 昭和25年，大阪で，本菌によるしらす干し食中毒が発生した。

⑦ ウエルシュ菌と同属の，グラム陽性の嫌気性菌である。

⑧ 致死率が高く，ボツリ（ポックリの方言）と死ぬところから命名されたことでも有名である。

⑨ 増殖速度が速く，最適条件での世代時間は10分以下である。

⑩ ヒトの腸内の常在菌である。

**巻末問題 11** 次の記述（①〜⑩）のうち，(1) サルモネラ食中毒，(2) ブドウ球菌食中毒の説明文として正しいもの（または関係深いもの）を選び，記号で答えよ。

① 原因菌は *Escherichia coli* である。

② 原因菌は *Staphylococcus aureus* である。

③ グラム陽性の胞子形成菌であり，普通，土壌に存在する。

④ グラム陽性の桿菌で，周鞭毛をもつ。

⑤ グラム陽性の胞子形成菌であり，セレウス菌ともいう。

⑥ 平成11年 いか乾燥菓子による広域食中毒が発生した。

⑦ 平成12年 加工乳による大規模食中毒が発生した。

⑧ 最近は卵による食中毒が多い。

⑨ 化膿性疾患の原因菌でもあり，エンテロトキシンを産生する。

⑩ 毒素は80℃・30分で完全に破壊される。

**巻末問題 12** 食中毒を起こす寄生虫と主な中毒原因食品（飲料水を含む）を示した表である。ⓐ〜ⓒに該当する寄生虫の種類を述べよ。また，①〜⑫に該当する語を下の語群から選べ。

| 寄生虫の分類 | 寄生虫の種類 | 主な中毒原因食品 |
|---|---|---|
| 原虫（ ① 動物） | クリプトスポリジウム | ④ |
| | サイクロスポラ | ④, ⑤ |
| | ⓐ | 馬肉 |
| 粘液胞子虫（ミクソゾア動物） | ⓑ | ヒラメ |

| | | |
|---|---|---|
| 吸虫 （ ② 動物） | 肝吸虫 | ⑥ |
| | 肺吸虫 | ⑦ |
| 条虫 （ ② 動物） | 日本海裂頭条虫 | ⑧ |
| | 無鉤条虫 | ⑨ |
| | 有鉤条虫 | ⑩ |
| 線虫 （ ③ 動物） | アニサキス | 魚類， ⑪ |
| | Ⓒ | ホタルイカ |
| | 旋毛虫（トリヒナ） | ソーセージ， ⑫ |
| | ヒト回虫 | ⑤ |

〔語群〕 イカ類，飲料水，牛肉，熊肉，原生，コイ科淡水魚，サケ類，サワガニ，線形，
　　　　豚肉，扁形，野菜

---

**巻末問題 13**　主な有毒成分とその化学的特性・保有生物（または産生生物）をまとめた
表である。①〜⑳に該当する語を記せ。

| | 有毒成分 | 化学的特性 | 保有生物（または産生生物） |
|---|---|---|---|
| 細菌毒素 | 耐熱性溶血毒 | タンパク質 | ① |
| | 志賀毒素 | タンパク質 | ② |
| | エンテロトキシン | タンパク質 | ③ |
| | セレウリド | ④ | セレウス菌（嘔吐型） |
| カビ毒 | ⑤ | ラクトン環 | *Aspergillus flavus* など |
| | デオキシニバレノール，ニバレノールなど | トリコテセン | ⑥ |
| | ⑦ | ラクトン環 | *Penicillium patulum* など |
| 動物性自然毒 | ⑧ | アルカロイド | フグ類 |
| | ⑨ | ⑩ | ドクウツボ，オニカマス，バラハタなど |
| | パリトキシン様毒 | ⑩ | ⑪ など |
| | ジノグネリン | リン脂質 | ⑫ |
| | 麻痺性貝毒（ ⑬ など） | アルカロイド | 二枚貝 |
| | 下痢性貝毒（ ⑭ など） | ⑩ | 二枚貝 |
| | 記憶喪失性貝毒（ ⑮ ） | アミノ酸 | 二枚貝 |
| | ⑯ | 四級アンモニウム塩基 | ヒメエゾボラ，エゾボラモドキなど |
| 植物性自然毒 | イルジン類 | テルペン | ⑰ |
| | コリン，ムスカリンなど | 四級アンモニウム塩基 | ⑱ |
| | アマトキシン類など | ④ | ⑲，シロタマゴテングタケなど |
| | アクロメリン酸など | アルカロイド | ⑳ |
| | アコニチンなど | アルカロイド | ㉑ |
| | プロトベラトリンなど | ステロイドアルカロイド | ㉒ |
| | アトロピンなど | トロパンアルカロイド | ㉓，ハシリドコロ |
| | リコリンなど | アルカロイド | ㉔ |
| | コルヒチン | アルカロイド | ㉕ |
| | ㉖，チャコニン | ステロイドアルカロイド | ㉗ |

**巻末問題14**　次の①〜⑩の有毒・有害生物と最も関連が深い中毒症状または疾病を，下記の語群から1つずつ選べ。

①カンピロバクター，②腸管出血性大腸菌，③ボツリヌス菌，④*Aspergillus flavus*，⑤オニカマス，⑥イシナギ，⑦ドクササコ，⑧ドクツルタケ，⑨ホテイシメジ，⑩チョウセンアサガオ

〔語群〕肝がん，ギラン・バレー症候群，コレラ様症状，神経症状，瞳孔散大，ドライアイスセンセーション，皮膚の剥離，二日酔い症状，末端紅痛症，溶血性尿毒症症候群

**巻末問題15**　食品に含まれる有害化学物質の安全性評価に関する記述である。空所①〜⑪に該当する語または数字を記せ。

食品の生産過程で意図的に使用される化学物質（　①　や　②　など）の安全性評価は，次のように行われる。まず，当該化学物質を実験動物や培養細胞などを用いた各種毒性試験に供し，その結果から対照群と比較して有害影響を示さない最大投与量（　③　と呼ばれ，　④　と略記される）を決定する。次に　④　を安全係数で割り，ヒトが一生涯にわたって毎日摂取しても健康へ有害影響が認められない量（　⑤　と呼ばれ，　⑥　と略記される）を求める。通常，実験動物とヒトとの感受性の差を　⑦　倍，性別，年齢，健康状態などのヒトの個人差を　⑧　倍とし，安全係数は　⑨　（＝　⑦　×　⑧　）が採用されている。　①　の使用基準や　②　の残留基準などは，いずれも　⑥　を下回るように決められている。なお，意図的に使用されないにもかかわらず食品に含まれる化学物質（重金属や　⑩　など）の安全性は，　⑥　ではなく耐容一日摂取量（　⑪　と略記される）に基づいて評価している。　⑪　の求め方は　⑥　の場合と同じである。

**巻末問題16**　アレルギー様食中毒と魚アレルギー（魚が原因の食物アレルギー）との違いに関する記述である。空所①〜⑤に該当する語を記せ。

アレルギー様食中毒と魚アレルギーは，症状はよく似ているがいくつかの点で違いがみられる。第一に，アレルギー様食中毒の原因魚はイワシ，サンマ，サバ，マグロ，カツオなどのいわゆる　①　に限定されているが，魚アレルギーではほとんどの魚が原因になるという違いがある。　①　は筋肉中に遊離　②　を多量に含んでいるが，貯蔵条件が悪いと　③　生成菌が増殖し，その脱炭酸酵素作用により　②　から　③　が生成される。アレルギー様食中毒は，このようにして　①　に蓄積された　③　を経口摂取することによって発症する。一方，魚アレルギーの症状にも　③　は深く関与しているが，アレルギーの場合には　③　は　④　系を介して　⑤　という特殊な細胞から遊離されるという点が第二の違いである。もうひとつの違いは発症者である。アレルギー様食中毒では一定量以上の　③　を摂取したすべての人に発症がみられるが，魚アレルギーの発症は魚に感作された一部のアレルギー体質の人に限られている。

**巻末問題17** 油脂の自動酸化に関する記述である。空所①〜⑧に該当する語を記せ。

食用油脂（主成分は ① ）を放置すると，空気中の酸素により酸化され，味やにおいが悪くなるとともに粘度も高くなる。このような油脂の劣化を ② というが， ② した油脂を含む食品を摂取すると，下痢，吐き気，嘔吐，腹痛などが引き起こされる。 ② の最初の段階では，水分による加水分解あるいは食品や腐敗菌のリパーゼによる加水分解を受け， ① から ③ が遊離する。 ② において重要な役割を担っているのは，遊離した ③ のなかの不飽和 ③ である。不飽和 ③ 中の二重結合に隣接した炭素に結合している水素が引き抜かれ， ④ （R・）が生成される。 ④ の生成は光，熱，金属イオンなどにより著しく促進される。 ④ は空気中の酸素と反応して ⑤ （ROO・）になり，次いでほかの ③ から水素を引き抜き ⑥ （ROOH）が生成される。このとき， ④ も同時に生成され，こうして酸化反応は連続的に進行することになる。油脂酸化の一次生成物は ⑥ であるが， ⑥ は不安定で容易に ⑦ ， ⑧ などといった二次生成物に変化する。一方， ④ どうし， ⑤ どうし，あるいは ④ と ⑤ の反応により重合体も生成し，油脂の粘度を高めることになる。

**巻末問題18** 主な食品添加物の用途名と種類をまとめた表である。①〜㉕に該当する添加物を下の語群から選べ。

| 用途名 | 添加物の種類 | 用途名 | 添加物の種類 |
|---|---|---|---|
| 発色剤 | ① | 殺菌料 | ②，⑫，⑬ |
| 漂白剤 | ②，③ | 酸化防止剤 | ③，⑭〜⑲ |
| 甘味料 | ④，⑤，⑥ | 防かび剤 | ⑳〜㉒ |
| 調味料 | ⑦（昆布のうま味成分）<br>⑧（緑茶のうま味成分）<br>⑨（かつお節のうま味成分）<br>⑩（しいたけのうま味成分）<br>⑪（貝類のうま味成分） | 保存料 | ③，㉓〜㉕ |

〔語群〕亜塩素酸ナトリウム，亜硝酸ナトリウム，L-アスコルビン酸，アスパルテーム，亜硫酸ナトリウム，安息香酸，5′-イノシン酸二ナトリウム，イマザリル，エリソルビン酸，オルトフェニルフェノール，過酸化水素，キシリトール，5′-グアニル酸ナトリウム，L-グルタミン酸ナトリウム，コハク酸，サッカリン，次亜塩素酸ナトリウム，ソルビン酸，チアベンダゾール，L-テアニン，α-トコフェロール，プロピオン酸，BHA（ブチルヒドロキシアニソール），BHT（ブチルヒドロキシトルエン），EDTA・Na₂

**巻末問題19**　食品添加物の表示方法に関する記述である。空所①～⑧に該当する語を記せ。

食品添加物は　①　で表示するのが原則である。ただし，　②　や　③　など消費者の関心が高い8種類の添加物については，　①　だけではなく，その　④　も合わせて表示することになっている。一方，香料や酸味料，調味料など14種類の添加物については，　⑤　による表示が認められている。これら添加物は，複数の配合により効果を発揮することが多く，個々の成分すべてを表示する必要性が低いと考えられるもの，あるいは食品中にも常在する成分（有機酸やアミノ酸など）であるので，　⑤　で表示しても表示の目的を達成できる。なお，　⑥　（食品の製造工程で使用されるが，除去，分解，中和，失活などにより最終食品中には残存しないもの），　⑦　（原材料の加工の際に使用されるが，次にその原材料を用いて製造される食品には使用されず，その食品中には原材料から持ち越された添加物が効果を発揮することができる量より少ない量しか含まれていないもの）および　⑧　は表示が免除されている。

**巻末問題20**　食中毒防止の3原則とは何か，200字以内で説明せよ。

**巻末問題21**　微生物の増殖に関する記述である。正しいものを2つ選べ。

① 腸炎ビブリオは淡水微生物であり，夏季（7～9月）には河川や湖沼中で活発に増殖する。

② 中温微生物とは，その増殖最適温度が25～40℃付近にある微生物をいい，ネズミチフス菌や腸管出血性大腸菌が含まれる。

③ 食品を氷結晶生成帯（－1～－5℃）以下に凍結すれば，微生物の増殖が抑制され，ほぼすべての微生物が死滅する。

④ 細菌は分裂によって増殖する。世代時間とは分裂から分裂までの時間をいい，増殖が速いか遅いかの指標になるので，食品衛生対策のうえで重要である。

⑤ 細菌の増殖曲線のうち，定常期（静止期ともいう）とは，分裂に要する世代時間が一定で，細胞数が指数的に増加する時期をいう。

**巻末問題22**　次の図は微生物学の教科書より引用したものである。何を説明しようとしているものか，200字程度で説明せよ。

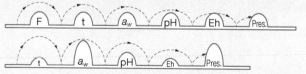

モデル1
理想的な場合

モデル2
実際の食品例

F：加熱，t：低温保蔵，$a_w$：水分活性，pH：pH，Eh：酸化還元電位，Pres.：保存料

**巻末問題23** 食品の微生物制御に関する記述である。正しいものに○，そうではないものに×をつけよ。×の場合は，その理由も記せ。

① 塩蔵法や乾燥法は食品の水分活性を高くして食品を保存する方法と考えることができる。

② 酢漬けは食品のpHを高くして食品を保存する方法と考えることができる。

③ 鮮魚や食肉の貯蔵効果は，10℃以下であれば，5℃でも0℃でもほとんど変わらない。食品の表示に「要冷蔵」と書かれているのはそのためである。

④ ガス置換包装は常温でも低温とほぼ同じ貯蔵効果があるので，鮮魚や食肉の貯蔵への利用が期待される貯蔵法である。

⑤ すべての細菌は食塩濃度を高くするほど増殖が抑制される。

**巻末問題24** 食品を保存している冷蔵庫で下記の①および②のようなトラブルがあった。その場合に食品中の生菌数（20℃培養）はそれぞれどのような変化をするか。図のA〜Eのうち最も近いと思われるものを1つずつ選べ。なお，曲線Hは5℃における食品中の生菌数の変化を示したものである。

① 冷凍保管中に冷蔵庫の故障が発生し，庫内の温度（品温も）が約24時間・5℃の状態になってしまった。その後，故障は直った。

② 5℃の冷蔵庫で，保管中に扉が一晩開けっ放しになっていた（室温25℃）。

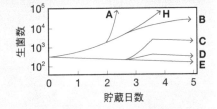

**巻末問題25** レトルト食品の製造工程を経てつくられた米飯製品の細菌検査をしたところ，通常は無菌であるにもかかわらず，次の(1)および(2)のような微生物が検出された場合，原因として最もありうることを次の①〜⑤の中から1つずつ選べ。

(1) 主に*Pseudomonas*などのグラム陰性菌

(2) *Bacillus*のみ

① 加熱工程には異常がなかったが，パウチの溶封が不完全であったため冷却水による汚染が生じた。

② 加熱工程に異常があり，80℃・30分程度の加熱条件となり，所定の殺菌値が確保できなかった。

③ 加熱工程，冷却工程とも正常であったが，原料が高度の細菌汚染を受けていた。

④ 加熱工程，冷却工程とも正常であったが，空中浮遊細菌が多い環境でつくられた。

⑤ 加熱工程，冷却工程ともに異常が生じた。

**巻末問題26**
あるメーカでは辛子明太子（要冷蔵，10℃以下貯蔵）の菌数上限値を10⁵/g とし，その値に達する日数の8割の日数を賞味期限として設定している。図は賞味期限を設定するために10℃で貯蔵試験を行い，食品衛生法で定められている一般生菌数測定法（標準寒天培地を用い，35℃，2日間培養後に計数する）によって生菌数を測定した結果を示したものである。生菌数は15日目に10⁵/gに達したので，このメーカでは辛子明太子の賞味期限を12日間に設定した。しかし，この賞味期限設定の方法は不適当と考えられる。それはなぜか，100字程度で説明せよ。

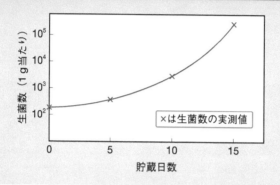

**巻末問題27**
次の①〜⑪の有毒・有害化学物質と最も関連が深い食品を，下記の語群から1つずつ選べ。

①カドミウム，②水銀，③ヒ素，④アクリルアミド，⑤サイカシン，⑥デオキシニバレノール，⑦パツリン，⑧プタキロシド，⑨ベンゾ[a]ピレン，⑩ホルムアルデヒド，⑪ワックスエステル

〔語群〕アブラソコムツ，海藻，米，シイタケ，ソテツ，フライドポテト，マグロ，小麦，焼魚，りんご，ワラビ

**巻末問題28**
次の①〜⑰の有毒・有害化学物質と最も関係が深い中毒症状または疾病を，下記の語群から1つずつ選べ。

①カドミウム，②水銀，③鉛，④ヒ素，⑤六価クロム化合物，⑥アクロメリン酸，⑦アフラトキシン，⑧異常プリオン，⑨オカダ酸，⑩オクラトキシン，⑪シガトキシン，⑫セレウリド，⑬ドウモイ酸，⑭トランス脂肪酸，⑮ヒスタミン，⑯PCB（ポリ塩化ビフェニル），⑰ヨウ素131

〔語群〕アレルギー，イタイイタイ病，塩素にきび，嘔吐，肝がん，記憶障害，下痢，甲状腺がん，黒皮症，動脈硬化，ドライアイスセンセーション，ハンター・ラッセル症候群，バルカン腎症，貧血，BSE（牛海綿状脳症），鼻中隔穿孔，末端紅痛症

**巻末問題29** 食品の暫定的規制値等を示した表である。空所①〜⑫に該当する語または数字を記せ。

| 規制項目 | 対象食品 | 規制値 |
|---|---|---|
| ① の暫定的規制値 | 食品および容器包装 | 0.1〜5 ppm（食品によって異なる） |
| 水銀の暫定的規制値 | 魚介類（ ② 類，河川産の魚介類，深海性魚介類は除く） | 総水銀 ③ ppmかつメチル水銀 ④ ppm（水銀として） |
| デオキシニバレノールの暫定的な基準値 | ⑤ | 1.1 ppm |
| 総アフラトキシンの規制値 | 食品全般 | ⑥ μg/kgを超えてはならない（アフラトキシンB$_1$, B$_2$, G$_1$およびG$_2$の総和） |
| アフラトキシンM$_1$の規制値 | ⑦ | 0.5 μg/kgを超えてはならない |
| 麻痺性貝毒の規制値 | 貝類全般（可食部）および二枚貝等捕食生物（可食部） | ⑧ MU/g以下 ＊1 MU（マウスユニット）は体重20 gのマウスを15分で死亡させる毒量 |
| 下痢性貝毒の規制値 | 貝類全般（可食部） | 0.16 mg ⑨ 当量/kg以下 |
| パツリンの成分規格 | ⑩ の搾汁 | 0.050 ppm以下 |
| 放射性 ⑪ の成分規格 | 食品全般 | 10〜100 BK/kg（食品によって異なる） |
| 含有油脂の成分規格 | 即席 ⑫ 類 | 酸価3以下または過酸化物価30以下 |

**巻末問題30** 農薬に関する記述を読み，問1および問2に答えよ。

農薬の製造，輸入，販売，使用は， ① 法に基づき，原則として ② 省に登録された農薬に限られている。農薬は ③ ， ④ ， ⑤ などの化学農薬と天敵（天敵昆虫など）および誘引剤（昆虫の ⑥ を製剤化したもの）の生物農薬に大別される。生物農薬は，ヒトへの健康影響や環境汚染という点において化学農薬よりはるかに優れているが，高価である，長期保存が難しい，効果が環境条件に左右されやすいなどの欠点があるため，農薬としては化学農薬の使用量が圧倒的に多い。なお，収穫後の農作物の保存などに使用される農薬を ⑦ 農薬と呼んでいるが， ⑦ 農薬は農作物に高濃度に残留しやすいので，日本ではくん蒸剤以外は使用が禁止されている。ただし， ⑧ 剤および ⑨ 剤が，収穫後のかんきつ類やバナナに対して ⑩ としての使用が認められている。

食品中に残留する農薬等（農薬のほかに ⑪ と ⑫ を含む）については，かつてはネガティブリスト制度が適用されていたが，2006年5月29日からポジティブリスト制度

に移行した。残留基準（暫定基準を含む）が定められている農薬等および人の健康を損なうおそれがない量として厚生労働大臣が一律基準（ ⑬ ppm）を告示した農薬等が制度の対象であり，人の健康を損なうおそれのないことが明らかである農薬等（レシチン，重曹など74品目）については，食品中に残留していても基本的に流通の規制はない。なお，ポジティブリスト制度は農薬等だけではなく， ⑩ ， ⑭ 製の器具・容器包装にも適用されている。

問1 空所①～⑭に該当する語または数字を記せ。

問2 下線部のネガティブリスト制度とポジティブリスト制度を，違いがわかるように150字程度で説明せよ。

---

**巻末問題31** 食品中の有害因子に関する記述である。正しいものを1つ選べ。誤っているものについては誤っている理由を述べよ（または誤っている箇所を訂正せよ）。

① フグの種類によっては筋肉，卵巣または肝臓は販売してもよいが，精巣は種類によらずすべて販売禁止になっている。

② ダイオキシンの発生源としては自動車排出ガスが，摂取源としては乳・乳製品が最も重要である。

③ N-ニトロソアミンは，食品中の第一級アミンと亜硝酸が反応して生成する。

④ アレルギー表示制度では，症例数が多いまたは重篤な症例が多い7品目（えび，かに，大豆，そば，卵，乳，落花生）を特定原材料と呼び，表示が義務化されている。

⑤ BSE（牛海綿状脳症）が世界に広がったのは，異常プリオンと呼ばれるDNAで汚染された牛肉骨粉を含む飼料の流通によると考えられている。

⑥ Trp-P-1やGlu-P-1など発がん性のある多環芳香族炭化水素は，焼肉や焼魚，特に焼けこげ中に多く含まれている。

⑦ 遺伝子組換えとうもろこしからつくったコーン油は，遺伝子組換えである旨の表示は省略してもよい。

⑧ ゲノム編集食品はすべて遺伝子組換え食品とみなされ，安全性審査を受ける必要がある。

---

**巻末問題32** HACCPに関する記述である。正しいものを2つ選べ。

① HACCPは宇宙食の安全確保のために開発された考え方なので，飲食店では適用できない。

② 加熱工程は，食中毒細菌を確実に減らせるので，CCPにしなければならない。

③ CCPが管理基準を逸脱した場合，例外なく改善措置を実施しなければならない。

④ 生卵や刺身など加熱工程がない食品は，殺菌のためのCCPが設定できないので，HACCPは適用できない。

⑤ CCPは管理が大変なので，1製品（1品目）あたりのCCPは3項目以下にすべきである。

⑥ 工場の洗浄が不十分で，製造環境に微生物が残っていても，加熱工程をCCPにしておけば食中毒発生のリスクはなくなる。

⑦ 製品の組成や工程の変更がない間は，HACCPを見直す必要はない。

⑧ HACCP制度化に伴い，総合衛生管理製造過程の承認制度は廃止された。

⑨ A工場とB工場で同じ製品を作っている場合，両工場は必ず同一のHACCP計画になる。

⑩ HACCP制度化に対応する事業者は，最新の施設・設備が必要である。

## ［巻末問題の解答］

【巻末問題1】　①食品安全基本法，②リスク分析（リスクアナリシスも可），③リスク評価（リスクアセスメントも可），④リスク管理（リスクマネジメンも可），⑤リスクコミュニケーション，⑥内閣府，⑦食品衛生

ⓐ食品安全委員会，ⓑ厚生労働省，ⓒ農林水産省，ⓓ消費者庁

【巻末問題2】　①添加物，②天然香料，③器具，④容器包装

【巻末問題3】　**問1**　納豆，酒（日本酒，ワイン，焼酎など），ヨーグルト，漬物，なれずし，ふなずし，チーズ，醤油などの発酵食品を2つ以上挙げればよい。

**問2**　**フグ**：健康を損なうおそれがないとして，食用にしてよいフグの種類と部位を示している。**食品添加物**：健康を損なうおそれがないとして，使用してもよい食品添加物の種類や使用基準（使用対象食品や使用量など）を示している。**農薬**：健康を損なうおそれがない食品中の残留基準を設定し，それを超えない食品の販売などを認めている。

**問3**　③病原微生物，④異物

【巻末問題4】　①化学物質，②自然毒，③寄生虫，④ウイルス，⑤細菌

【巻末問題5】　①フグ，②腸炎ビブリオ，③カンピロバクター，④ノロウイルス，⑤アニサキス

【巻末問題6】　〔解答例〕1996～2000年の5年間と2018～2022年の5年間を比べると，食中毒の事件数・患者数は前者で圧倒的に多く，また食中毒の発生が前者では夏季に集中してみられ，8月の事件数は約500件/年，患者数は約6,600人/年であった。それに対して，最近の5年間では全体に事件数・患者数が減少し，特に夏季のピークがみられなくなっている（月ごとの事件数は約80件，患者数は600～2,000人程度）。このような傾向の変化は，夏季に多かった細菌性食中毒が減少し，冬季に多いノロウイルスによる食中毒が増加しているためである。

【巻末問題7】　①桿，②鞭毛，③周毛，④グラム，⑤胞子（または芽胞），⑥カタラーゼ，⑦オキシダーゼ

【巻末問題8】 問1 〔解答例〕**感染侵入型**：食品とともにとり込んだ原因菌が腸管内で増殖し，腸管上皮細胞に侵入することによって発症する。**生体内毒素型**：食品とともにとり込んだ原因菌が腸管内で増殖し，産生する毒素によって発症する。**食品内毒素型**：原因菌が食品内で増殖し，産生した毒素を食品と一緒に取り込むことによって発症する。感染型と違って，摂食時の原因菌の生存は必須ではない。

問2 **感染侵入型**：サルモネラ，カンピロバクター（リステリア，エルシニア，赤痢菌なども可）
**生体内毒素型**：ウエルシュ菌，腸管出血性大腸菌（腸炎ビブリオ，セレウス菌（下痢型），コレラ菌なども可）　**食品内毒素型**：黄色ブドウ球菌，ボツリヌス菌（セレウス菌（嘔吐型）なども可）

【巻末問題9】 問1 通性嫌気性菌は酸素があってもなくても増殖するが，偏性嫌気性菌は酸素がないときだけ増殖する。一方，微好気性菌は酸素が少しあるときだけ増殖する。

問2 ①腸炎ビブリオ，②サルモネラ，③セレウス菌（嘔吐型），④腸管出血性大腸菌，⑤黄色ブドウ球菌，⑥リステリア，⑦カンピロバクター，⑧ボツリヌス菌，⑨ウエルシュ菌

【巻末問題10】 (1)⑤，⑥，⑨ (2)①，④，⑦

【巻末問題11】 (1)⑥，⑧ (2)②，⑦，⑨

【巻末問題12】 ⓐサルコシスティス・フェアリー，ⓑクドア・セプテンプンクタータ，ⓒ旋尾線虫

①原生，②扁形，③線形，④飲料水，⑤野菜，⑥コイ科淡水魚，⑦サワガニ，⑧サケ類，⑨牛肉，⑩豚肉，⑪イカ類，⑫熊肉

【巻末問題13】 ①腸炎ビブリオ，②腸管出血性大腸菌，③黄色ブドウ球菌（ウエルシュ菌も可），④ペプチド（環状ペプチドも可），⑤アフラトキシン，⑥赤カビ（*Fusarium graminearum*, *Fusarium culmorum* なども可），⑦パツリン，⑧テトロドトキシン，⑨シガトキシン，⑩ポリエーテル（ポリエーテル化合物も可），⑪アオブダイ（ハコフグも可），⑫ナガズカ，⑬サキシトキシン（ゴニオトキシンも可），⑭オカダ酸（ジノフィシストキシンも可），⑮ドウモイ酸，⑯テトラミン，⑰ツキヨタケ，⑱クサウラベニタケ，⑲ドクツルタケ，⑳ドクササコ，㉑トリカブト，㉒バイケイソウ，㉓チョウセンアサガオ，㉔スイセン，㉕イヌサフラン，㉖ソラニン，㉗ジャガイモ（ばれいしょも可）

【巻末問題14】 ①ギラン・バレー症候群，②溶血性尿毒症症候群，③神経症状，④肝がん，⑤ドライアイスセンセーション，⑥皮膚の剥離，⑦末端紅痛症，⑧コレラ様症状，⑨二日酔い症状，⑩瞳孔散大

【巻末問題15】 ①食品添加物（添加物も可），②農薬，③無毒性量，④NOAEL，⑤一日摂取許容量（許容一日摂取量も可），⑥ADI，⑦10，⑧10，⑨100，⑩カビ毒（PCBやダイオキシンも可），⑪TDI

【巻末問題16】 ①赤身魚，②ヒスチジン，③ヒスタミン，④免疫，⑤マスト細胞（肥満細胞も可）

【巻末問題17】 ①トリグリセリド，②酸敗（変敗も可），③脂肪酸，④フリーラジカル，⑤パーオキシラジカル，⑥ハイドロパーオキシド，⑦⑧アルデヒド，ケトン

【巻末問題18】 ①亜硝酸ナトリウム，②亜塩素酸ナトリウム，③亜硫酸ナトリウム，④アスパルテーム，⑤キシリトール，⑥サッカリン，⑦L-グルタミン酸ナトリウム，⑧L-テアニン，⑨5′-イノシン酸二ナトリウム，⑩5′-グアニル酸ナトリウム，⑪コハク酸，⑫⑬過酸化水素，次亜塩素酸ナトリウム，⑭〜⑲L-アスコルビン酸，エリソルビン酸，EDTA·Na₂，α-トコフェロール，BHA（ブチルヒドロキシアニソール），BHT（ブチルヒドロキシトルエン），⑳〜㉒イマザリル，オルトフェニルフェノール，チアベンダゾール，㉓〜㉕安息香酸，ソルビン酸，プロピオン酸

【巻末問題19】 ①物質名，②③甘味料，着色料，保存料，酸化防止剤，増粘剤，漂白剤，発色剤，防かび剤のうちから2種類，④用途名，⑤一括名，⑥加工助剤，⑦キャリーオーバー，⑧栄養強化剤

【巻末問題20】〔解答例〕食中毒防止のために現場でできる最も基本的な事項は、①食品の付着微生物の数をできるだけ低減する、②何らかの手段により食品中の微生物の増殖を抑制する、③食品に付着している微生物を殺菌することであり、これを食中毒防止の3原則と呼んでいる。これらの3項目はわかりやすいように「付けない、増やさない、殺す」、または「清潔、迅速（または冷却）、加熱」というように標語として示されることが多い。

【巻末問題21】②、④

【巻末問題22】〔解答例〕加熱殺菌を控えめにした食品や非加熱の食品では、pHや水分活性の調節、保存料の添加、低温の利用などによって保存性をもたすことができるが、実際にはこれらの要因はひとつずつではなく、いくつかを組み合わせて保存効果を高める工夫がされるが、その際、ひとつずつの要因をハードルにたとえて、これらの複合的な保存効果をわかりやすく説明しようとしたのが図で、このような考え方はハードル理論と呼ばれる。

【巻末問題23】①（×）水分活性を低くして保存する方法。②（×）pHを下げて（酸性にして）保存する方法。③（×）5℃と0℃ではこれらの食品の貯蔵性は約2倍異なる。④（×）常温では炭酸ガスの溶解率が低下するので炭酸ガスの抑制効果が落ちる。また嫌気性菌も増殖するので低温時に比べ貯蔵効果は劣る。⑤（×）好塩細菌では食塩濃度を高くすると増殖が促進される。

【巻末問題24】①D、②A

【巻末問題25】(1)①、(2)②

【巻末問題26】〔解答例〕食肉や魚肉・魚卵などを低温貯蔵した際には主に低温細菌が増殖する。これらの増殖温度の上限は普通20〜25℃以下である。したがって、このような食品の賞味期限設定のための生菌数測定は、低温細菌が増殖可能な温度（例えば20℃）で行う必要がある。

【巻末問題27】①米、②マグロ、③海藻、④フライドポテト、⑤ソテツ、⑥小麦、⑦りんご、⑧わらび、⑨焼魚、⑩シイタケ、⑪アブラソコムツ

【巻末問題28】①イタイイタイ病、②ハンター・ラッセル症候群、③貧血、④黒皮症、⑤鼻中隔穿孔　⑥末端紅痛症、⑦肝がん、⑧BSE（牛海綿状脳症）、⑨下痢、⑩バルカン腎症、⑪ドライアイスセンセーション、⑫嘔吐、⑬記憶障害、⑭動脈硬化、⑮アレルギー、⑯塩素にきび、⑰甲状腺がん

【巻末問題29】①PCB、②マグロ、③0.4、④0.3、⑤小麦、⑥10、⑦乳、⑧4、⑨オカダ酸、⑩りんご、⑪セシウム、⑫めん

【巻末問題30】問1　①農薬取締、②農林水産、③④⑤殺虫剤、殺菌剤、除草剤（殺そ剤、殺ダニ剤、殺線虫剤なども可）、⑥性フェロモン（フェロモンも可）、⑦ポストハーベスト、⑧防かび、⑨防虫、⑩食品添加物（添加物も可）、⑪⑫飼料添加物、動物用医薬品、⑬0.01、⑭合成樹脂（プラスチックも可）

問2　〔解答例〕ネガティブリスト制度とは、原則として使用が自由ななかで、禁止（または制限）するものだけをリストする制度である。それに対してポジティブリスト制度は、原則として使用が禁止（または制限）されているなかで、使用してよいものだけをリストする制度である。

【巻末問題31】①販売してもよい部位は筋肉、精巣または肝臓で、卵巣は種類によらず販売禁止である。②重要な発生源は一般廃棄物（家庭ごみなど）や産業廃棄物の焼却施設・焼却炉で、重要な摂取源は魚介類である。③（誤）第一級アミン → （正）第二級アミン　④（誤）大豆 → （正）小麦　⑤（誤）DNA → （正）タンパク質　⑥（誤）多環芳香族炭化水素 → （正）ヘテロサイクリックアミン、または（誤）Trp-P-1やGlu-P-1 → （正）ベンゾ[a]ピレン（ベンゾ[a]アントラセンクリセンなども可）。⑦正しい　⑧ゲノム編集食品は、遺伝子を組み込んだ場合を除いて安全性審査は受けない。

【巻末問題32】③、⑧

# Index

著者紹介

藤井建夫（農学博士）
1975年　京都大学大学院農学研究科水産学専攻博士課程修了
現　在　東京海洋大学名誉教授，東京家政大学大学院客員教授

塩見一雄（農学博士）
1975年　東京大学大学院農学系研究科水産学専門課程博士課程修了
現　在　東京海洋大学名誉教授

NDC 498　　287 p　　21cm

解いて学ぶ！　食品衛生・食品安全　テキスト＆問題集　第2版

2021 年 10 月 21 日　第 1 刷発行
2024 年 3 月 22 日　第 3 刷発行

著　者　　藤井建夫，塩見一雄
発行者　　森田浩章
発行所　　株式会社　講談社
　　　　　〒 112-8001　東京都文京区音羽 2-12-21
　　　　　　　販　売　(03) 5395-4415
　　　　　　　業　務　(03) 5395-3615

編　集　　株式会社　講談社サイエンティフィク
　　　　　代表　堀越俊一
　　　　　〒 162-0825　東京都新宿区神楽坂 2-14　ノービィビル
　　　　　　　編　集　(03) 3235-3701

本文データ制作　　有限会社グランドグルーヴ
カバー・表紙印刷
本文印刷・製本　　株式会社ＫＰＳプロダクツ